U0226081

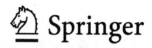

国际药品安全性评价策略

——ICH 指导原则解读

主编　[荷] 简威廉范德兰 (Jan Willem van der Laan)
　　　[美] 约瑟夫 J. 德乔治 (Joseph J. DeGeorge)
主译　陈　龙　王克林　李英骥

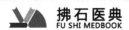

辽宁科学技术出版社
LIAONING SCIENCE AND TECHNOLOGY PUBLISHING HOUSE

拂石医典
FU SHI MEDBOOK

图书在版编目（CIP）数据

国际药品安全性评价策略：ICH 指导原则解读/（荷）简威廉范德兰，（美）约瑟夫 J.
德乔治主编；陈龙，王克林，李英骥主译 . —沈阳：辽宁科学技术出版社，2018.6
ISBN 978 - 7 - 5591 - 0630 - 8

Ⅰ.①国…　Ⅱ.①简…②约…③陈…④王…⑤李…　Ⅲ.①药品管理—安全评价
Ⅳ.①R954

中国版本图书馆 CIP 数据核字（2018）第 031446 号

本书中所有观点都仅代表作者们的观点，不代表人用药品技术要求国际协调理事会
（ICH）及其机构人员的观点。

Translation from the English language edition：
Global Approach in Safety Testing. ICH Guidelines Explained
edited by Jan Willem van der Laan and Joseph J DeGeorge
Copyright © American Association of Pharmaceutical Scientists 2013
This work is published by Springer Nature
The registered company is Springer Science + Business Media LLC
All Rights Reserved by the Publisher

出版发行：辽宁科学技术出版社
　　　　　北京拂石医典图书有限公司
　　　　　地址：北京海淀区车公庄西路华通大厦 B 座 15 层
联系电话：010-57262361/024-23284376
传　　真：010-88019377
E - mail：fushichuanmei@ mail. lnpgc. com. cn
印 刷 者：北京建宏印刷有限公司
经 销 者：各地新华书店

幅面尺寸：185mm×260mm
字　　数：418 千字　　　　　　　　　印　张：17
出版时间：2018 年 6 月第 1 版　　　　印刷时间：2018 年 6 月第 1 次印刷

责任编辑：李俊卿　　　　　　　　　　责任校对：梁晓洁
封面设计：咏　萧　　　　　　　　　　封面制作：咏　萧
版式设计：天地鹏博　　　　　　　　　责任印制：丁　艾

如有质量问题，请速与印务部联系　联系电话：010-57262361

定　　价：128.00 元

编著者名单

Rolf Bass   Pharmaceutical Medicine, University of Basel, Basel, Switzerland Pharmacology and Toxicology, Charité, Berlin, Germany

BfArM, Bonn, Germany

Boelckestrasse 80, Berlin – Tempelhof, Germany

Bruce Campbell   Department of Pharmacology, Kings College Guys Campus London, Proximagen Neuroscience, London, UK

Joy Cavagnaro   Access BIO, Boyce, VA, USA

Joseph J. DeGeorge   Drug Safety Testing, Merck Research Laboratories, West Point, PA, USA

Sheila Galloway   Merck Research Laboratories, West Point, PA, USA

Kenneth L. Hastings   Sano fi SA, Bethesda, MD, USA

Makoto Hayashi   Biosafety Research Center, Foods, Drugs and Pesticides (BSRC), Shioshinden, Iwata, Shizuoka, Japan

Bob Ings   RMI – Pharmacokinetics, Carlsbad, CA, USA

David R. Jones   Medicines and Healthcare products Regulatory Agency (MHRA), Victoria, London, UK

John E. Koerner   United States Food and Drug Administration, Center for Drug Evaluation and Research, Silver Spring, MD, USA

Jan Willem van der Laan   Section on Pharmacology, Toxicology and Biotechnology, Medicines Evaluation Board, Utrecht, The Netherlands

John K. Leighton   Office of Oncology Drug Products, Center for Drug Evaluation and Research, US Food and Drug Administration, Silver Spring, MD, USA

Jonathan Moggs   Discovery & Investigative Safety, Preclinical Safety, Novartis Institutes for Biomedical Research, Basel, Switzerland

Justina A. Molzon   Center for Drug Evaluation and Research, U. S. Food and Drug Administration, Silver Spring, MD, USA

Lutz Müler   Non – Clinical Safety, F. Hoffmann – La Roche Ltd. , Basel, Switzerland

Yasuo Ohno   National Institute of Health Sciences, Setagaya, Tokyo, Japan

Klaus Olejniczak   Scientific Director in the Federal Institute for Drugs and Medical Devices (BfArM), Head Geno – and Reproductive Toxicity Unit (retired), Berlin, Germany

Hiroshi Onodera   Senior Scientist (Toxicology) Pharmaceuticals & Medical Devices Agency, Tokyo, Japan

Fernand Sauer   Former Executive Director of the European Medicines Agency, Cassis, France

Peter K. S. Siegl   Siegl Pharma Consulting LLC, Blue Bell, PA, USA

Jennifer Sims   Integrated Biologix GmbH, Basel, Switzerland

Frank Sistare   Drug Safety Testing, Merck Research Laboratories, West Point, PA, USA

Per Sjöerg   Eureda KB, Uppsala Science Park, Uppsala, Sweden

Per Spindler   Biopeople, Faculty of Health and Medical Sciences, University of Copenhagen, Copenhagen, Denmark

David Tweats   The Genetics Department, The School of Medicine, University of Swansea, Swansea, UK

Beate Ulbrich   BfArM, Bonn, Germany

BFR, Berlin, Germany

Spiros Vamvakas   European Medicines Agency, London, UK

Herman Van Cauteren   Pharmaparacelsus LLC, Gierle, Belgium

译者名单

主　　译　陈　龙（南京中医药大学药学院，泰州中国医药城中医药研究院）

王克林（中国中医科学院）

李英骥（北京爱思益普生物科技有限公司）

副　主　译　梁　涛（南京中医药大学药学院）

李　璇（南京中医药大学药学院）

王宇华（南京中医药大学药学院）

王荣荣（中国科学院大连化学物理研究所
　　　　中国医药城生物医药创新研究院）

汪晓燕（泰州中国医药城海外招商中心）

时　乐（南京中医药大学药学院）

刘福明（江苏省中医院心脏科）

主要参译人员　屈　蓉（泰州市食品药品检验所）

郑双佳（北京爱思益普生物科技有限公司）

董梦琪（北京爱思益普生物科技有限公司）

董蓓安（北京爱思益普生物科技有限公司）

陈兰兰（北京爱思益普生物科技有限公司）

任翠霞（北京爱思益普生物科技有限公司）

王肖玮（北京爱思益普生物科技有限公司）

薛兰杰（北京爱思益普生物科技有限公司）

王　伟（南京中医药大学药学院 2013 级硕士研究生）

李　莎（南京中医药大学药学院 2014 级硕士研究生）

张梦丹（南京中医药大学药学院 2014 级硕士研究生）

高　颖（南京中医药大学药学院 2015 级硕士研究生）

薛书银（南京中医药大学药学院 2015 级硕士研究生）

黄惠丽（南京中医药大学药学院 2016 级硕士研究生）

谢　铭（南京中医药大学药学院 2016 级硕士研究生）

高　丽（南京中医药大学药学院 2017 级硕士研究生）

张文慧（南京中医药大学药学院 2017 级硕士研究生）

陈可塑（南京总医院干部病房呼吸科）

前　言

　　作为"人用药品注册技术要求国际协调会"（International Conference on Harmonisation of Technical Requirements for Registration of Pharmaceuticals for Human Use, ICH）［译者注：现已改名为"人用药品技术要求国际协调理事会"，International Council for Harmonisation of Technical Requirements for Pharmaceuticals for Human Use（ICH）］的发起者和创始人之一，我很高兴地看到，ICH 初心依旧，流传至今且不失风采。2000 年作为欧盟委员会的代表和之后的欧洲医药管理局（EMA）首任主任，我有幸直接参与这个独特而有意义的过程，此外，我还参加了与此类似的兽药评价技术要求协调的开创工作。

　　20 世纪 90 年代，经过欧美日专家的共同努力及他们良好的技术支持和坚实的科学辩论，ICH 指导原则已经定稿。自 2000 年以来，ICH 的工作已经转型为技术注册档案维护、传播和编辑。

　　我想对这些年来国际上最杰出的医药专家所表现出的卓越科学成就、团队合作和奉献精神表示深深的敬意。关于各地 ICH 主题的背景、动机、协议和分歧，在 1991 年至 2003 年共举行了 6 次重大的 ICH 会议，并进行了公开讨论。现已完成前 4 次会议的审理程序和指导原则出版，并广泛传播给全世界的专家。

　　在我看来，近期 ICH 的活动有必要更好地推广和宣传。因此，我非常感兴趣的是 Jan Willem van der Laan 和 Joseph J. DeGeorge 汇集的关于 ICH 最优秀的安全专家的反思，以解释并说明安全测试及其后的 ICH 方法。本书涵盖了专家们经过详细讨论和激烈辩论后得出的关于科学进步富有洞察力的见解。前言仅以寥寥几句概述 ICH 的起源、期望和重要成果。

从欧洲到国际协调

　　20 世纪 80 年代，作为欧洲委员会（布鲁塞尔）的一个小专业团队负责人，我主要负责欧洲药物研究协调工作，其中包括药物测试评价要求。我们在一个名为专利药品委员会（CPMP）的科学咨询委员会及其工作组（专注于质量、安全、生物技术和疗效研究等）的帮助下，草拟了技术层面具有法律约束力的规范（欧洲指南）和详细准则。所有的专家都由欧盟成员国提名，他们长期在各自国家药品监管机构、公共实验室或大学医院工作。

　　鉴于大多数药物研究和开发是由业内人士发起的，我组织了一个论坛，以供由 Nelly Baudrihaye 为首的欧洲工业联合会（EFPIA）提名的专家和我们专利药品委员会（CPMP）

的专家定期互相交流。同时，为吸引更多的评论和关注，我们推出了系统的每 6 个月的公众咨询，使得卫生专业人员、消费者/患者和社会科学家能参与准则的起草，这样就可在专利药品委员会（CPMP）框架下进行分析和讨论。

我陪同欧洲各代表团参与了关于贸易谈判的一些事宜，特别是与美国和日本的贸易谈判。多数情况下，这些讨论一般涉及外交事务，具体成果很少。因此，我主动就技术领域的问题与日本卫生部或美国食品和药品管理局（FDA）等讨论以补充除外交以外的更多成果。我还邀请了专利药品委员会（CPMP）不同专业领域的主席们一起参与，例如：Jean Michel Alexandre 教授（药效方面），John Griffin 博士和 Rolf Bass 教授（安全方面），Giuseppe Vicari 和 Manfred Haase 教授（生物技术方面），Tony Cartwright 和 Jean Louis Robert（质量方面）。

在世界卫生组织（WHO）赞助举办的药品监管国际会议（ICDRA）上，我借机咨询了有影响力的各类监管机构专家，如何才能实现多边化协商而不是耗时的双边协商。1986年，借助在东京举办第四届药品监管局国际会议（ICDRA）的机会，我试图说服日方和FDA 启动三方协议并说明其意义。1989 年，在巴黎第五届 ICDRA 会议上，美国和日本的同仁们给了我一个正式的肯定答复。

启动 ICH 流程

1990 年 4 月我有幸在布鲁塞尔主持了第一次 ICH 指导委员会会议，在友好的气氛中讨论了总体和具体目标及必要的咨询过程，包括公共会议。也可以理解为是为欧洲一体化提供了一个很好的模式。为得到更好的咨询帮助，我们也邀请世界卫生组织和世界其他成员加入，以便于加快磋商。1992 年，在第 45 届世界卫生大会上我们通过一项决议来支持ICH 启动，我们还邀请了加拿大和欧洲自由贸易协会派观察员参与我们所有的会议。

包括 Osamu Doi, Tatsuo Kurokawa, Isamu Shimada, Elaine Esber, Alex Giaquinto, Nelly Baudrihaye 和 Richard Arnold 在内，我们共同确定了 ICH 四个主要目标：

——在注册要求存在差异的情况下，建立具有建设性的科学对话。

——在不影响安全的前提下，明确相互接受研究成果的范围。

——推荐实用的方法，以实现更加一致的注册要求。

——减少违反人道主义的重复性动物实验和人类试验。

我们同意开启以协商为基础参与研究型行业，明确监管者可以掌控流程的进度，在ICH 流程中扮演决定性的角色并且全权负责最终的决定。我们设想在大型公众会议中讨论科学议题，包括邀请来自世界各地最优秀的科学家参与议题。3 个区域的研究型行业代表建议国际联合会（IFPMA）负责秘书处、后勤和出版，由 Margaret Cone 负责。Nelly Baudrihaye 在冒着巨大的风险情况下，同意邀请1000 多名专家来参加首次公众会议（全体会议和分组会议）。

在第一次 ICH 会议（ICH1，布鲁塞尔，1991 年 11 月）召开之前，我们召开了 3 次指导委员会会议。其中两个专家工作组的协调会议就 ICH 目标达成了一致，启动了 11 个主题（工作质量、安全性、有效性和多学科方面）和细化程序步骤，从而为 ICH 将来的项目做好准备。

在没有签署任何正式的国际协议的情况下，三家监管机构承诺把目前的 ICH 结果带回各自国家或地区当局，以便与当地的审批程序保持一致。

任何问题都将在随后的公开活动中进行监控和讨论。因此，透明度和良好的监管机制是必不可少的条件，以借此保护我们共同事业的成功。为此，必须设立一个专门的委员会基金，以支付来自专利药品委员会（CPMP）及其工作小组的国家监管专家的旅费支出。ICH 公共会议主持人的差旅费主要由会务费来补贴。

已取得的巨大成就

我有幸在 ICH1（布鲁塞尔），ICH2（奥兰多），ICH3（横滨）和 ICH5（圣地亚哥）的全体会议中发表我的个人观点。我还试图在 ICH 文集中总结 ICH 在其发展过程中的一些早期成果，并由欧洲议会成员 Jose Luis Valverde 教授指导出版。

ICH 进程已进行 20 多年，并且被证明是一个成功的案例。这得益于来自各方的志同道合人士提供的实际且具体的做法，超过 50 个三方原则被通过并发表在网站上。ICH 的大部分目标都已实现，目前的重点是维护及宣传活动。自 2006 年以来，已修订了若干安全指导原则，以纳入新的科学知识。

有关 ICH 进程的合法性和问责制方面的问题，也已被提出。事实上，ICH 并不具备国际机构的决策地位，它只是一个公开/私人的咨询论坛，寻求对于科学的共识和理解。因此，ICH 无权对这三个地区实施监管，只能在科学层面上给予监管机构建议。每个地区必须根据自己的主权程序去征询其相关主管部门和利益相关方的意见。因此，每个监管机构可以在任何阶段阻止 ICH 的进程。

例如在欧洲，ICH 准则草案必须分发给欧洲各界并进行广泛磋商，最后由欧盟医药管理局（EMA）审查和采纳。ICH 各方在 2012 年 6 月重新定义了监管原则，再次明确和强调监管机构在此过程中的作用。

在相继的 ICH 公开会议上讨论了在某些主题上寻找共同方法所遇到的困难，如开始临床试验所需的重复剂量毒性的程度或致癌性研究的动物种属及持续时间和数量。本书全面介绍了所面临的问题及其解决方案。

在 ICH 及其全球合作组织的支持下，我们采取了若干区域协调举措，以及培训和反馈。2012 年 5 月在阿克拉（加纳）主持由药物信息协会主办的第三次非洲监管会议时，我目睹了这种举措的积极性和巨大潜力。非洲的几个区域组织正在努力整合有限的监管资源，汲取灵感以及来自美国 FDA 和欧盟医药管理局的建议，并参考 ICH 指导原则。

本书提供了三个主要监管机构的综合观点，以及对生物技术产品的临床前研究问题，如毒代动力学、毒性试验持续时间、致癌性试验、生殖和遗传毒性试验、安全药理学和安全性评估的科学思维现状和发展趋势。它还涵盖了在不影响新的治疗方法安全发展的情况下减少动物实验的具体方法。

　　本书系统介绍了如何深入理解欧洲、美国和日本之间已经建立起来的监管系统，经数据分析评估，ICH 对安全性试验所需要的内容做出了更好的定义，同时对未来辩论领域进行了开放讨论。本书让读者对监管协调的未来和监管机构之间的国际合作的未来抱有鲜明乐观的态度，进而可以造福于全世界患者。

Fernand Sauer

法国

译著序言

　　本书是德国施普林格出版社（Springer）出版的"Global Approach in Safety Testing, ICH Guidelines Explained"的中文译本，是对药物研发中安全性试验指导原则的解读，内容涉及药物的致癌性、遗传毒性、毒代动力学、急慢性毒性试验周期、生殖毒性、生物技术衍生物临床前安全性评价、心脏毒性、抗癌药物的非临床研究、免疫毒性等。同时，书中还详细介绍了 ICH（International Council for Harmonisation of Technical Requirements for Pharmaceuticals for Human Use，人用药品技术要求国际协调理事会）的历史起源、目标、组织机构，以及 ICH 安全性指导原则的发展历程。

　　我非常高兴地看到，在 2017 年 6 月份我国加入 ICH 之后不久，在中国医药城第四期"113 人才计划"资助下，中国医药城中医药研究院牵头组织了《国际药品安全性评价策略——ICH 指导原则解读》的翻译工作。该研究院于 2009 年由南京中医药大学与中国医药城联合创建，致力于心血管药物的研发及中医药开发。在研究院繁忙的科研工作之余，副院长陈龙教授等联合国内一些知名高等院校、科研机构和企业的研究人员，兢兢业业，查经据典，利用一年左右的时间，顺利完成了这部创新性、理论性强，指导价值、实用价值高的专业著作翻译。

　　本书是我国加入 ICH 后第一本关于药品安全性评价技术指导原则解读的著作，体现了中国医药城对与国际药品研发规则接轨的高度重视和高效率。国家食品药品监督管理总局对 ICH 药品安全性评价技术指导原则已有参考译本，但本译著详细介绍了指导原则制定背后的共识、分歧和妥协，为进一步理解和把握 ICH 安全性技术指导原则、药物研发国际规则提供了不可多得的资料。

　　中国医药城在生物制药及化学药新型制剂研发，疫苗、诊断试剂及高端医疗器械生产，中药现代化等方面取得了可喜的成绩，而参与国家食品药品监督管理总局药品研发指导原则的制定也在进行当中。相信随着对 ICH 指导原则更深入的理解，必将加大中国医药城在我国药品研发规则制定中的参与力度，为广大中国医药企业造福国人、走向世界贡献绵薄之力。

陆春云

泰州市委常委，医药高新区党工委书记

2018 年 5 月

目　录

第 1 章

国际协调理事会：安全指导原则的历史

Jan Willem van der Laan and Joseph J. DeGeorge

摘要

国际协调理事会（ICH）成立于1989年，本章概述了国际协调理事会会议的里程碑和历史，重点关注安全性这一主题。

在某些情况下，相关政府部门和法律依据之间在方法上的差异也导致了科学方法上的差异，这引起了一些思考。指导原则内容的协调比监管机构系统的协调更容易些。

20年后回顾ICH的进程，我们发现通过投入巨大的努力，已经在不同的区域之间，在行业和监管机构之间，达成了一种全面而深入的相互理解。

1.1　国际协调理事会的启动

ICH始于1988年欧委会和欧洲医药企业代表团访问日本。在这次访问中，人用医药的技术要求差异被认定是这两个经济区域进一步合作的绊脚石。

药品监管机构之间的差异带来了一些问题，因为这些机构在它们各自的地区有着相同的责任和义务，那就是确保在它们各自的人用药物市场中的安全性、质量以及有效性。

医药企业界提出来的一个观点是，想通过减少这些监管差异来降低新药研发的成本。

这个提议不仅针对日本和欧洲共同体之间的差异做进一步阐释，同样也包括了美国及其食品药品管理局（FDA）的药物评价和研究中心（CDER）和生物制品评价和研究中心

J. W. van der Laan (✉)

Section on Pharmacology, Toxicology and Biotechnology, Medicines Evaluation Board, PO Box 8275, 3503RG, Utrecht, The Netherlands

Graadt van Roggenweg 500, 3531AH, Utrecht, The Netherlands

e-mail: jw. vd. laan@cbg-meb. nl

J. J. DeGeorge

Drug Safety Testing, Merck Research Laboratories, West Point, PA, USA

（CBER）。1989 年 10 月，在巴黎，该提议获得了许可。

小细节：这就是英式用"S"拼写"Harmonisation"一词的原因，以此来凸显欧洲起点的地位。全称是"人用药品技术要求国际协调理事会"。

参与启动 ICH 进程的成员见表 1.1。

表1.1　国际协调会议相关的六个成员	
监管部门	**企业部门**
1. 欧盟（包括欧洲医药管理局和人用医药产品委员会）	4. 欧洲医药企业协会联盟
2. 美国食品药品管理局	5. 药物研究和制造商协会
3. 日本健康、劳动和福利部（现在还包括医药品及医疗器械综合管理机构）	6. 日本医药制造商协会
秘书处：国际医药制造商协会联合会	

受邀请（和出席）的其他监管机构的观察员来自：欧洲自由贸易协会（EFTA），瑞典、瑞士、挪威；加拿大卫生部；治疗产品管理局（澳大利亚）；世界卫生组织（WHO）。当时，欧盟由 12 个国家组成。1995 年，瑞典、芬兰、丹麦也加入其中，正好是在 1995 年下半年欧洲医药评价机构（EMEA）成立之前。

1990 年 4 月，ICH 成立了一个指导小组，并在布鲁塞尔举行了第一次会议。其他 3 次会议分别在日本东京（1 次）、美国华盛顿（2 次）举行，工作组会议组织修订了不同的技术指导原则。

1990 年 10 月，在东京的首次指导委员会会议发表了一项声明，承诺增强国际协调，以最高效和最合理的成本 - 效应方式，确保研发和注册药物的质量、安全和有效性。

1991 年，在布鲁塞尔举行的首次 ICH 与会者超过 1000 人。会议每 2 年一次（后改为 3 年一次），6 次会议情况如表 1.2 所示。

表1.2　ICH 举行情况		
	年份	**地点**
第一次会议	1991	布鲁塞尔（比利时）
第二次会议	1993	奥兰多（美国）
第三次会议	1995	横滨（日本）
第四次会议	1997	布鲁塞尔（比利时）
第五次会议	2000	圣地亚哥（美国）
第六次会议	2003	大阪（日本）

这些会议是与工作组会议一起举行的，用于推广近期一般性论坛讨论中 ICH 活动所取得的成就。大阪会议后，该会议正式停止，但是工作组会议和指导委员会以及所取得的成就仍在继续。前 4 次会议（D'Arcy and Harron 1992，1994，1996，1998）的演讲内容被清晰地记录下来并出版成书，书的页数以几何速度增长。第五次 ICH 会议内容由 Margaret Cone 女士（Cone 2001）撰文刊登在《监管事务杂志》（the Regulatory Affairs Journal）上。Cone 女士是在国际制药企业协会联合会秘书处任职时了解了国际协调理事会进程的。

在大阪举行的第六次会议内容并没有编辑成册。

第五次和第六次会议报告以 CD 的形式呈现了该阶段的技术发展情况。

1.2 ICH 组织机构

ICH 不是一个权力机构。在六方专家同意所提出的需要协调议案之后，形成一个概念文件，指导委员会（SC）需要核实这一议案对药物研发的潜在影响，以及实现具体研发时间表。指导委员会同意后，可以与各方代表组成一个专家工作组（EWG），其中一方将担任汇报人。大多数情况下，该活动的发起人在项目的早期阶段通常是企业界的代表。

这个工作过程分为五步（图 1.1）：从第一个初步协议开始，确定指导原则和所需协调的分歧（步骤 1），进而达成六方都参与并签字的第一个完整的共同认可的指导原则（步骤 2），以论文的形式发布。公众咨询是第三步，这是由监管机构单方与外界沟通的方式所形成。公众建议通过这种方式被接收采纳。在步骤 3 中，收集建议并发送至专家工作组，讨论并准备应答所有这些建议，不论这些讨论是否会导致步骤 2 中所形成的文件发生改变。通过前面的这一步，解决公众建议并确定最终指导原则（第 3 步），虽然药企参与其中，但专家工作组的最终指导原则（步骤 4）完全由监管机构代表确定。

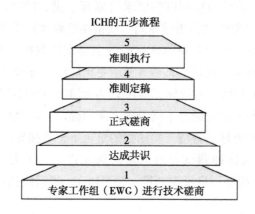

ICH的五步流程

5
准则执行

4
准则定稿

3
正式磋商

2
达成共识

1
专家工作组（EWG）进行技术磋商

图 1.1　ICH 指导原则制定过程的常规步骤

在所有监管部门确定第四步的文件后，指导原则大约在其发布后半年生效。第五步即指导原则实施。

根据区域规则，在指导原则没有被各自的监管部门采用和发布前（比如：指导原则仅在日本翻译后），ICH 指导原则不具备强制性。对于 FDA 来说，在指导原则发布或在联邦公报认可其可行性后，指导原则才能被实施。

在 ICH 近几年的发展中，其决策流程与早期流程相比更具效率和组织性。早期流程更像是一个有组织的科学研讨会。比如，在 1992 年 1 月就开始了潜在致癌性评估的协商进程，最终的指导原则（S1B）直到 1997 年才进行到第四步。

目前，ICH 专家工作组（EWG）的讨论由指导委员会根据最初的业务计划和概念文件监管进程和进展。

1.3　ICH 目录

ICH 最初的安全性内容如下：

1. 毒性评价计划；

2. 生殖毒理学；

3. 生物技术。

内容 1 关于毒性评价的流程确定了很多其他议案，这些议案就是随后在 ICH 过程中要讨论的独立议案，比如，致癌性评价（S1）和长期重复剂量周期毒性研究（S4）。

同时，遗传毒性（S2）和毒代动力学（S3）也被确定为需要讨论的重要议题。

关于 LD_{50} 的要求和基于无不良反应水平的讨论，已经在这个会议上得到了完美的解决。任何一个地区都不再要求"传统"的 LD_{50} 值，它已经被另一种精确设计的单剂量给药方案所取代，这种单剂量递增的给药方案可以详细描述药物的作用。

FDA 在 1988 年撤销了对 LD_{50} 测试的要求（联邦公报，1988，53 FR 39650），并且在 1996 年出版了修订的急性毒性试验指导原则。该指导原则允许用剂量范围研究来取代急性毒性研究，除非该急性毒性是单剂量临床试验的主要支持数据（联邦公报，1996，61 FR 43934）。比起常规急性研究的适用性，后者要求更加广泛的毒理学评估。该指导原则的核心就是来自后来 ICH M3（R2）的指导，早在 15 年前美国就已付诸实施了。

指导原则协调方面的关键问题是不同语言之间的翻译。在急性毒性试验要求方面的协调尤其明显。在公众要求更好地善待实验动物的重压下，直接导致了关于实施所谓的 LD_{50} 试验必要性的讨论，因为这种测试导致大量动物死亡。对于无明显（毒性）效应剂量（NOEL），特别是强调无明显不良反应剂量（NOAEL），将很快达成一项新共识。

语言成为各个主管部门之间沟通的障碍。例如，一条对无明显不良反应剂量（NOAEL）表述的术语在从日语翻译成英语时就翻错了，导致西方毒理学家错误理解该术语。"Mu Sayo Ryo"表示无作用剂量，"Mu Dokusei Ryo"表示无毒性作用剂量。"毒性"作用和"不良"作用的错误解释就造成了上述两者之间的差异。为避免引起混乱，日本增加了第三条术语，"Mu Eikyo Ryo"，其意思是没有任何生物学作用的剂量。但是，第三条术语事实上与前面所述的短语的意思相同，这就造成了更大的混乱。在这一点上的协调主要涉及是否翻译正确的问题（Hayashi，1991）。

生殖毒性的议题被编号为 S5，该议题于 1991 年在布鲁塞尔进行了广泛的讨论。在日本，生殖毒性的初始评估是由没有毒理学专业知识的行政部门承担。怀孕期间大鼠和家兔的暴露将在标准时间段内，例如从第 5 天到第 16 天，但不同的监管机构对时间段的选择会有差异，比如，从第 6 天到第 18 天。由于日本对于这个规则的运用极其严格，有时不得不重复试验，主要是因为试验结果达不到日本的要求。现在已经达成协议，即各方存在的细微差异将不会要求重新试验（布鲁塞尔，概要）。

在 ICH 1 中，讨论了评价生物技术蛋白的特殊方法，该主题被确定为 S6。可能因为该药物领域相对新颖，专家们对其广泛的治疗方式有不同的考量，所以这个议题还可能要更长时间去完成。事实上，S6 的特点决定了它要比其他安全指导原则考虑更多、更具有个性化及需要更具体的监管（表 1.3）。

表1.3　ICH 安全性指导原则
S1 致癌性试验（3 个指导原则 1995—1999）（新的流程刚起步）
S2 遗传毒性试验（2 个指导原则 1995—1997）
S3 毒物代谢动力学（2 个指导原则）
S4 慢性毒性研究周期（书籍章节和指导原则）
S5 生殖毒性（2 个指导原则 1994）
S6 生物技术蛋白的临床前试验（指导原则 1997，附录 2011）
S7 药理学安全性研究（2 个指导原则）
S8 免疫毒性研究（指导原则 2005）
S9 抗癌药物试验（指导原则 2010）
S10 光学稳定性研究（刚开始）
多学科综合
M3 非临床研究时间安排（指导原则和修订）
M4 通用技术文件
M7 遗传毒性杂质

1.3.1　通用技术文件

M4 的主题与其说是一个科学准则，不如说是一个管理指导原则，故需要一些专题讨论来明确一般技术文件。此议题主要是由制药企业牵头和主导的，因为形成一个全球承认的统一格式符合他们的特殊利益。重新整理从一个系统（比如美国）到另一个系统（比如欧盟）的所有研究资料是一项艰巨的任务，包括重新排序所有的研究资料和重写交叉参考文献。完成这项工作需要 3 个月，其目的只是为了让这些相同的科学资料在世界的其他地方以不同的指定格式呈现出来。

欧洲文件（参照 75/318 条）出现了重要变化，同时也受到欧洲评估人员的欢迎，因为从急性毒性开始将药效学作为 F 部分是不合逻辑的。此次调整为从化合物的基本药理学性质开始，这更符合逻辑，为评估毒理学特征提供了基础。

从推荐的概述性文件来看，在协调上几乎没有取得进展。在模块 2，总结和概述作为通用技术文件 CTD 的独立部分。在 2.4 中，企业应提供非临床概述，这是对整个非临床文件的重要描述和讨论，主要是提供证据证明活性物质的概念和安全性选择策略。

在 2.6 中，要求企业对文件中提供的所有研究进行简短的总结性描述，这些非临床摘要无需任何评论和分析，只是反映研究数据。

从描述中可以看出，非临床概述（2.4）实际上是欧洲专家报告而非临床总结（2.6），与前一个 FDA 要求的事实概述（factual summaries）相同。因此，同时满足了两个已有的"统一性"要求。

实际上，这两个文件是互补的。非临床概述（2.4）经常被引用到欧洲评估报告的开始。当缺乏足够的细节时，非临床概述通常包括必要的附加具体细节研究。

1.3.2　动物的减量、优化以及替代

合理利用活体动物检测新药的安全性是最早进入 ICH 议程的。到目前为止，它仍然是一个持久的有关 ICH 过程的信念，用于证明一个新药的安全性试验不应由于地域的不同而有不同的测试方法和研究设计。

我们以 ICH 在这一方面提到的以下几个成就为例：

- 急性毒性实验的目的需要更好的定义。最初，这使得冗余的实验得以减少，但是最近的 ICH M3 修订版本取消了对急性毒性研究的要求，因为来自这些研究最有价值的信息可以从重复剂量毒性研究适当的观察中获得。

- 对胚胎 - 胎儿毒性实验的给药间隔有更加宽泛的解释，这也减少了这类实验的重复次数。

- 降低对大鼠慢性毒性实验的需求，如只要求进行一次 6 个月的研究。对于这一类试验品（旨在临床长期治疗），24 个月的致癌性实验是有必要执行的。而 12 个月的实验应该被取消，因 12 个月研究的主要信息与肿瘤观察有关。

- 剂量优化可按照指导原则 S1C 的剂量选择标准。毒性有关的最大剂量不再只是最大耐受剂量，即与毒性相关，还可以基于其他标准，如参照治疗水平下的预期人体治疗剂量达到 25 倍药 - 时曲线下面积。

　　然而，并非所有 ICH 指导原则都减少了实验动物数量。自毒代动力学指导原则（ICH S3）发布以来，动物使用量有所增加，因为在实验期间需要额外的动物样本，以免影响对毒性的观察结果，尤其是啮齿类动物。

1.3.3　评估毒性与确保临床安全

　　最初，在 S1 指导原则讨论中 ICH 专家工作组 EWG 部分的观点出现了差异。通常美国 FDA 采用"毒性研究"，欧盟和日本当局采用"安全性研究"，药企则专注于开展"药效的研究"来评估对人体的风险。对于毒理学研究设计的基本目标各方持不同的意见，无怪乎在研究中会产生重大的分歧。虽然不再像 20 世纪 90 年代早期那样极端，但当进行到致癌性研究剂量选择的讨论时，仍可以看出 ICH 对于这个相同的基本问题的讨论在近 20 多年中一直进行着。最近修订的 ICH M3（R2）指导原则（2009）需要进一步进行探讨，该指导原则支持一般毒性研究的高剂量选择标准，其中包括临床治疗剂量的 50 倍。

　　然而，对于这个结果，其最终的可接受性仍然存在明显的区域差异。FDA 要求证明对于一个限定毒性剂量的生物在给 50 倍剂量后依然无毒性反应；相比之下，其他监管机构认可剂量上限，而不需要采用以"基于毒性"为理念的毒性出现的剂量。认识到在干预期间已经出现这一问题时，各方观点已经转向了颇为中间的立场。高剂量倍数在选择毒理学测试时已被作为最终指标，并写入了 ICH 的指导原则中。然而，在讨论致癌性剂量时仍然存在一开始就有不同的理论。不幸的是，这些潜在的学术差异通常被 ICH 专家组成员忽视，没有引起他们的注意。因此，在制订许多目前可用的指导原则的过程中，大量的努力主要集中用于技术论证和提案决议，而不是不同区域指导的根本动因和药企的观点。

1.3.4　监管协议的批准

　　在讨论关于致癌性试验 S1 文件时，各地区之间的另一种不协调变得尤为明显，即方案的批准。据了解，在开始致癌性研究之前，企业应获取关于评估可接受剂量选择指标的建议。在美国，向 FDA 咨询被认为是很明智的选择。在原始的 S1C 的剂量选择的阶段 2 中，这一点成为指导原则里的建议。在讨论药效和附加指标时，有一些指标可能在某些具体应用中不被接受，因此必须进行磋商。基于以下几点，注 10 中的这一建议在后续版本的指导原则中被删除了。第一，必须适当考虑指标的选择是否科学。第二，欧盟、日本医药品医疗器械综合机构（PMDA）［和日本厚生劳动省（MHLW）］和企业认为，正确的剂量选择是申报企业的责任，不一定是监管机构的义务。第三，参考和咨询 FDA 与咨询其他机构的机会并不均等，当时更多是偏向 FDA。当这个建议从 ICH 指导原则的最终定稿中被删除时，一个特定的 FDA 指导原则（2002 年 FDA）创建了，它使致癌性试验研究制度化，并作为一个义务被纳入到了 FDA 处方药用户收费法（PDUFA）的审查行动中。因此，这个建议至今仍然是 FDA 评审委员会对于致癌性研究以及剂量选择实施检查及提供建议的依据。这种 FDA 指导原则随后扩展到使用转基因小鼠对于致癌性研究的可行性，这将稍后在 S1B 中讨论。

这段时期主要关注致癌性研究的探讨。目前在美国印第安纳州进行的临床试验表明，相对于其他监管地区，FDA 的指导对药品的研发仍然有不容小觑的影响。早期研发阶段要求额外的毒性研究或咨询方法，这是客观存在的。而在日本，不存在这种干预系统，事实上没有非临床的早期评估数据，如首次进行临床试验前的数据。只有临床试验的注册程序完善后，才可以通知当局开始这种研究。在欧洲，不会集中组织临床试验批准，因为它是产品营销授权的重要组成部分，因而留在国家层面。在一些国家，早期审查主要是由当地的医学伦理委员会负责。然而，这可能要求从各个国家当局和欧洲药品管理局获得科学指导。

2011 年，FDA 和欧洲药品管理局（EMA）在肿瘤药物领域提出了一个倡议，以电话会议的形式交流信息，并就两个权威机构对药企产品类别的安全性方面的实际要求进行协调。

1.4 安全指导原则的重新启动

2005 年完成免疫毒性试验指导原则（S8）后，确定了对某些安全指导原则的修订。另外，还需要考虑一些新议题。2006 年 6 月，所有 ICH 成员、观察员和有兴趣的组织到横滨，参加了这次头脑风暴会议。该会议确定了以下主题：

根据集体投票结果，一致同意开始 S2 和 M3 准则的修订。此外，发布抗癌药物非临床试验要求指导原则也相当紧迫，故被列为新议题。

尽管对 S6 生物技术衍生品安全性评估的修订被认为比抗癌药物的更具紧迫性，但期间曾商定进行区域讨论，以确定更新本文件中的主题。2007 年这些会议在各个区域举行，例如 2007 年 8 月日本的药品评价论坛，2007 年 10 月法国里昂的免疫毒性暑期论坛。2008 年在波特兰，专家工作组举办了 ICH 指导委员会会议，会议期间决定了将讨论的议题（表1.4）。

表1.4　2008 年 ICH 指导委员会会议决定的讨论议题		
	主题	进程
S2 A/B	潜在遗传毒性	修订中
M3	有关临床试验的非临床研究的时间安排	修订中
S9	抗癌药物的非临床试验要求	新议题
S6	生物技术衍生品的安全性评估	修订中

　　S2 和 M3 修订完成后，有一个采用新议题的机会，即光安全检测 S10 和关于基因污染的一个新的多学科课题 M7 的工作。由于这些指导原则还在起草中（2012 年 6 月），本书中没有涉及。同时也需要一个过程才能开始重新考虑评估潜在的致癌性。在 S1 章节，与未来有关的一些观点是这章节中最精彩的部分。

1.4.1　内容协调与系统协调

　　监管指导原则协调并不意味着监管部门在组织方式、方法和流程上的协调，接下来的例子将充分证明这一点。

　　在 2006 年的头脑风暴会议上，上述安全工作小组在第一轮修改文件时认定，对 S1C 可以通过从指导原则中省略一个单独的词汇，例如"非遗传毒性"（那一段所引用的一个注释），从而达到"速赢"，这样可以扩大指导原则的效用。所有当事人都支持这个解决方案，方案一出即被六个专家工作组的成员所接受。不幸的是，这没有考虑到美国 FDA 对指导性文件依法审查的要求。一旦公开，无论 10 年前被接受的法案是否已经更改，现在也要重新进行法律审核。根据法律审查，连"可接受的"这个词也不能够在指导原则中使用，需要改为"适当的"（也不是一个可以接受的词）。日本专家曾参与编写规定，然而，文本中的一些措辞，"可接受的"这个词比"适当的"这个词更适合，所以他认为应替代为"不可接受的"。因此，不得不花费相当长的时间在措辞上面，既要"适当的"又要"可接受的"。

　　事实上，由于要遵照美国 FDA 法律条文，导致这场特定的讨论中生成了一系列的词，而这些词又不适合在 ICH 指导原则文件中使用。

　　我们可以借鉴这方面的经验。企业的法律文化是商业的一部分，我们必须通过接受和考虑企业的法律文化而得出结论。不可能所有方面都能够协调完善。必须记住，所处理的是医药产品的规章制度，因而不可能协调所有的医药实际操作。这就是在 ICH 期间和 ICH 进程中总结出来的真谛。

1.4.2　管制药物毒理科学的发展

　　ICH 安全进程已经在很大程度上刺激了特定类型的应用科学，例如监管方面应该加强为人类医药评估负责的指导原则（它也为兽医治疗带来了类似的影响）。尽管在人类药物领域 ICH 可能不是独一无二的，但 ICH 中存在的科学程序已经对制药企业文件、药品贸易伙伴、监管部门和相关学术界产生了指导作用。在本书中，几乎所有的章节都说明了一点，即数据评估驱动或者支撑着关键性的建议。有些流程是先通过各种出版物，推动平行的研究，尤其是在初期。在此，必须要提到一个重要的贡献者，来自美国 FDA 科研办公室的 Joseph Contrera 博士，他对比研究了 6 个月和 12 个月的非啮齿类动物（Contrera 等，1993）。尽管该研究成果并不让人满意（章节 S4），但也是非常重要的。他对 S1 过程中的暴露量比较的贡献（Contrera 等，1995），对于了解致癌性研究中剂量选择的问题非常重要。他在 1997 年发表的关于致癌性研究的数据（Contrera 等，1997）是基于制药学上的 282 项致癌性研究，这是一项工作量非常大的研究，即使在今天也无人能比。

1.5　总结

展望 ICH 的 20 多年历程，我们与各地区之间，以及与制药行业和监管机构之间达到了相互深入了解。在本章和本书中，我们主要专注于毒理学方面，但对于授权药品，其质量和有效性的科学标准至关重要，其他领域也是如此。

ICH 内的讨论频率目前低于 20 年前，因为主要议题都已经讨论过了，同时也有资源限制的因素。预计在合理化、简化和改进药物开发方面仍有重大的未决事宜，因而 ICH 在今后将继续发挥其重要的指导作用。

参 考 文 献

[1]　Cone M（2001）Proceedings of the fifth international conference on harmonisation, San Diego2000. The Regulatory Press, 698p.

[2]　Contrera JF, Aub D, Barbehenn E, Belair E, Chen C, Evoniuk G, Mainigi K, Mielach F, Sancilio L（1993）A retrospective comparison of the results of 6 and 12 months non – rodent toxicitystudies. Adverse Drug React Toxicol Rev 12（1）：63 – 76.

[3]　Contrera JF, Jacobs AC, Prasanna HR, Mehta M, Schmidt WJ, DeGeorge JJ（1995）A systemic expo-sure – based alternative to the maximum tolerated dose for carcinogenicity studies of human therapeutics. J Am Coll Toxicol 14：1 – 10.

[4]　Contrera JF, Jacobs AC, DeGeorge JJ（1997）Carcinogenicity testing and the evaluation of regulatory re-quirements for pharmaceuticals. Regul Toxicol Pharmacol 25：130 – 145.

[5]　D'Arcy PF, Harron DWG（1992）Proceedings of the first international conference on harmonisation, Brussels, 1991. Queen's University, Belfast, 590p.

[6]　D'Arcy PF, Harron DWG（1994）Proceedings of the second international conference on harmonisation, Orlando 1993. Queen's University, Belfast, 736p.

[7]　D'Arcy PF, Harron DWG（1996）Proceedings of the third international conference on harmonisation, Yokohama 1995. Queen's University, Belfast, 998p.

[8]　D' Arcy PF, Harron DWG（1998）Proceedings of the fourth international conference on harmonisation, Brussels, 1997. Queen's University, Belfast, 1158p.

[9]　Food and Drug Administration. Carcinogenicity study protocol submissions. http：//www. fda. gov/Drugs/GuidanceComplianceRegulatoryInformation/Guidances/ucm065014. htm. Accessed 22Feb 2002.

[10]　Hayashi Y（1991）No effect dose vs no toxic effect dose and post dosing reversibility/'delayedtoxicity'. In：D'Arcy PF, Harron DWG（eds）Proceedings of the second international conferenceon harmonisati-on, Brussels, 1991. Queen's University, Belfast, pp 191 – 193.

第 2 章

欧盟对 ICH 的视角

Spiros Vamvakas

摘要

　　本章从欧盟监管角度介绍ICH1，以 ICH 在 1989 年的一段历史开始。当时欧盟创立了一个统一的药品市场。文中详细描述了 ICH 的一个重大成就——共同约定监管提交技术文件。此外，本章解释了 ICH 指导原则是如何在欧盟的监管体系下通过欧洲药品局实施的。事实上 ICH 已经有了 20 年的历史。本章还阐述了维护指导原则的重要性，一旦采用，通过附录来修改、补充或利用基于新科学的问题和答案文件更新来确保协调实施。最后，本章介绍了 ICH 为发展中国家提供培训，重新制定他们自己的药品法规和指导原则，发展中国家已超越欧盟、日本和美国，成为自 ICH 形成以来药物开发重要力量的新地区。

2.1　引言

　　20 多年前组建的人用药物注册技术要求国际协调理事会（ICH），汇集了欧洲、日本和美国的药品监管部门，以及这三个地区的制药行业协会来讨论医药产品在科学和技术上的开发要求。

　　ICH 的目标是在满足产品注册要求的前提下获得更好的协调，从而减少新药研发过程中试验和报告的重复。

S. Vamvakas（✉）
European Medicines Agency，London，UK
e – mail：Spiros. vamvakas@ema. europa. eu

2.2 历史概述

在 19 世纪 80 年代，欧洲共同体开创了医药产品监管要求的协调性，同时欧盟走向了统一的药品市场。至此，欧盟监管机构取得了一个在几十年前看起来几乎不可能的覆盖 27 个欧盟成员国的统一市场（图 2.1）。

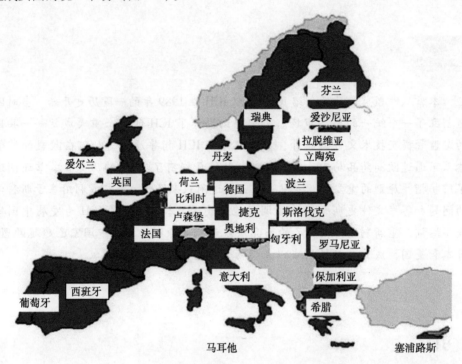

图 2.1 欧盟成员国拥有一个统一协调的药物市场

在 1989 年巴黎 WHO 国际药品监管部门会议（ICDRA）上，欧盟、美国和日本的新药在主导地区中的协调计划开始成形。1990 年 4 月，在布鲁塞尔由欧洲制药工业协会联合会（EFPIA）举行的会议中成立了 ICH 指导委员会（SC）。ICH 指导委员会的第一次会议于 1990 年 10 月在东京举行。除指导委员会以外，ICH 还包括 ICH 协调员、ICH 秘书处和具有同等重要作用的开发和维持指导原则的 ICH 专家工作组。所有人员每年至少集中会面两次，并且在一起协同工作一段时间。

指导原则的发展包括几个步骤，这个过程开始由一个或多个 ICH 成员借助概念文件和商业案例提出一个新议案，并证明为什么这个新议案将有助于注册要求的协调和预期收益。议案一旦被指导委员会接受，专家就会起草一个初步的指导原则。在起草文件被指委会采纳后，将公布这个"步骤 2"文件并广泛征求意见。在征求意见之后，专家工作组重新讨论征得的意见和准备最后的指导原则，即"步骤 4"，它一般在 6 个月后生效（步骤 5

一旦实施）。

ICH 已经出版并且继续保持 50 个以上的指导原则：

Q：质量，如有效成分的稳定性、分析方法验证、杂质、药典的同一化、生物技术产品的质量、质量标准、生产质量管理规范、药物研发、质量风险管理、质量体系和化学/生物学的一般准则。

S：非临床安全性试验，如毒性、致癌性和遗传毒性研究，毒代动力学和药代动力学、生殖毒理学，生物技术产品的毒性试验、药理学研究、免疫毒理学研究的特点，抗癌药物的安全性和光安全性研究。

E：临床疗效和安全性，如临床研究报告、量 - 效关系研究、种族因素、临床研究质量规范，临床试验、统计、儿科、临床安全性、案例安全报告、老年医学的一般性指导原则，QT 间期延长、药物基因组学定义、数据提交和发展安全更新报告的电子提交。

M：多学科综合主题，如监管活动术语/医药管理事务术语（MedDRA）的医药词典，药物词典的数据要素和标准，同临床试验有关的临床前试验。

ICH 以通用技术文件（CTD）和它的电子形式（eCTD）的发展而闻名，而 eCTD 其实是一个支持 ICH 地区新药物注册的决定性的通讯工具。

2.3　通用技术文件

ICH 的一个主要成就是通用技术文件（CTD）的发展，它彻底改变了该领域的提交程序。这个统一的技术性档案材料的创立和后来被所有三个 ICH 地区接受其电子形式，即 eCTD，大大节省了时间和资源，便于新药物的同时提交、审查和批准。在 CTD 之前，企业花费了大量的时间来尝试将技术数据格式调整为不同地区的指定格式。欧盟的格式体现了当时欧盟指令 75/318 要求的格式，而其他地区有另外的格式。CTD 不仅大大加快了企业营销授权的准备，也使药品监管部门之间的信息交换更容易，便于评价过程中重要议题的讨论。

CTD 是推动 ICH 向前进展的重要一步，因为它也使得新药成果可以以电子格式提交，eCTD 电子格式成为可能，申请从成千上万的纸张形式变成无纸化的电子格式交付给机构。它的引入不仅使提交变得更加容易，也使审查以易于浏览的方式完成，使药物审查和评估过程达到统一。

2.4　ICH 和欧盟监管体系

在欧盟，制药指导原则可以归类为法规或科学指导原则。

欧盟基本法规得到了欧盟委员会发布的一系列法规指导原则的支持。监管准则是立法中提及的具有明确法律依据的文件，旨在为企业、监管机构和/或其他相关利益方提供指导，促使其更好地履行法律义务。

科学指导原则的目的是为实际协调提供一个依据。欧洲药品管理局（EMA）要求对于新药产品质量、非临床药理学和毒理学（安全）、效应（临床疗效和副作用的调查）进行示范。科学指导原则涵盖范围广，在其多学科方面涵盖质量、安全性和有效性的一系列主题（见上文）。

科学指导原则也有助于医药企业营销许可申请的准备工作。

ICH 指导原则通常是科学指导原则，被人用药品委员会所采用。在临床发展方面，ICH 覆盖了一般要求，而具体治疗领域的要求被 ICH 监管机构的地方方针政策所覆盖。在欧盟，人用药品委员会（CHMP）制定关于在特定治疗领域应用的医药产品的调查指导原则，如癌症、糖尿病、精神分裂症等。

此外，一些 ICH 指导原则已被欧盟立法引用。例如，ICH 指导原则 Q7［生产质量管理规范（GMP）的药物活性成分］和 E6 关于药物临床试验管理规范（GCP）指导原则，欧盟立法对其进行修订，要求 GMP 启动原料药和 GCP 临床试验。

在所有情况下，人用药品委员会（CHMP）参与早期的 ICH 流程，正在探讨的 ICH 主题被纳入相关 CHMP 工作组或专案组的工作计划中，以供投入使用。经 CHMP 通过后，ICH 指导原则与其他 EMA 指导原则具有相同的地位，并取代已有的所涵盖议题的现有欧盟医药管理局（EMA）原则。

指导原则通常在通过 6 个月后实施，但申请人在指导原则通过后就可以提前应用。

此外，像其他 ICH 成员一样，EMA 专家提出建议，现有的概念文件形式的新指导原则更新（修改）科学原理方面的建议，商业计划概述了在协调要求（也就是节约、优化、替代、减少动物试验方面的需求）方面的预期效果建议和对指导原则修订的预期资源要求建议。近年来，随着所有 ICH 成员的资源变得更加有限，后一方面变得尤为重要。现有议题的新内容或修订，需要成立一个专家工作组。这个专家工作组通常由 15 ~ 30 个成员组成，人数取决于议题的复杂性。这些专家每年需要会面至少 2 次，直到最后确定指导原则，同时对财务方面也有重要的影响。因此，指导委员会将考虑到这一点，并相应地优先考虑提案。选择非临床议题时，新指导原则或修订指导原则在优化、减少和替代动物研究方面，对欧盟来说也至关重要。

2.5 维护现有指导原则的重要性和工具：老年医学和非临床研究指导原则

ICH 指导原则代表科学知识发布时的金标准。然而，在许多领域，科学和其他变化都要求对指导原则进行不断更新。一般来说，有三种方式来更新指导原则：修订指导原则的内容、制作指导原则的附件和制作一个问答文件，通常采用后者。

本书全面讨论了已实施的非临床指导原则和各专业的 EWG 成员执行过程的历史。在欧盟专家的要求下,"临床疗效指导原则"已被更新,其更新的经验将被选为本节详细讨论的内容。

2.5.1　老年医学

最初针对老年患者需求的指导原则《老年医学》于 1993 年完成,老年医学属于涉及特殊人群的研究范畴。这个指导原则中提到,老年患者应被包含在数据库的第三阶段 [或第二阶段,由(药品注册)申报人决定]。老年人亚群体应该被充分凸显,以便比较其药物反应与年轻患者的药物反应。对于以前不常见但现在老年人中常见的疾病的药物,通常需要至少 100 名老年患者进行临床重要差异性检测。对于不常见疾病的用药,用于检测的老年人的数量可以少些。当涉及某些典型与衰老有关的疾病(例如阿尔兹海默病),老年患者应该列入临床数据库的主要部分。

当时主要根据检测老年群体特有副作用所需的最小数量,选定了最少需要 100 名患者。近年来,这一指导原则确立后,社会人口统计资料变化很大,有更多新药广泛用于老年患者,包括那些 65 岁以上传统意义的老人及 75 岁和 85 岁以上老人(我们这一时代真正的老年群体),但尚没有关于这些药物在这一群体中的安全性和有效性的合理认识。

大约在 2006 年,欧盟老年医学学会(EUGMS)提出增加欧盟"老年医学"立法的可能性,以表明基于复杂变化的药代动力学/药效动力学(PK/PD)基本原理的老年人临床试验的必要性,由于衰老、并发症和多重用药等原因,药物对于老年人的安全性和有效性,不能用在年轻成年受试者中进行的随机临床试验或包含少量受试者的 Meta 分析来推测。在这个问题上,欧盟和国际上进行了激烈的讨论,修订 ICH 老年医学指导原则,以使更具灵活性、更全球化的提议被提上议程。ICH 监管部门在市场应用意见书中评估了老年数据,结论是绝大部分研究数据来源只有 100 位老年患者,不多也不少,这是不合理的。

2007 年 11 月在横滨召开的指导委员会会议上,欧盟提出了 CHMP 的概念,提议修订老年病学指导原则,重新考虑年龄界限、高龄人群、虚弱老人、并发症、PK/PD 的相互作用、特定的 PK 研究和特殊药配方。指导委员会采纳了欧盟的建议,召集了一个非正式的专家组通过电话会议来准备下次会议的提案。欧盟被任命为起草人,提议于 2008 年 6 月在波特兰通过。专家组的任务是起草一份问答文件来更好地反映这个年龄组目前的需求。

2010 年 9 月通过的问答文件改变了以往的做法。在保持初始文件的灵活性的同时,新文件强调需要在疾病的人口统计资料中反映出人群足够的数据,以评价药物在这些人群中的利益和风险:

相对于年轻患者,老年患者对于药物治疗的反应在许多方面都有差异,75 岁及以上的患者在这些方面差异更大:

(a)老年群体的生理状态随着年龄而变化,会影响药物的药动学和药效学,这两者都会影响药物的量效关系。(b)老年群体更容易发生不良反应,因为他们经常发生合并症并接受相应的治疗，而这些治疗可能与试验药物产生相互作用。再有老年人群体的不良反应发生情况比非老年群体更严重且难以忍受，后果更严重。自 1993 年 ICH 的 E7 指导原则发布以来，随着老年人口（包括 75 岁及以上的患者）的规模日益扩大，及药动学和药效学研究的不断发展，老年数据（从整个老年患者群体范围来看）在药物评估程序中的重要性提高了。在市场应用中，数据应根据患者的数量分为多个年龄组（如 65 岁以下、65～74 岁、75～84 岁，以及 85 岁以上），从而来评价这些老年患者和非老年患者的治疗效果与安全性的一致性。由于单独的试验可能没有足够数量的老年患者分析数据，往往需要数据汇总。任何此类分析都需要通过研究考虑一致性。

探讨老年医学的新评估方法也是欧盟监管部门提出重新审视这个指导原则的目标。

2.5.2 非临床指导原则

2006 年春，由欧盟监管部门提请的 ICH 安全性（非临床）指导原则的审议，在 ICH 指导委员会传阅。这个审议是在更好的监管和保持最新的指导原则需要的基础上，侧重于指导原则的实施以及重大的政治意义，保证药物开发过程中动物的使用通过 3R 原则（优化、减少和替换）的审查。欧盟工作组就 CHMP 安全工作小组的工作进行了报告，并回顾分析了所有 ICH 指导原则。欧盟非临床专家建议对 S2 遗传毒性指导原则、S6 生物技术产品临床前安全性指导原则和 M3 非临床研究时间安排指导原则进行审查。指导委员会接受了欧盟关于在 2006 年 6 月举办横滨会议专家组非正式会议的建议，讨论审查 ICH 非临床安全性指导原则的必要性，并根据这些讨论向标准委员会提出建议。

由于欧盟的这项提议，三个国家与地区根据协调一致的要求，进行了重大修改，从而反映该领域的当前进展。这个过程也表明，修订指导原则和起草新指导原则同样困难且耗时，因为 ICH 的六方已采用既定方法，再对这些方法进行变更是一项非常困难的任务。S6 指导原则的增补定稿于 2011 年 6 月完成，M3 指导原则的修订于 2009 年 6 月完成，其相关问答文件于 2011 年 6 月完成，S2 指导原则最终于 2011 年 11 月完成。

2.6 ICH 走向世界：全球合作组织（GCG）

在最初的 10 年左右，ICH 致力于在其所在区域内制定一些指导原则和标准，如欧盟、日本和美国。但是，到 90 年代末，ICH 发现很多地区对 ICH 指导原则的兴趣逐渐超过了ICH 组建国和地区。一方面是由于 ICH 的指导原则具有更广泛的实用性而受到越来越多人的认可；另一方面是因为工业的全球化促使 ICH 和非 ICH 地区急需一个通用标准，尤其在新药的开发和利用方面扮演重要角色。

这就是在 1999 年创建全球合作组织的基础。目的是通过培训，促进开放式的交流和信息传播，使其他国家和地区更好地理解 ICH 指导原则。

很明显，全球合作组织（GCG）从开始就没有强制任何国家和地区参照 ICH 指导原则。GCG 只是为了统一和更好地利用 ICH 标准，与世界卫生组织和其他国际组织展开密切合作。

通过区域协调倡议（RHI），各国主管部门，如亚太经济合作组织（APEC）、东南亚国家联盟（ASEAN）、海湾合作委员会（GCC）、泛美药物管制协调网（PANDRH）和南部非洲发展共同体（SADC）等建立了伙伴关系。

从广义上讲，培训是 GCG 关注的焦点。在过去几年中，欧盟的专家们都在致力于为更多非 ICH 地区提供培训。但最近的临床试验评估和检查研讨会表明，培训内容已从简单了解 ICH 指导原则，上升为如何更积极地考虑 ICH 指导原则在研究和数据评估中的应用。

2.7　药物市场的全球化及监管机构论坛

最近，ICH 意识到需要进一步优化标准来监管全球面临的药物发展问题，这促使在 2007 年创建了药品监管者论坛，以促使各地区的药品监管部门行使职责，监管这些地区原料药的主要来源、临床试验数据以及是否采用了 ICH 标准。药品监管部门的参与作用是显著的，而 GCG 代表们积极的区域协调工作也起到了很重要的作用。

2008 年，第一次研讨会在波特兰举行，在推行 ICH 指导原则的一些国家和地区（如澳大利亚、中国台北、新加坡和韩国）以及当前在医药产品制造和临床试验方面有影响力的国家（如中国、印度、巴西和俄罗斯）的监管部门人员都受邀参加。

与 GCG 相比，监管机构论坛的重点是创造一个稳定的环境，公开讨论与世界各地监管机构实施 ICH 指导原则有关的问题。现在，监管机构论坛已经成为每次 ICH 会议的非常有用的视频会议，并成功地促进了 ICH 与非 ICH 监管机构之间的沟通和互动联系，主题通常涉及跨地区间 ICH 指导原则解释的异同。一些非 ICH 国家，如澳大利亚，同意通过采用现在被视为国际最佳的标准来协调自己的监管要求，他们选择了 ICH 指导原则作为基准。之所以能取得以上进展，是由以下因素决定的：制药行业日益全球化，ICH 指导原则日益满足了新药和创新药物的监管要求，这个标准代表了当时药物制造、非临床和临床研究所有主要地区的标准。

2.8　展望

自 ICH 成立以来，世界已经发生了巨大变化，除了创始成员欧盟、美国和日本外，新兴地区在药物开发方面的地位也变得越来越重要。所有这些都不是停止 ICH 的理由，ICH 应作为一个非常成功的国际平台，将所有参与者联系在一起，从而为药物研发带来益处。

第 **3** 章

人用药品注册技术要求国际协调理事会（ICH）对药品监管部门的价值和效益：促进公共卫生事业更好的协调发展

Justina A. Molzon

摘要

医药产业的全球化需要对药品开发进行协调监管。制药行业的专家和监管机构联合创建了 ICH，并已审议通过了 60 多个指导原则。依据这些指导原则所达成的协议，下一个合乎逻辑的步骤就是用常见的格式整理这些信息，然后提交。为此，ICH 已经制定了通用技术文件（CTD）和电子通用技术文件（eCTD）。在贯彻执行 ICH 指导原则的过程中，也不断有一些实际问题被提出。本章进一步详细阐述 ICH 对于药品监管机构的价值和效益，以及作为共同管理文件的 CTD/eCTD 的创新性问题。

3.1 通用技术文件的价值和优点

ICH 是 20 多年前组建的，开创了药品监管协调的先河。ICH 将欧洲、日本、美国的药品监管部门以及这些国家的制药工业协会聚集在一起，讨论药品注册的学术和技术方面的问题。ICH 的任务是在对于技术指导原则的理解和应用以及产品注册要求方面实现更大的协调，从而减少新药研发的试验和报告的重复。

2000 年，在 ICH 成立 10 周年之际，美国药物研究和制造商（协会）（PhRMA）的 Dr. Caroline Nutley Loew 写了一篇题为"ICH 的行业价值和效益"的报告，详细描述了 ICH

J. A. Molzon, M. S. Pharm. , J. D. （✉）

Center for Drug Evaluation and Research, U. S. Food and Drug Administration, Silver Spring, MD, USA

e – mail：Justina. Molzon@fda. hhs. gov

的创立、进程和在制定安全性、有效性和质量指导原则方面的贡献。Dr. Loew 的报告预测，通用技术文件（CTD）将彻底改变行业监管人员的提交程序。Dr. Loew 认为，CTD 将"为制药行业带来的潜在利益远远大于其他任何一个 ICH 的主题"，并且预测 CTD 将显著节省时间和资源，复杂的多次提交将被统一的技术档案提交所替代，特别是在 ICH 的提交、批准和推出新药这三个方面更加便利。在提及 CTD 时，Dr. Loew 指出，"CTD 这一主题的行业价值不能再被低估了"。他特别强调，通过将 CTD 和电子 CTD（eCTD）全面结合，ICH 可以为更多的非 ICH 国家提供指导原则信息，这些非 ICH 地区的药品监管机构和企业都会广泛受益。

　　10 年后，在 ICH 20 周年展望时，对于监管机构，ICH 的价值和效益已经实现了。此外，2003 年，CTD 的执行促使当初没有加入 ICH 的药品监管部门（DRAs）也积极参与其中，从而扩大了 ICH 的协调范围。全球合作组织包括来自五个参与协调监管区域的代表和新成立的监管机构论坛的代表。这个组织的不断壮大使得更多的非 ICH 地区也有兴趣参与并使用 ICH 指导原则，也有助于将 CTD 用于监管过程中，建立一个通用的监管语言，以加速那些没有加入到 ICH 的地区的救命药试验进程。在药物研发日益全球化的今天，ICH 最近更新了其会标（LOGO），以强调协调一致为促进全球卫生领域事业发展带来的好处。

3.2　ICH 的重心转移

　　因 ICH 把工作重点由企业的信息输入转移到监管机构的信息输出，DRAs 获得了实质性的受益。这种工作重心转移使 CTD 这种通用投稿格式得到了发展，CTD 很大程度上影响了监管评审过程，最终形成了一个统一的电子提交和电子审查途径，从而创立了一个良好的审查实施方法。所有这些都对药品监管部门实现信息审查共享产生了全球性的影响。

　　起初，ICH 的工作重心是药品企业的信息输入，也就是人用药品的技术提交要求。通过 ICH 指导原则协调这些要求的差异性，帮助药企不仅节省了研发时间，还降低了成本。为了扩大协调统一的益处，业内人士提出了制作通用的申请信息的提交模块，旨在递交结构完善一致的注册申请文件，简称 CTD，这将减轻药企向一个监管机构提交一份注册申请表后，又不得不按照另外一个监管机构的要求重新编写申请表的负担，省时、省力、省钱。这种统一格式也使 FDA 大大受益，促使监管部门为每一个审查程序建立模板，从而使审查内容和流程更加一致。

　　在 CTD 出现之前，监管部门的审查人员收到一个公司的药品注册申请后，需要花 1 年甚至更长的时间进行审查。审查完成后，审查员收到的下一个申请极有可能使用的是另一种格式，审查者们则不得不学习新格式的要求。其结果是，审查员每次收到新的申请，就需要不断地学习新的格式要求。而这些时间本可以用来更仔细地审查申请，而不是仅仅找出格式错误。

　　当制药企业在 1996 年提出 CTD 时，ICH 监管机构对改变文件提交格式的建议持怀疑态度，认为这将是对审查过程颠覆性的建议。他们需要用有说服力的证据来证明统一递交格式是有价值的。监管机构要求制药行业做可行性调查。1996 年 5 月进行的这项调查评估了 FDA 的新药注册申请与欧洲药品管理局（EMA）新药注册申请相互转换所需要的时间，同时还评估了工作人员进行格式转换需要提交文件的数量和类型，以及在执行提交格式转换时所需工作人员的数量和专业类型。监管机构很快发现提交统一文件注册格式的潜在价值。

CTD 使药品监管部门之间的信息交流更容易。在以往的很长一段时间内，FDA 和 EMA 曾都设保密机构，以便两个机构协作时药品注册文件保密信息的共享。现在两个机构接受递交的注册申请格式相同，并且通常是在同一时间内递交，机构之间的协作变得更加有效率，便于在评估注册申请时针对共同关心的问题进行讨论。

最后，也许是最重要的，就是促进 CTD 以电子形式提交（eCTD）。在过去，新药申请书篇幅极长，由于所涉及的文件数量庞大，交付给 FDA 时文件运输工作都是负担。当 FDA 的审查采用电子文件提交后，注册申请可储存在光盘或硬盘里，肯定有利于运输和储存，但却不一定能加快审查过程。如今 FDA 已经设立了 FDA 电子提交门户网站，它允许发送电子版的新药注册申请（NDA），基本上很像电子邮件。在通过完整性评估后，提交的申请便可以立刻显示在评审者的计算机上进行审阅。这一创新减少了制药企业在一份注册申请递交给 FDA 评审之前所需的制作和汇编成药品申请所需的传统纸质版文件、申请表及其装箱、装车等工作。

eCTD 对提高注册申请提交效率和文件审阅者效率都起到了至关重要的作用。eCTD 格式不仅使注册文件快速提交给审阅者，它还使为每个学科注册审查开发标准化电子审查模板和审查工具变得更加容易。

统一格式的另一个好处是便于开发和提出协调一致的审查指导原则。所有审查过程都是和所要求提供的数据紧密联系在一起的。ICH 对行业的指导原则和我们所认为的良好的审查指导原则之间应当有很大的相似性。由于执行 ICH 的地区在药品注册时提交的是协调统一的注册文件信息，ICH 监管机构可以很容易地将之用于与之相似的审查指导原则。

通常，良好的审查指导原则有助于提高审查的透明度和一致性，这两点对于药企和公众了解监管部门如何履行其职责都是非常重要的。因为在审查过程中所涉及的学科和专业的复杂性，我们需要采用一个协调一致的方法来提交注册申请并得出结论，而 CTD 和 eCTD 则帮助我们实现了这些目标。

总而言之，CTD 格式通过强制统一的信息和数据给药品注册审查带来了重大影响，提高了效率。随着越来越多的国家采用 ICH 指导原则和 CTD 格式，可能会形成一种通用的监管方式，这将进一步促进药物监管部门之间的协作。

正如前面提到的，每个执行 ICH 的地区都会根据自己的条例和法规执行 ICH 指导原则。对于 FDA 来说，这意味着要符合药事指导质量管理规范（GGPs），但这与执行 ICH 指导原则并不矛盾。GGPs 使得 ICH 指导原则在制定过程中尽可能公开透明。ICH 指导原则仍旧代表着该机构目前对人用药品注册时所提交的科学和技术信息的意见。ICH 仍然是

FDA 的一个重要合作者，并有助于安全、有效、高质量药品的开发，并以最经济、最高效的方式注册。

美国 FDA 执行 ICH 指导原则的情况

在国际协调会议审议通过一个统一的指导原则后，该指导原则立即生效并用于注册监管。在欧盟、日本和美国，这一步是按照相同的国家/地区程序实施的，而这一程序同时适用于其他地区的监管指导原则和要求。

在美国，ICH 指导原则最终需依照药事指导质量管理规范（GGPs）施行。GGPs 是 FDA 的政策以及对药品研发、注册和使用的指导性文件（联邦注册，2000 年 9 月 19 日第 65 卷，第 182 号，第 56468～56480 页）。这就是为什么通过美国 FDA 发布的 ICH 指导原则被称为指导，并依据 GGPs 重新制定。

根据 GGPs，可将 FDA 指导原则分为一级指导原则和二级指导原则两类。

一级指导原则文件包括以下文件：
1. 首次解释法律法规的文件；
2. 解释政策法规重要变化的文件；
3. 情况复杂及专业性强的文件；
4. 易引起高度争议的文件。

二级指导原则文件是对现行政策的做法或对政策细微变化加以解释的文件。

在 ICH 指导原则中，一级指导原则通常会经过四步 ICH 流程才得以通过，二级指导原则通常是对已公认的 ICH 指导原则的问答或增补。

FDA 出版的 ICH 指导原则中，另一个值得注意的修改是，虽然指导原则文件对 FDA 并不具有法律约束力，但它代表 ICH 这一机构的最新看法。因此，美国 FDA 工作人员只有在理由充分和监督合作的情况下才可以不执行 ICH 指导原则。

为了遵照 GGPs，每个 ICH 指导原则在每页上都注明"包含非约束性建议书"，并在一个粗黑线框中记录以下内容：

本指导原则代表目前 FDA 对于这个问题的看法，但它不等同于 FDA 或其他政策法规，ICH 指导原则并没有强制任何人执行指导原则的权力。如果您选用的替代方法符合注册地适用的法律和法规要求，您也可以选用。如果您想探讨这个替代方法，请与负责实施本指导原则的 FDA 工作人员联系。如果您不能确定找哪位相应的 FDA 工作人员，请拨打本指导原则标题页上所列的电话号码。

第 4 章

以日本视角看 3Rs 的落实：将最好的科学实践应用到监管过程中

Yasuo Ohno

摘要

ICH 已经成功减少了对候选药物不恰当的重复试验。这有助于对 Russel 和 Burtch 提出的 3Rs 原则制定统一的指导原则（The principles of human experimental technique. Methuen，London，1959）。现在日本不再要求测定药物的 LD_{50} 值，也明确规定了何种情况下需要进行代谢产物的安全性评估，以及何种情况下需要进行重复给药组织分布研究。所有的这些和其他通过 ICH 努力获得的协调统一，都对药物研发所需安全性试验中减少动物用量并提升动物福利做出了巨大贡献。

4.1 3Rs 的重要性

为了节约人力、物力和动物资源，加快全球发展，ICH 在保证新药的质量、安全性及有效性和促进公众健康的同时，在减少或避免新药研发的重复试验方面做出了巨大贡献。1990 年第一次指导委员会和专家工作组在布鲁塞尔举行会议，在之后的 20 多年里，ICH 在候选药物的非临床安全性评价方面所做的努力，已经使许多技术指导原则得到了统一。

尽管目前动物实验对候选药品的安全性评估至关重要，但也引来了越来越多公众方面的舆论压力，他们希望减少或消除对动物实验的依赖。公众对动物实验和研发治疗严重疾病的新药所必需的动物实验很敏感，也关注实验动物是否可以在无痛、无焦虑状态下被处死（图 4.1）。因此，在修订非临床安全技术指导原则时，重要的是遵守由 Russel 和 Burtch

Y. Ohno（✉）
National Institute of Health Sciences, Setagaya, Tokyo, Japan
e – mail：ohno@nihs. go. jp

提出的关于动物实验的3Rs基本原则，即替代、减少和优化，这个观点旨在动物实验在被废除之前，确保获得来自社会的支持。

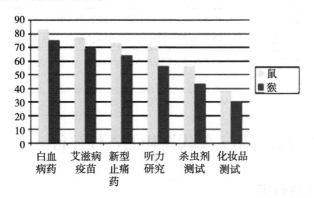

图4.1 公众对动物实验研究的看法
来源： （1999年英国统计），新科学家，Rowan博士，5月22日，1999，26－31

在执行ICH指导原则的开始阶段，还不确定3Rs原则能否带来益处。但是，ICH在技术讨论的过程中发现，执行国际协调统一的非临床试验准则和指导原则，的确减少了用于候选药物安全性评估的动物数量。

总的来说，3Rs原则制定后，通过减少不必要的动物毒性研究，减少了重复、多余的动物实验。另外，在3Rs原则下，关于毒性试验方案的修改工作也已经展开。指导原则指出，应根据候选药物及其药物作用靶标，灵活应用3Rs原则，科学监管毒性研究，以减少毫无信息价值的试验。指导原则的统一，更有效地将非临床试验的时机与提供临床试验安全监测及引入探索性临床研究的时机进行综合考虑，以尽早进入临床试验监管阶段，减少实验动物使用量。ICH关于动物实验方面的3Rs准则见表4.1。

表4.1 ICH关于在动物实验方面的3Rs准则
1. 在什么情况下需要进行代谢产物的毒性研究，请参考ICH－1（Ohno 1992）和M3（R2）（2009）
2. 非啮齿类单剂量毒性研究并不需要高剂量，因为可能会引起严重的中毒症状（1992 ohno）
3. 由S4（1993年纳入日本的指导原则）和M3（R2）（2009）讨论得出的相关数据（例：重复剂量毒性研究的初步剂量设定研究）使非啮齿类单剂量毒性研究的替代成为可能
4. 在药代动力学研究指导原则（S3B 1994）指导下，定义什么情况下应进行重复剂量组织分布研究，这样可减少半衰期比给药时间短两倍的化合物的监测试验
5. 在指导原则S4A中，啮齿动物和非啮齿动物12个月重复给药毒性研究分别被改为6个月和9个月（1998）
6. 关于人临床试验的监管方面的非临床安全性研究指导原则，阐释了人临床试验的每个安全性研究的时间点，这使药物研发所需毒性试验数量减少；M3、M3（R1）和M3（R2）这些准则分别在1997年、2000年和2009年实施

7. S1B 将致癌性研究所需动物种数量从 2 种减少到 1 种（1999）
8. 在日本，用于临床试验前评估的重复剂量毒性研究的最短周期小于 2 周，用于评估生殖毒性作用的时间从 4 周减少到 2 周，关于雄性动物参照 2000 年 M3（R1），关于雌性动物参照在 2009 年 M3（R2）
9. 和之前相比，2009 年 M3（R2）引入了探索性临床试验的指导原则，这使得减少动物数量和更早进行临床试验成为可能

4.2　单剂量毒性研究和主要代谢物的毒性评价

4.2.1　单剂量毒性研究

关于单剂量毒性研究的指导原则有许多明显的地区差异，包括动物种类的数量、动物种群的数量以及给药途径。为了消除在非临床试验监管要求方面不必要的差异，1989 年，日本在 1991 年布鲁塞尔的第一次 ICH 大会召开前修订了单剂量毒性试验指导原则。修改内容包括：（1）所需啮齿动物的数量减少；（2）只需要啮齿动物的近似 LD_{50} 值（不是统计学上精确的 LD_{50}），不需要非啮齿动物的 LD_{50} 值；（3）不需要进行存活的非啮齿动物的尸检。这些修改的原因是，对于剂量的毒性特征观察比 LD_{50} 值更重要，而且即使其他实验条件相同，不同研究机构之间 LD_{50} 值也是不同的。

因为修订了以上内容，除每组动物的数量需求外，ICH 区域内的其他需求差异变得相对较小。在日本，单剂量毒性研究每组至少需要 5 只啮齿动物和 2 只非啮齿动物，但在欧盟和美国没有相应的规定。因为，日本认为，以监管为目标的统计精确的致死量是没有必要的，所以他们决定从新的指导原则（MHW - 社会保障部 1993）里删除相关说明。因为监管条例发生了变化，所以临床试验会发生变化。

单剂量毒性试验是唯一可以观察高剂量下动物反应的研究。通过仔细观察，可以得出试验动物用药后的整体效果并能洞察死亡原因。这些数据有助于：（1）以监管为目标的药物分类；（2）因误用或治疗时药物过量风险的确定；（3）重复剂量毒性研究的剂量选择。

在 ICH M3 指导原则（ICH M3（R2），2009）修订过程中，关于急性毒性试验的要求，需要进一步明确，还需要明确何种情况下急性毒性试验可以被取消。药物研发的许多基本信息都可以通过仔细地监测短期重复剂量毒性研究或剂量范围研究推断出来。这些结果促使 ICH 各方愿意通过协调监管来减少不必要的动物实验。

4.2.2　代谢产物的毒性评价

当 ICH 开始生效时，日本是唯一一个推行代谢产物毒性评价的国家。在布鲁塞尔召开的 ICH 第一次会议上（1991），非日本本土药企提出应该废除这一毒性评价试验。但众所周知，许多化合物是通过母体化合物代谢转化引起药理和毒理反应，而且在代谢过程中有显著的种属差异，因此，日本卫生当局认为，在将新药动物数据推断到人体时，有时对主要代谢产物的毒性研究评价是有必要的。因此在第一次 ICH 会议上日本表明，代谢产物毒性评价是必要的（Ohn，1992）。这些药物主要的代谢产物有显著毒理或药理作用影响，且对人类具有特异性，在临床剂量下，人体血液中的药物代谢物浓度远高于毒性研究中动物血液中的代谢物浓度，而主要代谢物水平的监测标准却没有提及。我们认为应根据有关候选药物前期资料，具体问题具体分析。

2008 年末，FDA 为制药行业发布了《药物代谢产物安全试验指导原则》。指导原则指出，"稳定状态下，母体药物全身暴露 10% 以上的人体代谢产物，可能引起安全隐患"。然而，许多像前体药之类的化合物，在演变成母体药物后，其活性代谢产物很少，只有少量代谢产物有可能要求毒性试验。因此，该标准在 2009 年协调的 ICH M3（R2）指导原则中进行了修订。其被描述为 "只有当代谢产物大于总药物暴露量 10% 时，或人体代谢产物浓度远大于毒性试验的最大值时，人体代谢产物才需要进行非临床毒性试验"。值得注意的是，近年来，药企和各监管部门提出了几个关于代谢产物毒性试验的建议案，因为他们已经意识到关于毒性试验方法和建议的分歧已越来越大了。

4.2.2.1　重复剂量组织分布研究（ICH – S3B）

基于药物的药代动力学指导原则（MHW 1991），使用放射性标记化合物的多剂量组织分布研究已在日本进行。但美国和欧盟还未开始这些研究。因此，1992 年 9 月在东京举行的 ICH 指导委员会决定开始研讨，以协调用放射性标记化合物进行药物研发所必需的重复剂量药代动力学研究的情况，日本专家担任汇报人。

日本指导原则并没有要求一定要将放射性标记化合物用于多剂量组织分布研究，但做此类研究时，使用放射性标记化合物基本上是不可避免的。因此，对于研究者来说，使用放射性标记化合物是众多选择之一，这种说法是不恰当的，因为它基本上是唯一的选择。另一方面，从提交给日本当局的 90 份新药申请（NDA）文件的重新审查结果来看，显然并不总是进行重复给药的组织分布研究。进行了组织分布研究的 NDA 文件数为 72 份，进行了单剂量和重复研究的 NDA 文件数仅有 47 份。也就是说，对该指导原则的应用已经相对灵活了。指导原则指出，有些化合物重复给药后的组织分布是不可能通过单剂量研究（表 4.2）来预测的。对日本制药工业协会（JPMA）成员公司进行的是否需要重复给药组织分布研究的调查显示，51 家成员公司中只有 5 家制药公司认为重复给药的组织分布研究没有必要（表 4.3）。根据这一结果以及 ICH 的进一步框架讨论，现正达成共识，认为该组织分布研究是必要的。ICH 专家于 1994 年 10 月对 ICH 步骤 4 达成共识（S3B 药代动力学：重复给药的组织分布研究指导原则）。

4.2.3　组织分布研究的目的

组织分布研究的目的是评估给药后化合物在组织中的分布数量和状态。这些数据与药理学和毒理学试验中的器官反应相关。组织分布数据有时可以用来为制订下一步的药理学和毒理学研究方法提供参考。在使用放射性标记化合物进行体内物质分布研究之前，组织分布研究是评估辐射过程中敏感器官暴露量的重要方法。

表4.2 用单剂量重复给药研究预测组织分布失败的案例				
	单剂量	第7天	第14天	第21天
	(ng eq. of drug/g or ml)			
血浆	12.5	28.9	31.7	26.8
垂体	N.D.	N.D.	N.D.	116.5
甲状腺	N.D.	160	245.8	457.3
肝脏	299.9	956	1208	1000
肾脏	87.5	355.2	561.7	509

最后一次给药24小时后药物浓度；Sanoetal. Xenobiotic Metab. Disp. (1989)

表4.3 关于重复剂量组织分布研究必要性的调查		
回答	公司的数量	百分比（%）
不需要	5	9.8
需要	18	35.3
有条件的需要	28	54.9
合计	51	100.0

JPMA 1992年10月26日报告

　　另一方面，多剂量组织分布研究的目的是评估重复给药后的稳态或累积量。因此，通常不建议仅用单剂量给药的数据推导重复剂量组织分布研究的结果。此外，大部分情况下并不推荐用单剂量研究结果来粗略预测重复剂量给药组织分布结果。当药物排泄速度快且不需要组织累积量数据时，单剂量给药研究就足够了。

　　并不是所有候选药物都需要进行重复剂量组织分布研究，应根据候选药物的性质和已知信息来酌情考虑。ICH S3B指导原则是ICH六方成员经深入讨论和科学辩论后得出的建议案。

4.2.4 应考虑重复剂量组织分布研究的情况

　　ICH S3B指导原则规定，在以下四种情况时应该考虑重复剂量组织研究：第一种情况是："单剂量组织分布研究表明，器官或组织中的测试化合物（和/或代谢产物）的表观半衰期显著超过血浆消除相的表观半衰期，给药间隔为毒理研究的2倍以上时，考虑进行重复剂量组织分布研究。"因为组织浓度通常是由血浆浓度决定的，如果出现上述情况，说明此时用单剂量组织分布来预测稳态累积量似乎是错误的，这时的稳态累积量有可能是单剂量浓度最大值的 3 倍以上。第二种情况是："当重复剂量药代动力学或毒代动力学研究表明一种化合物或代谢产物的稳态水平显著高于根据单剂量研究预测的水平时。"我们认为，在这种情况下用单剂量研究预测重复给药后组织分布的可靠性比较低，因此，有必要通过动物实验来证实。第三种情况是："当组织发生病理改变时，对测试化合物进行安全性评价至关重要，因为此时已不能仅根据短期毒理研究、单剂量组织分布研究和药理学研究来预测稳态累积量。"我们认为，在这种情况下，应该用更多的数据仔细进行安全性评价，这时重复剂量研究对药物安全性评价似乎是至关重要的。因此，GLP 指导原则建议这时应进行重复剂量研究。第四种情况是："当研发靶向药物时。"我们认为，靶向药物的药效应该通过重复剂量研究来证实，还应考虑靶点以外其他组织的分布情况。这时推荐使用临床试验与之相同的药剂剂量作参考。

　　在毒性试验中使用高剂量时，剂量可能足以使代谢和/或排泄途径饱和，此时重复剂量给药后的分布可能会偏离单剂量研究的预测。此时应根据此研究中毒理学部分的重要性，来决定是否需要做重复剂量组织分布研究，而不是仅依据上述提及的"四种情况"。

参 考 文 献

［1］　ICH M3（R2）（2009）Guidance on nonclinical safety for the conduct of human clinical trails of and marketing authorization for pharmaceuticals. 11 June 2009. http：//www. ich. org/fileadmin/Public_ Web_ Site/ICH_ Products/Guidelines/Multidisciplinary/M3_ R2/Step4/M3_ R2_ Guideline. pdf

［2］　JPMA（1992）Survey on the relationship between clinical side effects and data from animal experiments. JPMA report No 61, 26 Oct 1992（Original title was in Japanese and translated into English by Yasuo Ohno）

［3］　MHW（1989）Guideline for toxicity studies for pharmaceuticals. Yaku – Shin 1, Notification No 24（11 Sept 1989）

［4］　MHW（1991）Guideline on non – clinical pharmacokinetics. Yaku – Shinyaku, Notification No. 6（29 Jan 1991）

［5］　MHW（1993）Revision of single dose and repeated dose toxicity studies. Yaku – ShinYaku, Notification No 88（10 Aug 1993）

［6］　Ohno Y（1992）Toxicity testing：Regulatory perspectives. In：D'Arcy PFD, Harron DWG（eds）Proceedings of the first international conference on harmonization, Brussels, Belgium, Nov 1991. The Queen's University of Belfast, Belfast, pp 186 – 188

［7］　Russel WMS, Burtch RL（1959）The principles of human experimental technique. Methuen, London

［8］　Sano H et al（1989）Structure on the fate of nizatidine（II）transfer into the fetus and milk, and absorption, distribution, metabolism and excretion after repeated administration to rats. Xenobiotic Metab Dispos 4：43 – 54

［9］　Speid LH et al（1990）Harmonization of guidelines for toxicity testing of pharmaceuticals by 1992. Regul Toxicol Pharmacol 12：179 – 211

第5章

关于致癌试验的更多科学相关性[*]

Jan Willem van der Laan, Joseph J. DeGeorge, Frank Sistare, and Jonathan Moggs

摘要

　　在不影响药物对人体安全性的前提下，如何通过协调为制药企业提供更多有效的指导，致癌试验被选为其中一个专题。在剂量选择方面，美国 FDA 用的是"毒理学"方法；与之相反，欧盟药品专利协会（CPMP）和日本厚生劳动省（MHLW）用的是"临床剂量范围"方法。二者存在明显差异。药物致癌试验剂量选择指导原则提出了几个可接受的方法，其中包括 25 倍药 - 时曲线下面积（AUC）新方法。

　　文中关于转基因小鼠作为可选模型（前期非预见性）的介绍是基于对两个种属（大鼠和小鼠）必要性的讨论。自从剂量选择指导原则首次发布以来，随着数据评估和分子生物学在肿瘤机制研究方面的应用，致癌试验设计的新进展现在也可以实现了。

5.1　引言

　　尽管关于如何预防和治疗癌症的研究已经开展了几十年，但在当今西方国家仍然有超过¼的人存在终生患癌风险。更严重的是除少数癌症外，大部分的癌症发病率仍在不断增长（WHO 和 GLOBOCAN 2008）。虽然在很多病例中存活者数量在增加，新的抗癌方法

　　＊ 本文仅代表作者的观点，并不代表作者所属机构的观点。

J. W. van der Laan (⊠)

Section on Pharmacology, Toxicology and Biotechnology, Medicines Evaluation Board, PO Box 8275, 3503RG, U-trecht, The Netherlands

Graadt van Roggenweg 500, 3531AH, Utrecht, The Netherlands

e - mail：jw. vd. laan@cbg - meb. nl

J. J. DeGeorge · F. Sistare

Drug Safety Testing, Merck Research Laboratories, West Point, PA, USA

J. Moggs

Discovery & Investigative Safety, Preclinical Safety, Novartis Institutes for Biomedical Research, Basel, Switzerland

（包括抗肿瘤药物）也在不断涌现，但癌症目前仍未能被视作慢性疾病。除个别已知发病原因（如吸烟、病毒感染、酗酒以及化学物质接触），其他的致癌因素很难确定。普遍认为，在这些尚未明确的致癌风险中，至少有一部分是普通化学品造成的，人们不可避免地暴露其中。同样令人担忧的是在治疗各类疾病时，因接触药物中的化学物质而产生不可避免的致癌风险。至少在一些有限的病例中，有确凿证据显示，这种担忧并非空穴来风。国际癌症研究机构（IARC）有义务根据流行病学和动物实验数据评估致癌风险，这些数据将作为考评化合物的重要的"黄金标准"。上述数据包括一些与导致人类癌症密切相关的药物。

基于监管机构和企业已建立的防患于未然原则，尽早评估人类接触的化学物质中可能的潜在致癌风险是很重要的。为此，已经实施一些常规措施，以避免无意识地或不知情地将化学致癌物引入人类常规使用范围。

自 19 世纪 60 年代以来，这些预防措施包括新化合物的动物实验，以及对这些实验的致癌指标效果的评估（WHO，1961，1969）。随着 GLP 的不断规范，上世纪中叶致癌试验方案也得到长足发展。现行方案一般包括大鼠和小鼠在高剂量情况下的终生试验，它主要依据 1979 年生效的经济合作与发展组织（OECD）指导原则。尽管对特定的化学物质的性质、应用或是理解程度有所不同，但试验方法几乎没有差别。这是一个针对药物的特殊议题，主要包括使用药物受控的暴露量和特定患者获益，对药理学、常规毒理学的广泛理解，以及药物研发过程中有助于评估潜在致癌风险的经验。

在 ICH 会议初始，致癌试验被选为议题之一，该议题有力推动了药物特异性因素在内的统一指导原则的形成。

在布鲁塞尔首次会议（1991 年 11 月 6 日—7 日）开始时，对致癌试验议题进行了归纳总结，并对现存指导原则的修订提出了数个问题。关于需要进行两个不同种属动物实验的问题，在当时，已经有经验表明单个种属实验已经能够很好地预测人类的风险，但是利用小鼠进行生物测定遭到了极力批评（Schach von Wittenau 和 Estes，1983），针对此事会议进行了明确说明（Hayashi 1992；Emerson 1992；Schou 1992）。

值得一提的是，到了 20 世纪 90 年代早期，OECD 第 451 项指导原则中有关常规的大鼠、小鼠终生研究已经逐步积累了很多经验，科学文献和专题讨论会进行了多处优化。尽管如此，ICH 各地区仍然存在共识，即当时采用的终生试验是测定人用药物致癌风险最合适的方法。

这个被广泛接受的方法可归纳为：检测最大耐受剂量长期给药的潜在风险所用的两个种属，通常是大鼠和小鼠；但是如果需要测定预期寿命的话，其他种属也被采纳。然而不同的地区对试验设计的细节存在不同的看法，例如什么是人用药物长期试验，以及应该使用何种剂量（尤其是具有低毒性风险的药物）。因此 ICH 认为需要制定一个指导原则以便更理性地选择适当的给药方式和合适的剂量（ICH，1992）。会议指出"致癌试验的设计包括剂量、种属及试验期限"需要被重新考虑，"我们觉得致癌试验原理和标准存在一些基本问题，需要进行查证"（ICH，1992）。

在一些文献中［比如国际癌症研究署（IARC）的专题论文］，偶尔有用单一种属成功评估风险。在注册时经常是只有两个种属中的一种被认为适合评估致癌风险（Van Oosterhout 等，1997；Contrera，1997）。鉴于这种经验，为避免药物试验中进行不必要的动物实验，需要特别关注重新评估两个种属的致癌评估试验的常规做法的实用性。

总之，这些讨论提出了三个建议，用于优化药物特异性致癌试验：

（A）必须定义进行致癌试验的药物的特定条件。

（B）依据标准，用两个种属进行终生试验设计价值的评定，讨论常规试验方法的必要组成部分。

（C）对比常规药物的最大耐受剂量（MTD），制定更适合药物剂量选择的标准。特定药物的药效学或药物动力学特征，除一般毒性以外，是否可用于剂量选择？如果是，基于何种特定因素？

下面讨论的问题不是按照指导原则顺序进行的，而是按照 ICH 中讨论的优先顺序进行的。因此剂量选择是讨论的第一个问题。

5.2　ICH S1C 药物致癌试验剂量选择指导原则的发展

剂量选择指导原则的合理性：致癌试验作为药物研发的非临床支持研究，过去现在都是占用资源最密集且持续时间最长的研究之一。ICH 早期认为建立能够被广泛认可的试验设计标准，很大程度上可减少为适应不同地区性调整指导原则而进行的重复性研究所导致的动物和财力的浪费。制药企业和 FDA 都认为，很多致癌试验之所以被 FDA 拒绝，是因为设计得不够充分。一个共同的导致"研究失败"的最主要原因，是不能说明致癌试验中使用的是最大耐受剂量（MTD）还是最大给药剂量（MFD）。很多情况下这些失败的原因是制药企业调整自己的实际方案来迎合欧洲或者日本的管理方法，他们接受了大于等于临床剂量 100 倍的剂量（mg/kg）。如此大的剂量未被 FDA 认可，相反，对这些剂量选择标准进行的研究被回顾性评估，以达到 MTD 或 MFD。未能达到上述要求的试验，要么需要重新试验，要么进行其他研究，以证明它们试验的数据已达到 FDA 可接受的水平。这种监管态势的分歧推动了行业行为，同时也会导致一些不常发生的额外资源浪费。因此，制定致癌试验高剂量选择指导原则的基本前提是，使 ICH 监管区域的剂量选择标准合理化，明确统一可行的标准。

5.2.1　制定统一剂量选择指导原则过程中的问题

表面上看，实现统一的 ICH 指导原则很简单，只要所有地区现行的剂量选择标准达成一致就可以。然而 1991 年 9 月 ICH 第一次会议声明，宣布"不应使用临床剂量 MTD 或任意倍数"来作为选择致癌试验最高剂量的依据。这项声明是为了形成与人用药物特别相关的基于科学理性的方法。因此，对现存方法的相互认可就不能算是很好的解决办法。一个同样值得深思的问题是，在不同的剂量选择标准背后，存在不同监管部门的非临床监管理念的差异。

在美国 FDA，毒性试验似乎指的是评估化合物的毒性全范围，而不考虑临床使用上的相关性。一旦药物的潜在毒性特征得到全面评估，就可以考虑解释试验结果与人类风险的相关性，但这是为观察全面的化学毒性而观察。因此，FDA 不得已做出那样的结论，即便是非危及生命疾病的正面风险 - 获益的分析结果，往往在啮齿动物实验中会出现一些肿瘤。然而，FDA 几乎从未宣称过这些肿瘤的发现与人类无关。无论这些啮齿动物中的肿瘤是在何种试验条件下观察到的，几乎每种情况下，试验结果都被列入产品标签中。

欧洲和日本的监管理念侧重于确定那些主要与临床使用直接相关的剂量范围内的风险。假设有一个明显的"观察范围"供临床使用，这些观察可视为微不足道的临床问题，事实上不需要确定。这种范围方法关注的是剂量，在当时司空见惯，并非现在使用的系统暴露量。ICH 关于毒代动力学的指导原则（ICH，1994）并非面面俱到，只收集了少量的关于毒性试验中获得的系统暴露量的信息。因此，强调限制使用毒性试验中与临床剂量相关的高剂量，普遍没有考虑到超出所公布的任意剂量范围时，可能出现的毒性或肿瘤。

对于毒性评估的态度，制药企业与欧洲及日本监管机构保持了高度一致。一般情况下的潜在致癌性和毒性试验，制药企业更倾向于调查研究受试物种的特定药效剂量范围以内的潜在风险。因为当时几乎所有的人体药物靶点，都能依据相应的动物模型确定啮齿动物合适的药效反应剂量，所以这不是当今的问题。制药企业关于将剂量限制在药效范围以内的观点（且一定程度上也是欧洲和日本监管机构的观点）是因为观察到的超出了药效范围的作用偏离了靶点，在临床应用中无法实现，因此与患者风险无关。这个观点由 Monro（Monro 和 Mordenti，1995）详细阐述，他也是制定 S1C 指导原则的 ICH S1B EWG 成员之一。行业代表普遍认为应当取消 MTD，将 MFD 以及升高临床剂量的任意倍数作为高剂量选择的标准。事实上，MTD 被业界认为是一个不利因素，或在某些方面存在害处，某些在研药物与那些很小治疗剂量就能产生很强毒性的药物相比，毒性相当低。欧盟（EU）和日本厚生劳动省（MHLW）中一些理性的人也持有相似的观点，他们支持高剂量倍数（100×）作为致癌试验的剂量选择指标。

5.2.2　过渡到一个可接受的统一指导原则

因出发理念上的差异，起初这项工作进展缓慢，收效甚微。直至 Contrera 和他的同事（1995）对最大耐受剂量下大鼠致癌试验中的暴露量和给药剂量进行了分析，并将其与 FDA 审批通过的许多药物的人体药效活性或有效剂量的临床暴露量进行了对比，这项工作才开始有了进展。虽然数据资料相当有限，但一个令人意外的结果是，MTD 暴露量并不像常规的那样远高于临床剂量暴露量。大约 1/3 的化合物在啮齿动物中产生的暴露量与人体暴露量相当或更小，有的是临床剂量的 1～10 倍，也有远高于 10 倍的，但几乎没有产生暴露的倍数大于临床暴露量 50 倍的药物。另一个重要的发现是，当剂量数据标准化并且在 mg/m^2 剂量基础上进行比较时，药代动力学系统暴露量是可以预测的。后者的观点允许对药代动力学试验使用的药物样本进行实质性扩充，否则啮齿动物药代动力学数据是很难得到的，这确保了在致癌试验中估算出暴露倍数的分布，获得致癌试验中的药代动力学数据。

总而言之，这一分析在某些方面改变了 EWG 专家的心态。最重要的是，取消最大耐受剂量（MTD）作为指标是不可行的，因为对于大鼠而言，实际上很多药物的剂量都小于患者的剂量，这是基于相关组织房室暴露量由系统血浆房室暴露量决定。如上所述，2/3 的经 MTD 测试的药物所获得的暴露量倍数是临床暴露量的 10 倍或更少。没有一个 EWG 成员认为这种暴露量倍数超标（一些参会者仍然认为这些 MTD 产生的作用是在不相关的药理学条件下药物性质的失真，但他们没有切实可行的建议）。制药企业希望的侧重点是药效，欧洲和日本监管机构侧重于安全范围，而 FDA 则关注全面的毒性特征评价。即便各方侧重有分歧，在相当比例的药物前也变得无关紧要了。因为无论理念如何，可以测试的最大剂量显然在所有各方普遍可接受的范围内。这导致了对 MTD 的讨论修改，从如何放弃将其作为指标开始，到关注制定一个实用、可协调且有前景的定义。分析还表明，欧盟和日本的方法允许定义高剂量为以 mg/kg 为单位的 100 倍临床剂量，突出了一个基于药代动力学或者标准化 mg/m^2 为单位的 15～20 倍的暴露范围。这一认知与 Contrera 等（1995）的另一个观察分析（即表明了啮齿动物实验确定的临床相关的致癌风险的暴露量倍数在临床暴露量 20 倍之内）有助于支持潜在的暴露量是临床暴露量 20～50 倍剂量的选择。除了所使用的单位和科学基础，上限剂量选择与欧洲和日本当局的"传统剂量倍数"的方法没有显著差异。

依据分析可知，一般原则是达成以下共识："理想情况下，选择的剂量……应该能产生药物暴露量"，进而在一个与人体暴露相关的足够安全的（剂量）范围，对没有慢性生理功能障碍的人产生耐受性，广泛集中在人和啮齿动物身上的药物性质，并且能够解释人类使用后所产生的结果。通过这个常规共识，意识到没有一种剂量筛选方法能解决所有化合物的这些方面的问题，相应的，研究中没有一种剂量能为解释试验的相关性提供必要的背景。共同谅解的结果是，高剂量选择的标准需要具有灵活性，关于如何设定中、低剂量的建议是必须要有的，而最初这并不是 EWG 工作计划的一部分。尽管不是所有 EWG 的成员都同意 Contrera 等（1995）的研究成果，特别是一些想要更加注重药效学的行业代表们，但是这开启了新对话的大门，成为指导原则的基石。

5.2.3　高剂量选择

指导原则第 2 阶段草案版本（Fed. Reg. 59，1994）诠释了 4 种高剂量选择的不同方法：药效学指标、毒理学指标、药代动力学指标和暴露饱和量，以及根据具体情况考虑的其他的非特定指标。对于后者，除了提及 C_{max} 替代药代动力学指标和其他非特异性毒性指标外，指导原则没有说明其他的指标可能是什么，仅指出其他尚未明确的指标有价值并需要具体的解释。

5.2.3.1　药效学指标

对于所提出的标准指标，为了不再强调使用 MTD，本文首先讨论药效学指标。潜在的药效学指标被认为是高度可变的、特定的并取决于既定化合物的药理选择性。而恰当的药效动力学选择性高剂量的定义可能意味着，受药理学驱动的有关毒性会明显限制药物的使用。这是一个"不会对生理或体内平衡产生干扰"，但能够产生药效学反应的剂量，这将排除进一步升高剂量，这个定义被一些 EWG 成员看成仅仅是一种基于药理学靶向性的 MTD，而未必是以处理企业提出的药效学驱动高剂量选择问题为目的。该定义在指导原则的最终版本中基本保持不变，但在文中添加了一些例子。那些由于剂量的增加而出现显著不良药理学反应的例子，实质上受到"毒性"的限制。认识到这种最小化作用和标准接受的毒性的密切关系，将药效学指标在最终指导原则中的讨论从第二个转移到最后一个指标。相反，在最终指导原则中首先得到讨论的是基于毒性的 MTD，认为其可能是在剂量选择中的主要应用。这可被看作指导原则实现初定目标失败了，但实际上是更多地认识到这些初定目标的不切实际。

5.2.3.2　毒理学指标：最大耐受剂量的讨论

尽管 Contrera 等（1995）的工作已经将维持 MTD 作为一个优选项目阐述得很清楚了，但对使用哪个 MTD 的定义还是没有起到推动作用。S1C 指导原则草案和最终版本的注释 1 中，都记录了当时不同政府机构和管理机构采用的 MTD 的几个现有定义。总而言之，MTD 的定义在某些方面出现了矛盾（比如"引起体重的增长率减少 10% 以下"vs"应该使体重减轻 10% 或者不增长"）。在其他方面，MTD 似乎只能在已完成的生物分析研究的回顾性检查中被识别。虽然这对评估研究有帮助，但是对前瞻性的设计使用可接受的剂量并被认为是有效的研究，意义不大。后来的问题令人担忧，因为它导致业内心照不宣地夸大 MTD 来证明它实际上已经被研究了。一般来说，EWG 不会在公开发表的指导原则草案里提供 MTD 的定义，取而代之的是指出如注释 1 所提供的所有参考定义是相似的，因此同样有效（Fed. Reg. 59，1994）。即使是"MTD"也是来源于相似的单词，但在不同地区具有不同的含义。在欧盟，MTD 意味着"最小毒性剂量"，而在美国却表示"最大耐受剂量"。发布的草案的意见表明，有些定义不但模糊不清，而且是矛盾的（如上注释），给它们划上等号并不能增加 MTD 指标的实用性。通过这些评论，EWG 创建了自己的 MTD 定义，使得选作 MTD 的剂量的预期评估更加清晰，也就是，"高剂量……预计在致癌试验中产生最小毒性反应"（强调）。它进一步明确了组成合适的预期选择剂量的最终定义，并为利用特定的毒理学指标提供了灵活性，而不是与以前定义的普通结合。然而，EWG仍然在试图不违反以前的MTD定义，它在指导原则中阐述的定义仍然"与之前由国际监管机构公布的那些定义相一致"。现在回想起来，这种阐述继续造成了混淆，这意味着其他的定义与ICH的定义是可以互换的，这显然是错误的。

5.2.3.3 药代动力学指标

ICH S1C指导原则中制定的最新颖和最有用的剂量选择标准，是基于药代动力学的高剂量指标，25倍临床暴露和全身暴露饱和量指标（见后）。虽然可以认为25倍的倍数是从欧盟和日本以前采用的临床剂量100倍的方法延伸而来，然而，在致癌性剂量选择中没有相似剂量指标，剂量也没有超出药物应用的范围。

将药代动力学指标作为人体暴露量指标在多重考量之下得到发展，这其中包括了对大量数据集的分析，并且这是在ICH各方之间出台大量的折中方案后才达成的共识。其中首先妥协的是接受血浆系统暴露量是由药-时曲线下面积（AUC）计算而来，以此作为药代动力学指标的基础。这是一种妥协，因为种属间比较全身暴露量不能清楚地证明预测到了相同的致癌风险，也不可能明确证明血浆中游离药物浓度最能代表导致致癌风险的组织中游离药物浓度的变化。然而，它被认为是最合理的关于比较体负荷的评估，同时也被合理地理解为与无遗传毒性致癌机制类型相关，而这可以在基于药学的致癌试验中发挥作用（例如免疫抑制、激素效应、反复器官损害）。如果在这一问题上达成一致，那么下一步就是解决确定暴露量适当倍数的问题。为此目标和准则而进行的数据分析在第2阶段的指导原则草案的注释4里有表述（Fed. Reg. 59, 1994）。第一标准，"有合适的安全范围"，这在一定程度上与欧洲和日本的以mg/kg为单位的100倍剂量的方法有关。与标准化的mg/m²剂量相比，在评估药物致癌数据时，一种近似值被用来规范比较物种间暴露量（Contrera等，1995），即把约100倍的剂量分别转换成大鼠和小鼠的18~20倍和8~10倍的全身暴露比。因此，接受25倍及以上的剂量被认为是追溯"验证"以前使用100倍临床剂量是否合适。

针对是否接受一个10~15倍的暴露比进行了大量的探讨。讨论集中在两个相互对立的观点上。曾经接受的100倍临床剂量的指标，在过去提供了一个足够的暴露量保护范围，这消除了对10倍致癌风险范围内不足以保护人体健康的担心。之后标准由工作组通过，根据剂量范围就可以检测已知和可能的人体致癌物质，这将建立一个可接受的范围比值的下限。这组已知的和被质疑的药物致癌物大部分是遗传毒性化合物。一种有足够暴露信息的药物——非那西丁，似乎需要一个15倍的临床暴露量才能在啮齿动物中被检定为一种致癌物。组中的大部分剩余药物并没有足够的全身暴露数据，该部分化合物被检定为致癌物的剂量是以mg/m²为单位计算出的小于20倍的临床暴露量。讨论转向了什么样的"安全系数"应该被应用的问题，但这些数据基本上是以20倍的倍数为基础。鉴于此，提出使用50倍的范围，但是，最后还是一致同意25倍的范围就足够了。

指导原则草案发布后，应继续进行关于暴露范围的对话。PhRMA、FDA、EWG 工作组的成员在对该数据进行重新评估的时候，对能产生明显肿瘤反应的最低剂量进行了重新评估（而不是评估研究中使用的最高剂量）。研究表明，10 倍暴露范围已经可以鉴定所有的致癌物质，但非那西丁除外，它仍然需要 15 倍的暴露倍数。尽管进行了重新分析，25 倍的暴露范围仍被保留下来，以确保这种新方法存在足够的安全系数。非那西丁的多个数据需要进一步的验证，重新计算工作由瑞典医药管理局（MPA）的同事们（Bergman 等，1998）通过大鼠的新的药代动力学研究完成。他们得出的结论是，以前使用非那西丁的暴露剂量比值是 7。这些数据与原始研究的相关性受到质疑，鉴于这一结果对指导原则中的推荐比值修订的影响有限，它被认为是最小限度地诠释了指导原则修订的合理性。

5.2.3.4　药代动力学指标：暴露饱和量

暴露饱和量指标是一些实用但更严格的最大给药剂量的应用。此指标旋即被认为是有用的，并且争议少。一旦一致认为 AUC 将作为衡量"内部"剂量最实用的方法，那么当内部暴露量停止增加时，任何 EWG 成员继续升高剂量都是毫无意义的。虽然讨论的时候，EWG 没有定义"停止增加剂量的暴露量"，实际上随着剂量的增加渐渐实现了。另外，还没有提供可以证明改变配方或剂量方案不会进一步增加暴露量的指导原则。这种缺乏指导原则的状况最近已经通过 ICH M3（R2）（ICH 网站，2009 年 6 月）的问和答（Q&A）得到部分解决，这有力推动了有关使用最大可行剂量的指导原则的实施。在讨论证明"最大给药剂量"时，Q&A 指出，其含义实际上是暴露剂量最大化，因此，答案同样适用于全身暴露饱和量指标。除了这个推断的指导之外，没有关于"由什么构成了一个令人信服的论点，来证明达到暴露指标饱和度"的建议。

5.2.3.5　其他指标

虽然反复讨论过，但仍然存在故意省略饲料中的药物百分比作为剂量选择的指标。这种作法一直被当作食物和环境安全性试验的指标，历史惯例如此，作为一个基于影响动物健康的上限剂量。这种饲料消耗指标被认为不适合作为人类药物标准，与普通化学品或食品添加剂不同，由于药物使用的性质和用途，这种指标被拒绝收录进新 ICH 剂量选择指导原则。

5.2.4　代谢数据分析在致癌剂量选择方面的应用

一旦大家都认为暴露量倍数是一个合适的指标，问题就变成了是谁的暴露倍数？自从代谢数据分析在 20 世纪 80 年代末期作为药物研发的一部分被采用后，人们已广泛认识到在试验物种和人类之间存在代谢的差异。在人类和试验物种中，大多数系统暴露量是以原型药物为指标的，对此，如何来计算范围毫无疑问。单独使用母体化合物（原型药物）的暴露量是可行的。然而，当显著形成了代谢物并开始循环时，计算一个可接受的范围的方法就不是很明确了。EWG 的不同成员提出 3 种可供选择的观点：（1）只考虑母体化合物，因为它仍是主要的活性成分；（2）母体化合物和相关的有价值的化合物应该在计算中被当成一个整体，计算累积 AUC；（3）每一个药物相关的化合物均应单独考虑，且每一化合物都应达到预期的暴露范围。最后一种方法被认为是成效最小的方法，几乎没有化合物是使用这种方法进行检测的。第一种是最简单的，也是首个获得 25 倍暴露范围的，除了在使用标准化 mg/m^2 时相似，代谢产物在对此的计算中是不被考虑的。然而，在面对不同物种在代谢方面确实存在重大差异这个问题时，忽视这些差异缺乏科学合理性。最后，采用求总 AUC 的方法获一致认同。在大多数情况中，暴露倍数主要是用于原型药物，这就简化了原型药物暴露量的计算过程。不同物种间代谢明显存在广泛差异，且与原型药物相关的化合物实质上对总的暴露量有贡献，那在评算中求代谢产物总量是有价值的。这种认同支持了广泛应用基于暴露量指标的实用性。

如上所述，在 S1C 指导原则发展中应重点考虑相对代谢数据。作为一个常识，为致癌试验而挑选出来的种属（或品系）应能产生与人类相似的药效代谢数据。这一概念，表面看起来显而易见，但在 EWG 内部却引发了争议。一个重要的问题是，如果没有啮齿动物和人类有"相似"的代谢数据，相对而言实际上能做的就很少了。可选择的有足够致癌试验经验的种属也会受限。因此，如果没有更多的普通动物产生必要的相似性，那么确认一个品系特异性药物产生与人相似的代谢特征的可能性就会很小。最近，基于一些地区卫生机构的指导原则提出的观点，认为至少有一个"独特的"或"不成比例的"药物代谢物才能进行单独的致癌试验。需要指出的是，这并不是 EWG 经过深思熟虑的补救办法（FDA 2008 年）。相反，EWG 认为这是一个实用的解决方案。它可以作为指导原则中的这个（和其他）建议的依据，而这些通常被定义为"理想化的"或是"可能的"。EWG 的成员很清楚，指导原则在应用建议的标准方面并不总是可能的或可行的，因为那样仍然会导致一项可行性研究，为这些研究结果提供合理的解释，而不是说在理想环境下如何。遗憾的是，研究结果中的灵活性在今天并未显示出它很受欢迎。通常情况下，指导原则中的建议相对来说比较刻板，并且被不同监管机构所遵守，这也加剧了它的死板性。当决定暴露倍数方法是否可行时，灵活性在整体代谢产物可比性中就体现得很少。如上文所述，人们认为应该有可供比较的代谢产物暴露量的评估，而这些数据最好来自体内试验，至少经过了体外数据证实。在没有可供比较的代谢产物的情况下，根据暴露指标来使用一般认为不可接受。

在本指导原则中，另一个相对新颖的概念是，当评估相对暴露量时，考虑蛋白结合率是否应用于药代动力学指标。如前所述，用暴露量（尤其是游离血浆房室暴露）作为替代指标来评价致癌性风险，在 EWG 即使是在最终的指导原则中也是有争议的。这可以从接受药代动力学指标所需条件中得到理解，如"游离型药物才是最贴切的""没有有效的科学依据来支撑药物血浆浓度比较的运用"和"被认为是实用的"。在指导原则中的类似文字突出了分歧意见，但并未阻止相对强烈的建议，如基础暴露量评估。尽管同意使用游离型药物用于比较暴露量，但指导原则注释 9 明确指出，它主要在计算中使用游离型药物，为降低受试物剂量范围提供考量。因此，用总暴露量"是可接受的，如果游离型药物在啮齿动物体内含量更高"；但注释表明当游离型药物浓度在人体内更高时，"游离型药物应该被使用"。没有明确表明，当啮齿动物的游离型药物含量更高时，范围比值可以（或应该）依据游离型药物计算。这留下了一个悬而未决的问题：在实际中哪一个是未被监管机构接受的。这个问题扩大了游离型药物应用的不确定性，除非它提供一个更为保守的风险评估。

5.2.5 低剂量选择建议

据报道，高剂量选择是阐明药物潜在致癌风险的关键。无论高剂量是否根据 MTD、药效学或药动学进行选择，它不可能同时提供观察到的所有与肿瘤相关的完整信息供临床应用。对于这种评价，在致癌试验中，中、低剂量的选择使用必须慎重，需充分了解药物的暴露范围，综合考虑药效学、药代动力学和毒理学。通常，致癌试验中使用的中、低剂量是高剂量的一部分（高剂量的 1/2 和 1/3 分别是中剂量和低剂量）。在制药企业，为了帮助理解非线性全身暴露量、脱靶药效变化和器官选择性非致命毒性对致癌反应和人的风险的影响，一些 EWG 成员认为高剂量的任意倍数的使用不应得到许可。虽然禁止使用任意倍数的规定没有被纳入初期的草案或最终的指导原则，但已被纳入了考虑广泛标准范围的警示。遗憾的是，这还不足以改变监管机构或企业的行为。而且，人们仍然经常观察"统一剂量范围"，而不是机械地理解推动中、低剂量的选择。

5.2.6 指导原则的修订

5.2.6.1 增补极限剂量定义

在最初 S1C 指导原则的最终版本中，讨论了一些至今还未明确的剂量选择指标，这些应该根据在病例基础上得到的具体情况来判断。然而，与第 2 阶段版本不同的是没有举例说明这些指标可能是什么？相反，指导原则后面的注释 11 中提到药物特异性指标正在进行讨论。公布这一声明后的近 20 年里，没有任何这样的指标被提出，只有一个可能的例外，即极限剂量。极限剂量被有些人提议作为一种绝对上限剂量，用于啮齿动物致癌试验。考虑到对营养组成的影响，常规的做法是将非药物致癌试验限制为 5000 mg/kg 的剂量作为饲料的一部分，S1C 中故意排除了一个类似的极限剂量。当还没有发现有别的可以接受的指标时，使用何种剂量作为绝对最大量，这是一个需要酌情考虑的决定。然而，正如在 S1C（R）指导原则修订注释中指出的那样，即使没有现在指导原则所提供的灵活性，这仍然是非常罕见的情况。企业界已经提出了极限剂量 1000 mg/kg，这与其他毒性试验（ICH S5A 2000 年）指导原则一致。FDA 数据库超过 900 种药物的分析报告显示，只有 20 个化合物测试过 1000 mg/kg 或更高的剂量，其中仅有 7 个在 1000 mg/kg 或以上的剂量时结果为阳性。数据分析表明，使用最大剂量 1500 mg/kg 会检测到所有相关的致癌物。对这一极限剂量指标的进一步警告是，它只适用于人体给药剂量在 500 mg/d 或更少的剂量，并表明在人体中，最大可行剂量可达 500 mg。如注释 2 所述，这个 500 mg 的最大人体剂量是基于人和啮齿动物之间的标准化 mg/m^2，且被证明是合理的。当对啮齿动物使用 1500

mg/kg 剂量时，要保持多于 25 倍的倍数。此指标历经近 2 年时间才得以定案且很少使用，但它确实为致癌试验所需的受试药物供应提供了一个上限值计算方法，从而有助于在研发早期进行规划。

5.2.6.2 取消对非遗传毒性化合物使用 25 倍剂量范围的限制

最近（2008 年），再次修订了 S1C，修订后为 S1C（R2）。主要修订的内容是取消限制使用无遗传毒性信号药物的暴露量倍数指标。表面上看，这一修订可能产生质疑，即为什么无致癌性证据的 25 倍暴露量倍数对于已知有遗传毒性风险的药物是合适的。缺乏致癌风险证据的 25 倍剂量范围能真正充分地保护人体健康吗？对于这个问题的答案，只需看看提出 25 倍剂量范围的最初依据即可。这些化合物的数据库是那些已明确或正在研究的人类致癌物（例如，也包括非那西丁），并且也包括认为 25 倍剂量范围足够的检测。这些已确定的或在研究其风险的化合物是初级遗传毒性致癌物。因此，最初将遗传毒性化合物排除出这个测试指标的行为是不科学的，而且指导原则修订后纠正了最初的疏忽。尽管在 S1C（R2）版本的指导原则中，还有许多其他的细微变化，但是大多数或是墨守成规，如"可能"到"能"的改变；或是删除关于遗传毒性管制缺失的相关的文字。此次修订没有抓住机会修正指导原则中存在的其他转基因小鼠致癌性研究的不足。

5.2.7 机遇

5.2.7.1 转基因小鼠模型的剂量选择

指导原则的主要失误在于没有包括任何关于剂量选择的讨论。直到 S1C 导论实施后，转基因小鼠作为试验模型代替 2 年小鼠生物检定（S1B）才被完全接受。因此，转基因动物的剂量选择甚至不能考虑纳入原指导原则下（即最开始的指导原则没有指导意义）。然而，修订的 S1C 版本是在 S1B 版本允许使用转基因动物的同一阶段或之后几年才定稿的。任何一版指导原则中都没有提到在转基因小鼠的研究中可以接受何种指标。在实践中，监管机构所接受的唯一的指标是最大耐受剂量。这极大地限制了转基因小鼠作为一种替代模型的使用，同样的原因，2 年生物检定法的可替代指标因其剂量选择标准的有效性而提高。

5.2.7.2 新的发展

原注释 11（现注释 12）谈到替代药物特定指标的激烈讨论。近期人们非常关注致癌风险的药效学研究，并将毒理基因组学应用于致癌风险的识别和评估。但就如何考察剂量水平的影响和更规范的研究设计仍无进一步的讨论。在 20 世纪 90 年代发起的药物毒理学评估在创新性上基本已经停滞在 2010 年代初期。

5.2.8 指导原则 S1C 的价值和影响

ICH 第一次会议和声明的原意指致癌试验设计和评估需要修订，使其更加有用，最大限度地减少资源浪费，特别是动物的使用，这点是宝贵的。注重利用好剂量选择建立统一的试验设计，将减少不必要的重复试验，这值得称赞。有言论建议忽略"MTD 或临床剂量的任意倍数"的使用，然而，这是一种误导。S1C 指导原则建立了药学相关的 MTD 的可接受性。若不是任意的，至少创造了以实用和经验为基础的人体临床（剂量/暴露量）倍数作为一个致癌指标，灵活地使用其他实用指标来进行剂量范围内的选择。总而言之，在致癌性剂量选择试验中，人们基于指标的暴露量和其他标准的发展作出了一些合理的、有数据支撑的假设。这些假设只能以有限的方式进行试验，但它们是指导原则的重要支撑依据。正是这个原因，人们认为指导原则中定义的特定暴露量指标是"实用主义"的，但类似的实用主义贯穿整个指导原则，即便它打破了致癌试验的监管常规。

指导原则的价值在于创建了一个用于剂量选择的框架。在药物非临床研究中，这个框架可用于指导药物非临床研究过程中大多数资源最密集的研究剂量选择，从根本上限制了"剂量使用不足"导致的重复性试验。在这个指导原则出现之前，由于剂量不足，FDA 否定了大量的致癌试验。但现在，自从用了这个明确的指标和剂量水平方面的预期参考（个人交流），FDA 多年来没有拒绝任何一个致癌试验。此外，经验表明谨慎使用剂量选择标准（包括 FDA 独立验证标准）一般可以确保全球接受使用这个标准的试验。虽然本指导原则明显可以进一步提高（在前面的讨论已指出），但本身已达到预期的目标。

5.3 S1A 中致癌试验的必要性

尽管针对哪些产品需要进行潜在致癌性评估的问题达成了常规性共识，但现实仍存在很大分歧。因此，进行一次 EWG 讨论，定义哪些情况下需要全面致癌试验是很有必要的。主要的评估标准已达成一致，但有些细节不够明确。

主要问题如下：

1. 相关因素，例如，具有遗传毒性特征的化合物，需在重复剂量毒性研究中提供其具有癌前毒性的证据。

2. 临床治疗期限和患者暴露期限。

其他方面考虑的因素，包括适用范围和患者人群（如用于治疗危及生命的疾病的化合物），以及口服给药途径以外的情况下，临床给药途径所需的系统暴露路径和范围。这些方面的争议较少，在围绕致癌性研究的讨论中发挥了重要作用。

最后的问题是内源性肽和其他蛋白质是否需要致癌性研究。这一问题由 ICH（S6）专家工作组提出，首个 ICH 指导原则在 1997 年发布。结果是，普遍认为根据这些化合物已知的药理特征，致癌试验没有另外的价值。请参阅本书关于 S6 指导原则的进一步讨论。

5.3.1 引起关注

对应于 EWG 专家工作组在致癌性方面的讨论，还有一个 EWG 专家工作组在遗传毒性方面的讨论。该遗传毒性专家组建立了一个标准试验组合，来检测人用药物的遗传毒性。

众所周知，遗传毒性的主要危害是诱导体细胞的 DNA 损伤，遗传毒性不仅加大了致畸生殖风险，更增加了致癌的危险性。除了 10% 的遗传毒性化合物外，大多数遗传毒性化合物（大约 90%）长期使用都会诱发肿瘤。国际癌症研究机构（IARC）的 I 类和 II A 类药物大多数是有遗传毒性的。

认识到这一点后，专家工作组提出，重要的遗传毒性证据（实施标准组合来评估药物之后，有时还要做一些延伸性试验）可以作为充分的信息来确定明显的致癌风险。这种情况下，两个种属的长期试验是不合适的，因为在大多数情况下，长期试验只能够证实明确的药物风险。ICH 已经多次表达了这种观点，即如果试验结果在很大程度上是可预测的，那么这种结果将是毫无意义的（Monro，1994）。如果生物学方法无法得出新的科学上的数据，这种造成不必要的动物和资源消耗，高度可预测结果的方法很难受到拥护。

明显的遗传毒性会带来致癌风险。那么在长期试验中证明这一点有什么价值呢？这一论点很重要，因为它减少了不必要的研究。最近在 ICH M7 的讨论里得以证实，遗传毒性是主要的致癌风险而不是生殖风险，其中主要是认同基因毒性杂质与癌症风险有关的讨论。

在非药用化合物领域，计算化合物的潜在危险性是很普遍的。Hernandez 等（2011）已经从体内遗传毒性的确认计算出一个量化关系式，来预测致癌性。尽管由于试验数量太少，这一方法有局限性，但是他们已经描述了诱导 DNA 损伤的潜在风险与致癌性之间存在的较大关联性。这些数据和分析验证了大约 20 年前专家工作组选择的方法。

S1A 指导原则的措词还包括引起关注的"在重复剂量毒性试验中癌前毒性的证据"。尽管第一个提到并引起关注的是遗传毒性，但可能将导致不研究遗传毒性（因为致癌风险是预期的），而将确认癌前毒性作为一个指标，因为这应该是进行完整致癌试验的原因，以便评估由癌前毒性试验结果所预测的潜在癌症的发展过程。最近，提出基于化合物的药理学、毒理学性质（包括缺乏证据的癌前病变）的致癌试验结果开展可预测性的讨论，这一建议是很重要的。我们将在本章节的末尾再次讨论。

5.3.2　临床治疗期限

对于非遗传毒性化合物，一般认为，治疗的期限（长期暴露）是很重要的提到过的致癌风险程度。不同的监管地区实施了不同的期限触发试验的标准，但是 2 ~ 3 个月（FDA）和 6 个月（欧盟和日本）之间有何差异尚缺乏科学依据。似乎原先很棘手的差异问题很容易就解决了，但并不是直接通过毒理学专家，而是通过临床实践来解决的。在临床治疗过程中，长期治疗和短期治疗有明显的区别。短期治疗可能是单独给药（正如诊断学那样）或者只是持续 1 周、1 个月的时间（如抗生素）；但较长时间治疗计划也有可能存在重复，在几年内总计可能达到数月，也可能是终生的，这种风险与长期重复给药风险相当。

从科学角度来看，治疗的中断可能导致效应逆转以及增殖反应降低。这种观点与一种假设（频繁间歇性给一种药物会导致增殖和致癌的累积性风险）相矛盾。然而，其他理论支持间歇性暴露产生累积风险的观点。由于缺乏药物无遗传毒性致癌作用机制的特殊证据，S1A 指导原则采用了一个保守的方法，它考虑到了累积风险的可能性。并且这一指导原则建议：治疗慢性复发性疾病（例如抗组胺类药用于治疗季节性过敏症）时经常间歇使用的药物应与慢性持续性治疗使用的那些药物一样进行试验。

5.4 S1B 中的两个种属

5.4.1 两个种属选择的背景

早在 1961 年，WHO 首次对致癌试验达成全球共识。在一份 1961 年（WHO 1961）的科技报告中，推荐了许多关于食品致癌试验的详细内容。下面的陈述来源于这份报告。

在试验中至少需要用同一性别的两种动物且试验要贯穿它们的整个生命周期。在大多数情况下，这些物种应该是大鼠和小鼠。仓鼠或狗可能是合适的，但豚鼠不合适。例如，豚鼠显示出对一些已知致癌物的抵抗性。致癌试验用狗也有缺点，由于维持（试验）需要经费，很难有足够数量的狗来检测发病率较低的癌症，并且狗的寿命是 12～15 年。

因此，利用不同的种属进行致癌试验应该是可行的，但由于现实原因只有两种啮齿动物是标准的，而不是啮齿动物和非啮齿动物（针对重复剂量毒性或生殖毒性）各一种。

在药物的致癌试验技术性报告中确认两个种属的选择（WHO 1969）。

然而，针对小鼠的价值早在 1972 年就已经产生过争议（Grasso 和 Crampton，1972）。在分析了 273 种化合物的 614 个致癌试验数据库结果后，这个问题再次成为讨论议题（Soderman 1982；Schach von Wittenau 和 Estes 1983）。需要第二种动物的观点遭到极力批评。选择两个种属的正当理由是模糊的，并且两种动物的选择事实上是一个悖论。有固有属性的化合物应该对每一个种属都能引发癌症，因此选择一种就足够了。假如第二个种属的结果是阴性的，那么试验结果对于人类的有效性就不高，因此结果应考虑种属间的特异性。

Schach von Wittenau 和 Estes（1983）认为，在大多数情况下小鼠的研究结果和大鼠类似，不会得出其他的风险评估。他们列出的化合物大部分是工业化合物，其中大约有 10% 是人用药物（包括雌激素）。

因此，在由 Schou 博士和 Emerson 博士主持的 ICH 第一次会议上，企业界和监管机构代表们提出，第二个种属的选择理所当然是 ICH 进程中的一个重要问题。Emerson 博士（来自礼来公司，代表美国药品研究和生产商协会）表示："作为一个动物模型，小鼠不如大鼠适合的原因如下：自发性肿瘤的高发病率背景；品系之间的遗传变异性；以及体重较轻且新陈代谢率很高。"在试验中小鼠的大小也会妨碍药效学作用的测定（Emerson

）。

在同一会议中，Schou 博士（丹麦，代表欧盟监管机构）表示：“就我个人而言，我可以仅用大鼠做实验，因为小鼠在风险评估试验中常常会产生更多的问题，尤其是肝脏肿瘤问题（Schou，1992）。”

在 ICH 运行后的最初几年里，决定建立一个 1980 年以来关于药物致癌试验的数据库，因为从那个时期开始的大部分致癌试验是在 GLP 条件下进行的，提出了一个常规的形式并在这些试验中使用。然而，每个领域的分析和评估工作是独立的。

Van Oosterhout 等（1997）介绍的数据库是由荷兰和德国当局代表欧洲经济共同体建立的。不仅事实是重要的（即肿瘤的发生、鉴定和数目），而且在评估过程中还要重视观察。

Contrera 等（1997）介绍了一个来源于 FDA 的数据库，该数据库包含荷兰/德国数据库中的大部分化合物，而作为补充，它还包含当时在研或者研发即将结束的大量未知名的化合物。

在这些数据库的评价中，有两点重要的讨论：

如果大鼠数据是阳性时，小鼠数据的附加值（在这里的阳性等同于观察到肿瘤）（见节 5.4.2）。

当大鼠研究结果是阴性，而小鼠的研究结果是阳性时的价值（见节 5.4.3）。

5.4.2 大鼠和小鼠肿瘤数据的一致性

表 5.1 比较了关于大鼠和小鼠实验结果的几个数据库的数据。Schach von Wittenau 和 Estes（1983）描述了大鼠和小鼠之间的结果有 77% 的一致性，共有 120 种化合物，其中有 86 种明确致癌，34 种不明确（仅仅是良性肿瘤），并且有 90 种化合物对两种动物都没有致癌作用（同样见表 5.1）。作者的结论是因为大鼠和小鼠之间出现一致性的比例很高，后者在风险评估中没有附加值。Gold 等（1989）也发表了 392 种化合物资料的分析结果。表 5.1 的数据可清楚地显示大鼠和小鼠之间有 76% 的一致性。

在 Van Oosterhout 等（1997）的分析中，大鼠和小鼠的一致性结果也是在相同的范围内。

Tennant（1993）强调了跨物种致癌性的重要性，也就是说，能在两个物种中诱导肿瘤的化合物比起只能诱导一种物种产生肿瘤的化合物，应该被划分到对人体有更大风险的类别中。

然而，来自欧盟方面（Van Oosterhout 等，1997）的观点认为，这一跨物种的致癌性可能主要归因于药理作用，而对于部分跨物种的致癌性，常发生肿瘤的主要器官是肝脏，因肝脏的直接代谢作用使其发生肿瘤。这一分析最近得以确认，由 Friedrich 和 Olejniczak（2011）分析 1995 年到 2009 年市售产品得出。

与 Tennant（1993）观点一样的是，来自 FDA 的研究人员（Contrera 等，1997）表示

用两个种属进行致癌试验是必要的，主要作用是识别跨物种的致癌物质。从这个角度来看，主张仅需一个种属的呼声会减少，因为它将会潜在地危害人体安全（Abraham 和 Reed，2003）（见本章节 4.4 中的讨论）。

	Schach von Wittenau 和 Esters（1983）	Van Oosterhout 等（1997）	Contrera 等（1997）	NTP（Huff 和 Haseman 1991）	CPD（Gold 等 1989）	Friedrich 和 Olejniczak（2011）
表5.1　大鼠和小鼠致癌试验的一致性						
化合物数（两个物种研究）	273	181	282	313	392	116
大鼠、小鼠一致	210（77%）	127（70%）	209（74.1%）	74.4%	296（76%）	76
大鼠 +，小鼠 +	120（44%）	34（19%）	52（18.4%）		130	32
大鼠 −，小鼠 −	90（33%）	93（51%）	157（55.7%）		166	44
大鼠、小鼠不一致	23%	30%	73（26%）		96（24%）	
大鼠 +，小鼠 −	26（9.5%）	41（23%）	45（16%）		40	22
大鼠 −，小鼠 +	37（13.5%）	13（7%）	28（10%）		56（14%）	18

Schach von Wittenau 和 Esters（1983）报告中的数据已重新计算，在某种意义上说，所有的"不确定的"被视为"阳性"。一些化合物被评定为无效是由于数据不足，但大多是因为只观测到良性肿瘤而被视为无效。在其他数据库，并非如此严格。

5.4.3　致癌物仅对小鼠有影响尚无定论

小鼠相关性的评估可以由常规小鼠试验结果得出，尤其是当小鼠是唯一的阳性物种的时候。来自欧盟的 Van Oosterhout 等发表的论文（1997）详细分析了两个监管机构的评估报告，这两个监管机构是德国联邦药品和医疗器械管理局（BfArM）和荷兰药物评委会（CBG，药物评估部门）。该作者的结论是仅有小鼠致癌性并没有导致调控措施的产生，但必须承认，正如 EWG 讨论的那样，这个结论是基于仅对批准上市的产品进行的评估得出的。

NTP 和 CPD 数据库（Huff 和 Haseman 1991）的数据证实肝脏在致癌研究中明显是富含靶标最多的器官（Van Oosterhout 等，1997；Contrera 等，1997）。在美国 FDA 进行的平行研究中，Contrera 等（1997）讨论了两种情况，即哌醋甲酯和奥沙西泮诱发肝脏肿瘤。动物在长期高剂量给药后，奥沙西泮诱导肝细胞腺癌和鳞癌的发生率接近 100%。肝母细胞瘤的发生率比较低。奥沙西泮诱导小鼠肝脏肿瘤的相关性备受争议（Rauws 等，1997）。

奥沙西泮在这方面类似于苯巴比妥。肝母细胞瘤是发生在 3~4 岁以下儿童的恶性肿瘤，和发生在较大年纪人群的肝细胞腺癌的形态不同（Frith 等，1994）。这一问题在欧盟监管机构及医药企业代表组成的 EWG 中饱受争议。然而，小鼠和人类肝细胞腺癌之间仅在组织病理学方面存在共同点，似乎与人类致癌效应的致病源不相关。人类肝母细胞瘤可能作为一个单一的和早期的肿瘤反应发生，而在小鼠中的肝母细胞瘤常观察到肝细胞腺癌（Diwan 等，1994）。

给小鼠服用哌甲酯后，也观察到肝母细胞瘤，如 Contrera 等（1997）所示。最近的临床证据表明，在这种药用产品的目标人群中，肝母细胞瘤患儿发病率没有增加（Walitza 等，2010）。

在最近几年中，由于有了指导原则，强有力的证据表明小鼠致癌反应模型足以确认诱导小鼠肝肿瘤化合物的安全性（Holsapple 等，2006）。据报道，一些小鼠品系的高敏感性是遗传位点的原因［逻辑上称为 Hcs（致肝癌的敏感性）］（Drinkwater 和 Ginsler 1986）。敏感品系似乎自发突变的原癌基因的发生率较高，并且控制 DNA 甲基化有缺陷（Counts 和 Goodman 1994）。原癌基因在人类癌症中被认为意义有限（Ozturk 1991）。

因此，仅小鼠致癌的相关性是一个重要的议题，欧盟和 FDA 监管部门之间观点的差异逐渐清晰：从 Van Oosterhout 的文章中可以明显看出，在欧盟，小鼠诱导的肝脏肿瘤的试验结果，从来没有得出这些肿瘤与人类有关的结论。但在 FDA 经验中，几个未公开的例子考虑将小鼠的研究结果应用于未上市的化合物的监管行动中。

5.4.4　危及人体安全吗？

一般公众认为动物实验是非常可靠的，因为这是监管机构针对化合物的安全性采取监管行动的依据。然而，考虑到反应模式，啮齿动物许多肿瘤反应已被证实与人类无相关性（Silva Lima 和 Van der Laan，2000）。

Abraham 和 Reed（2003）从社会科学的角度讨论了 ICH 有关致癌性研究的进程，并且批评了 ICH 指导原则的很多建议。虽然指导原则中指出，制定一个协调统一的标准有助于加快药物研发速度，并且避免药物对人体安全的影响，但他们认为这对于提高 ICH 致癌试验指导原则的准确性并没有帮助。根据文献研究和访谈，他们得出的结论是 ICH 指导原则中药物研发的加速是以牺牲安全性标准为代价来实现的。例如，他们解释 Schou（1992）博士发表的演讲，表明他更喜欢 ICH 指导原则评估致癌风险之前的方法。"同样的，Schou

承认，普遍认为如果一个新的药物表现出致癌风险，终生致癌性试验是给出这个问题最佳答案的检验方式。"该引文似乎表明，Schou 会赞成维持大鼠的啮齿动物终生试验同样用于小鼠。然而，正如上面所指出的，Schou 也表示，他"可以接受一个种属，即大鼠用于此目的"。显然，这是符合新编指导原则的讨论，从而减少对两种生物终生测定法的依赖。

从上面的描述中可以清楚地看到，最终的 S1A、S1B 和 S1C 文件的说明，也从维护人体安全性的角度进行了彻底的讨论。

5.4.5 目前的 ICH S1B 文本

鉴于众多对已发表文献尚不一致的意见，以及一些强烈反对小鼠生物测定法价值的 EWG 成员的观点，既然修改为允许使用可替代的转基因小鼠而不是 2 年小鼠生物测定法，为何小鼠试验依然保留着呢？

对这个问题，可以理解为 EWG 成员对数据库的解读不同。由于欧盟国家（Van Oosterhout 等，1997）和 FDA 数据库的综述有所不同（Contrera 等，1997），执委会对小鼠在肿瘤发现中价值的观点也有所不同。欧盟综述的结论是：任何单一的监管措施对小鼠致癌试验中的肿瘤发现无益，小鼠阴性对照试验很难表明与大鼠试验结果无关。因此欧盟的观点是（也是制药行业内的观点），取消小鼠试验的建议是最佳结果。

与此相反的是，FDA 的综述明确了跨物种的发现与 Tennant（1993）的分类是一致的，并且讨论了两个特异性产品的发现。在讨论中，FDA 的专家们也提及了几个未发表的仅对小鼠致癌的案例，当时没有提出明确的机制，未形成监管措施。

对于 FDA 来说一个很典型的例子，是通过对小鼠 p53 基因的检测，促使酚酞撤出美国市场。酚酞在欧盟也受到了 CPMP 的负面评价，但仅仅是基于体内很弱的遗传毒性反应，而不是基于小鼠 p53 基因检测的数据（CPMP 1997）。

为了避免 EWG 陷入僵局，各方做出妥协，将小鼠纳入指导原则，而转基因小鼠是首选，尽管当时转基因模型还没有广泛应用于药物评估。文中提到转基因小鼠模型是首选，正常全寿命小鼠研究为第二选择。优先选择转基因小鼠模型很难理解。实际上，从主流媒体报道中可以看出，转基因小鼠模型的使用率相对偏低。就像指导原则最初陈述的那样，制药企业很不愿意使用这些模型，因为它们的性能以及执委会做出的解释有不确定性。在制定指导原则的时候，认为由美国执委会委员提出的 p53 转基因小鼠和 Tg. AC 转基因小鼠以及由 EWG 日本执委会委员提出的 RasH2 转基因小鼠可能是可行的。对于如何使用这些模型，以及它们对于癌症风险评估有何价值，在专家工作组中引起了广泛的讨论和争辩，但专家们一致认为这在当时是各方都能接受的唯一的方式。

5.4.6 转基因小鼠的进一步评估

为了回应制药企业关心的这些转基因小鼠在药物评估中的不确定性，国际生命科学会 – 健康与环境科学研究所（ILSI – HESI）协调统一了一项广泛的评估计划所包含的不同模型，它们是：（1）p53基因敲除小鼠，p53基因杂合模型；（2）将人类的RasH2基因复制后敲入小鼠的真正RasH2转基因模型；（3）基于将多种ζ-球蛋白启动子/v-Ha-Ras基因复制后敲入的Tg. AC转基因小鼠；（4）DNA修复基因XPA-p53敲除模型。这些模型能反映色素性干皮病。这是在指导原则最终版本发布后进行的，其研究结果已经发表（Storer等，2001；Eastin等，2001；Usui等，2001；van Kreijl等，2001），随后评估了这些模型的未来规划（MacDonald等，2004）。

表5.2	可能的人类致癌物和非致癌物在个体模型上的表现[a]				
策略	致癌物呈阳性	非致癌物呈阴性	非致癌物呈阳性	致癌物呈阴性	总准确度
P53 [+/-]	21	27	1	10	81%（48/59）
P53 [+/-]（G）[b]	16	6	0	4	85%（22/26）
rasH2	21	18	5	7	76%（39/51）
Tg. AC	17	29	10	6	74%（46/62）
XPA [-/-] and/or[c]	7	8	1	2	83%（15/18）
XPA [-/-]/p53 [+/-]					

a. 根据Pritchard（2003）和Vries（2004）等，国际癌症研究机构分类为Ⅰ、ⅡA或ⅡB类的化合物被认为是可能人类致癌物，分类为Ⅲ类的化合物为真正的非致癌物。

b. 仅具有基因毒性的化合物。

c. 两种模型中的一种或两者都有的反应监测［Storer等，2010，允许转载］。

在该阶段，FDA报告称评估了约90个转基因小鼠的方案和几十个基因修饰小鼠的研究（或其他相关鉴定）。大多数药物是用p53 [+/-]小鼠进行测试的。FDA认为p53 [+/-]基因修饰动物一般适合已经明确或者疑似有遗传毒性的药物。RasH2转基因动物模型可能对于评估遗传毒性或非遗传毒性药物也有用。

Tg. AC转基因动物模型被建议用于评价经皮给药制剂，尽管它也被评估过且被应用于全身作用的化合物。

EMA已经出版了通则性结论和建议（EMA 2004），随后是关于个体模型最新研究水平的讨论。尽管个别研究表现出模棱两可的结果，RasH2和p53转基因动物模型作为监管目的的使用是被认可的。Tg. AC转基因动物模型对于人类肿瘤反应不一致、不完全，因此被限制用于筛查经皮给药药物的致癌属性，但没有推荐用于口服药物研究。

XPA [-/-]和XPA/p53转基因小鼠被宣称是有前途的，但也考虑到这需要更多的数据。其中一个顾虑是观察到动物对对甲酚定和苯并芘过度敏感。

Storer 等（2010）回顾了近年来在致癌试验中转基因小鼠的应用（表 5.2）。有很多致癌物在小鼠模型上表现为阴性反应，比如说 p53 半合子小鼠。然而，这可能是因为 IARC 分类为 2B 类的致癌物中有啮齿动物致癌物（去甲羟基安定也是被 IARC 归于 2B 类的可能致癌物），因此不能反映这种药物对人类的真正风险。

在药物监管试验上正在逐步增加转基因动物模型的使用，但在大多数情况下还没有取代小鼠终生寿命试验。Friedrich 和 Olejniczak（2011）发表的数据涵盖了 1995 年到 2009 年 CHMP 批准上市的药物，其中仅有一个是通过转基因小鼠进行的。

RasH2 转基因小鼠在评价致癌性的应用中被认为具有清晰灵敏的反应。RasH2 转基因小鼠对 PPAR - α 激动剂敏感，比如邻苯二甲酸二己基酯、氯苯丁酯、WY14643，而氯苯丁酯被认为对人不具有致癌性（Silva Lima 和 Van der Laan 2000）。

Storer 等（2010）指出，制药企业很不情愿使用这些新模型，直到有了大量的历史对照数据集，比如通常用于解释在传统小鼠模型中出现的意外的罕见的那些数据集。然而，对在转基因小鼠模型中发现的意外的罕见肿瘤的解释需要更谨慎些。无论多么节约资源，在致癌试验中，恰恰是这种保守主义有更强烈的意愿使用新方法。

从表 5.2 中，可以很清晰地看出，p53 半合子小鼠主要用来检测（可疑的）遗传毒性药物。正如在含有酚酞的那组数据所示（Dunnick 等，1997；Hulla 等，2001），这种模型的用途之一是在 p53$^{+/-}$ 转基因小鼠体内诱导肿瘤，这与肿瘤中杂合性的特定丢失有关。其他的研究也将这种作用作为自己结果的标准，表明这种模型使用的合理性。

这些建议实施 8 ~ 10 年后，再对这些试验方法的实用性进行评估可能才会有价值。近年来，一些 PhRMA 的主要成员公司已开始将使用转基因模型作为常规试验的一部分。因此，必要的数据可能很快就会出现。

5.5　致癌试验的未来发展方向

5.5.1　预期未来发展

正如前面所讨论的那样，目前 ICH S1A 药物致癌试验必要性的指导原则基本上对所有需要连续给药 6 个月或更久的，或者以频繁的间歇性方式给药、预计在患者的一生中的相当长的一部分时间用药的药物都是公平的。目前没有明确使用基于短期研究数据的证据权重法来区分致癌风险。相反，目前 S1A 指导原则规定了其他风险因素，比如结构相似性或者以往的化学分类经验，这甚至会造成对不常使用的药物也进行致癌试验。将其他风险因素考虑进去的方法是合理的，但也可以考虑通过适当减少风险因素的方法。

任何新的致癌试验范例都应当能够鉴定出一种药物的致癌风险，并且要对此药物是否能批准上市有充分的决定权。但还要使用一种有效的药物警示，该药物警示可在该药物的处方剂量下，提出一个关于治疗的风险 – 获益比。除了提高现有技术水平来实现这些预期，还可以采用一些能更快实现期望和/或需要更少动物和人力的新方法。

有一种短期内可作为致癌试验发展方向的方法是值得考虑的，就是将证据权衡法引入致癌风险评估（类似于免疫毒性试验），并且进行 2 年大鼠实验，该法只是基于真正疑似致癌化合物，而没有大幅增加现有的试验要求。

5.5.2 利用非致癌数据预测致癌试验结果

最近在考虑的一个提议，是关于对当前致癌试验指导原则的重要修改，该提议基于一种理念，即特定的风险因素可以用来对致癌的危险性进行分类。该提议假定，在没有任何预期的内分泌活动条件下，大鼠慢性毒理学研究的短期内遗传毒性试验中的脱靶效应、内分泌扰动脱靶效应和组织病理学脱靶效应对患肿瘤的风险因素具有指示性，可以检测到药物的最小影响，并且运用这些标准判定此类化合物不必进行 2 年大鼠致癌试验（Reddy 等，2010；Sistare 等，2011）。这项提议最初是基于 Reddy 的研究提出的，随后通过 PhR-MA 的知识产权数据库，对 182 种已上市或未上市的候选研发药物进行了调查，同时也依据国际癌症研究机构（IARC）公布的 78 种化学致癌剂和补充的 8 种撤市药品的公开数据进行了研究。这些数据支持一个结论，即用于 2 年大鼠致癌试验并对致癌风险评估价值不大的药物可以被尽早检测，并且 2 年大鼠致癌试验可作为一种试验要求而被取代，从而使一个单一品种的致癌试验结果——6 个月的转基因小鼠试验（见第 5.4.6 节）——可作为唯一的啮齿动物致癌试验，并且可与能检测癌症风险因素的慢性和短期毒理学试验的精确评估一起进行。对于那些在动物试验和体外试验中具有很高的安全性的药物，包括转基因小鼠的致癌性试验中的阴性结果，应该取消对此类药物进行 2 年大鼠试验。潜在致癌风险相关数据可以用证据权衡法来收集，同时可以把与目标相关的药理影响，以及"脱靶"和未预料到的化学特异性反应结合起来（通常伴随未知机制）。

利用证据权衡法收集风险因素，应该拥有足够的灵敏度，以保证这个阴性预测方法的实用性，上述已经由制药工业联盟通过对监管工作的考虑进行了综述（Sistare 等，2011）。在 PhRMA 数据库中的 182 种药品，国际癌症研究机构（IARC）Ⅰ类和ⅡA 类中的 78 种化学致癌剂，再加上补充的 8 种出于致癌性考虑退出市场的药品，共 268 种化学物质，提议的标准能准确地检测出这些化学物质的致癌性而不必进行大鼠致癌试验，与那些应该进一步了解潜在风险的药物相反。那些最终未能被排除出标准的药物，是由 148 种化学物质中的 134 种产生的 91% 的测试灵敏度来决定的。此外，"遗漏"了 14 种（化合物在该标准下被排除，但在 2 年大鼠致癌试验中呈阳性）被认为与人类相关性有问题。对于整个列表中的 268 种化学品，通过大鼠致癌试验来显示与人类的相关性，从而决定这些药物要么退出市场终止发展，要么进入 IARC 人体致癌物分级体系。此项标准在检测是否需要进行 2 年大鼠致癌试验时被证明有 100% 的灵敏度，其结果是阳性的。正如前所讲，这后一组只有少数化合物。

这种方法可以让没有致癌风险因素的药物无须进行 2 年大鼠致癌试验，该方法的价值在于可以缩短药物的上市时间，可以减少每次测试药物所需的约 600 只大鼠和 400 只小鼠（如果转基因小鼠模型可以取而代之），也可以减少完成和评估 2 年大鼠致癌试验相关的约 375 万美元/次的成本。根据 Reddy（2010）的研究结果和数据调查表明，约 40% 的药物符合免除 2 年大鼠致癌试验的标准。日本制药行业的一个公会通过使用一个独特的复合数据集得到了类似的结果（Hisada 等，2012）。

这些分析中出现了两个可适用于任何建议的关键信息，这两个信息可以指导未来致癌试验的改进，即（1）与预期目标过度相关的药理学试验以及与主要治疗机制无关的药理学和毒理学试验都能导致肿瘤，所以任何新的短期预测方法都必须包含这两方面的内容，以此来改进当前的试验；（2）多步骤和多器官系统的生物学机制包括持续的干扰和组织间内源性分子信号传导，都会导致大鼠的非遗传毒性肿瘤，故与人类的相关性理所当然受到质疑，因此，有必要对此进行认真调查。

在 PhRMA 数据库调查中，有人强调，已知的内分泌目标相关药理学对是否进行大鼠致癌试验来说，是一个自发的阳性风险因素。此外，任何已知或已发现的对内分泌受体、激素水平，或是局部组织内分泌活动的扰乱行为都会在 2 年大鼠致癌试验的实施中被考虑，并作为了解人类相关性的第一步。

下面通过以下三个例子进行讨论：
- 过氧化物酶体增殖物激活受体 γ 激动剂（PPAR – γ 激动剂）
- 促甲状腺激素（TSH）诱导机制
- 质子泵抑制剂

5.5.2.1　过氧化物酶体增殖物激活受体 γ 激动剂

过氧化物酶体增殖物激活受体 γ 激动剂如罗格列酮、吡格列酮以及 α 受体激动剂和 γ 受体激动剂如莫格列他及胰岛素增敏剂，它们之所以被归于这一类别，是基于增强胰岛素敏感性的药理学作用。在有关此类化合物的任何经验之前，仅对机制的认知就可以正确地提升对肿瘤发生的理论安全性的关注度，以确保在两种啮齿动物身上进行系统全面地试验。大鼠试验揭示了人类膀胱肿瘤的发生与大鼠中此类肿瘤的发生有相关性。因此，在介绍上市产品时，企业常面临着权衡利益 – 风险的选择（是否要介绍有关大鼠试验的数据）。但即使在今天，人类相关性问题仍然存在（Keiichiro 等，2011；El – Hage 2005；EMA 2011），并且是上市后的阶段里临床研究依然要关注的问题。

5.5.2.2　促甲状腺激素（TSH）诱导机制

有人可能会主张，对于成熟的内分泌机制比如肝药酶诱导，以及甲状腺信号的中断，大鼠不合适且过于敏感，故不能直接作为人类甲状腺癌形成机制研究的试验模型，因此只有激素介导的甲状腺肿瘤的短期试验才有可能不需要做进一步调研而直接进行 2 年大鼠试验。大鼠试验显示肝药酶诱导剂具有加速甲状腺激素的循环周转速度，提升 TSH 水平的作用，从而长期刺激大鼠甲状腺滤泡细胞的有丝分裂导致大鼠发生肿瘤，但人们普遍认为此机制是与人类无关的（McClain 1989；Capen 1997，1999）。事实上，最近针对美国和欧洲批准上市的抗肿瘤药物进行的两个独立调查都得出了类似的结论。多数与肿瘤治疗相关的调查结果显示，啮齿动物肿瘤研究与人类肿瘤发生没有一定的相关性，而且具有重要意义的致癌试验范例的修正也并不是必要的（Alden 等，2011；Friedrich 和 Olejniczak 2011）。当这些与人类不相关的方案受到怀疑时，正如那些被描述（Silva Lima 和 Van der Laan 2000，Cohen 2004，2010）的补充性机制评估将有望改善人类致癌风险评估，同时否定对 2 年大鼠致癌试验的需求。当间接机制因慢性试验中公认的病理组织学改变，药理学水平上组织分子生物学特异性变化以及体内激素水平的改变而受到怀疑时，理应尽早开展这种作用模式的框架下所采用的方法。

5.5.2.3　质子泵抑制剂

质子泵抑制剂提供了 2 年大鼠致癌试验中发现的药理内分泌机制介导的肿瘤风险的第三类例子。内分泌系统反馈调节可导致长期高胃泌素血症，且持续的质子泵被抑制以及局部 pH 值改变可引起大鼠胃肿瘤（Burek 等，1998）。而事实上，病理性、原发性高胃泌素血症是人类肿瘤发生的一种可以说得通的病理学机制，但是服用质子泵抑制剂后，胃泌素的水平（Dockray 等，2005）和高胃泌素血症的持续（都是可导致肿瘤发生的条件），不足以导致肿瘤发生和维持此类肿瘤的生长。这个例子能够说明 2 年大鼠致癌试验可以在鉴别肿瘤风险中起到重要作用，促使人们对跨种属肿瘤机制做出适当的评估。这可能涉及解决人类相关性问题的新的确定性临床和非临床试验方法，甚至基于此机制建立桥接生物标志物检测法及成像方法。

然而，在这里有个关键点需要说明，那就是有针对性的转化模式应用的生物标志物资源的重定向以及通过强化大鼠致癌试验来解决假定风险的临床试验的做法需更谨慎，并且这比常规等效投入的所有药物的 2 年大鼠致癌试验产生更加长远的影响。如果一个候选药物在大鼠长期试验、体外遗传毒性试验、激素扰动试验中都没有发现致癌风险因素信号，且没有假定靶点相关的肿瘤风险，则该药物不用进行 2 年大鼠试验。

这种针对小分子提出的方法与 ICH S6 指导原则里的针对生物大分子的指导原则有点类似（ICH 1997）。对于生物制剂，申请人的任务是根据一种审慎而彻底的正当理由，在调整所计划的治疗药物靶标后，确定是否需要评估致癌性。在某些情况下，如生物免疫调节，人们普遍认为这类药物的药理作用已被广泛接受，会降低人类肿瘤产生的风险，因此不需要补充试验，产品也会如此标注，特别在确认是免疫介导致癌性比较差的大鼠模型之后（Cohen 等，1991；Bugelski 等，2010）。

对于小分子的致癌试验，一种可行的方法可能就是扩大到考虑其他假设的可能会导致肿瘤的药理学靶点。正如药物有可能会针对肿瘤抑制基因的转录因子、抗凋亡蛋白、细胞周期的调控，而不是仅仅对内分泌靶点的调控。一种观点认为，一个致癌性预测结果（其次是可接受的标签）不足以保证开展终生致癌试验。

5.5.3　评估新出现基因异常表达指标的可能性以便修正致癌试验

在短期内，伴随着分子生物学、基因组学和分析技术的发展，成本的降低，以及生物标志物测量可行性的提高，啮齿动物终生测定法有望被取消。取而代之的是耗时更短的试验，这类试验能够更有效地预测对人类的致癌风险，而不仅仅是对啮齿动物的致癌风险（Guan 等人的近期评论，2008）。Hanahan 和 Weinberg（2011）在关于肿瘤的有效治疗的综述中，明确指出了所存在挑战的复杂性，然而，任何基于生物标志物的方法都可以通过药物引起细胞和分子生物学的早期改变预测肿瘤风险。

作者指出，癌症的 8 个显著特征构成了一个总体的组织原则，用来认识在肿瘤发生期间所需的生物学功能，8 个特征为：保持促生长信号、逃避增长抑制、抵抗细胞死亡、无限复制、血管生成、激活浸润和转移、能量代谢重组和避免免疫攻击；同时，有 2 个补充的标志会促进或加速这 8 个特征，即基因组不稳定和炎症。假设，这些特定的生物标志在跨物种和跨组织间的改变是恒定的，可理解为生物标记的结合、组织基因表达的生物标记和病理变化能够通过短期大鼠试验，对器官和组织样品进行测量而获得，而用这些大鼠已知的肿瘤基因来识别这些特征的出现，那么可以合适的灵敏度预测肿瘤风险。当完全达标时，所有这些特征不存在可以作为没有潜在致癌风险的有力佐证，从而完全排除进行补充试验的必要性。然而，使用这种方法很有可能仍将使一个合理的特异性面临艰巨的挑战。人们可以推测，在短期的大鼠试验中许多化合物可能出现 10 个特征中的几个，在显微镜下可观察到确切的增生变化，但在给药 2 年后没有发生肿瘤。例如，PhRMA 数据库的一个大鼠慢性试验数据证实，至少有 38 个分子对一个组织具有潜在的致癌风险，但在用药 2 年后没有发生肿瘤（Sistare 等，2011）。如果 10 个特征标志中能够确认有几个组织生物指标出现在组织中，则表现出组织学特征，但这一假设还有待进一步评估。

此外，你可以想象一个试验涉及 14 个被 PhRMA 鉴别出的假阴性，假设这些都是合理连贯的和可重复性的假阴性，新的组织标记可能是阳性的，因此，比在 6 个月时无组织学发现更有显著意义。这些合并了多种潜在异常组织生物标志物指标，以便接受监管方案的试验范例。试验方案是需要的，它用一个全面的方法平衡真阳性和真阴性，同时它建立在历史试验数据和关键化合物的历史鉴定数据之上，代表监管关注点。

几个专家工作组已经尝试确认并建立可再生预测性组织基因表达生物标志物的特征，用于预测药物的致癌性（Kramer 等，2004；Nie 等，2006；Ellinger – Ziegelbauer 等，2008；Fielden 等，2007 年；Uehara 等，2008）。人们期望在短期大鼠试验中，肿瘤靶组织基因表达改变能够反映 10 个最早期的生物变化特征中的几个，从而在 2 年大鼠试验中预测肿瘤的发生。理论上，基因表达生物标志物应该独立于药物机制，广泛应用于药品。预测安全性检测协会评价了几个已公开的基因表达标志物，通过多个独立收集的样本，重点关注无遗传毒性的致肝癌物的预测。最初的多个实验室的结果是令人鼓舞的。后续随访研究中（Fielden 等，2008），该协会重点研究使用单个基于 PCR 的平台对 22 个基因表达进行评估，该平台采用了来自大鼠肝脏的不同类型样品，即从几个实验室收集的独立的 66 组大鼠的非遗传毒性的肝癌基因和非肝癌基因。作者报道的是低于 67% 的敏感性和 59% 的特异度，与 Auerbach 等（2010）的试验一致，大鼠的品系和给药期限均匹配到试验建立的样本，以用来获得信号。该信号可能是至关重要的试验方案标准，以便考虑对基因表达信号的预测性进行任何深入的评估。

最近，Uehara 等（2011）报道了大鼠致肝癌性预测中得到 99% 的敏感度和 97% 的特异度。他们通过建立 TG – GATEs（日本毒理基因组学工程开发的基因组学辅助毒性评价系统）大型毒理基因组学数据库导出的训练数据集。作者使用公开可用的基因表达数据对信号进行了独立评估，获得 100% 的敏感度和 89% 的特异度。然而，尽管数据是独立生成的，许多相同的化合物既出现在训练数据集又出现在独立公开数据测量组，导致了对报道范围一致性的质疑。此外，预测肝癌的价值也受到质疑。很明显，如果基因表达指标作为组织生物标记被增加到证据权重法中，以便减少 2 年大鼠致癌试验，仍有许多问题需要回答并进行系统的评估。作者的结论是，该方法现在可用于内部决策，在药物研发早期筛查化合物致肝癌性的潜在可能性，并且（作者认为）将这些评估纳入监管试验的监管决策中可能还为时尚早。然而，由于上面讨论的对啮齿动物致肝癌性普遍关注较少，其应用可能只有极小的益处和价值。

5.5.4 包括非编码 RNA 的表观遗传学发展

随着毒理基因组学方法在非遗传毒性致癌物作用机制和生物标志物的研究中的运用日趋成熟，表观遗传学的作用开始被人们关注。源于毒理基因组学方法的转录组学 mRNA 图谱，反映了不同范围的转录因子和表观遗传调控蛋白质之间的动态相互作用。表观遗传学描述基因功能方面的遗传变化，这些变化发生在缺乏 DNA 序列改变的情况下。基因组的表观遗传修饰包括在胞嘧啶残留上的 DNA 甲基化以及将 DNA 包裹到染色质的组蛋白的转录后修饰。非编码 RNA 和高阶染色质结构也有助于基因表达的表观遗传调控。大量染色质修饰蛋白有助于建立和维持功能组织的基因组的组合表观遗传特征。表观基因组从属于短期动态变化（例如，DNA 翻译中所包含的复制、修复、重组和转录等），但也能保持稳定持久的变化，为发展阶段和细胞基因表达模式的特定类型形成分子基础。最近关于分子和生物化学机制的见解（能够使细胞读取、写入和擦除表观遗传编码）揭示了在表观遗传学变异和大范围疾病（包括癌症）的易感性和发展之间的密切联系（Portela 和 Esteller 2010）。

新出现的数据表明，表观遗传扰动也可能涉及相关药物和有毒制剂的不良影响，包括某些类型的非遗传毒性致癌剂（Marlowe 等，2009；Lempiäinen 等，2012a，2012b）。重要的是，通过有丝分裂和细胞分裂稳定传播表观遗传修饰，为长效异型生物介导的细胞扰动包括致癌作用，提供了一种机制基础。与经典的多级致癌作用模式相比，连续的遗传改变导致了癌症发生、发展、变化这三个阶段，而癌症的表观遗传原始模型（Feinberg 等，

2006）显示表观遗传结合和基因变化会加剧之前提到的三个阶段的每个阶段。此外，表观遗传修饰也可以直接导致基因组不稳定，正如以点突变为例，与 5 - 甲基胞嘧啶自发脱氨基作用相关。哺乳动物 DNA 甲基化，包括三个可取代的经修饰的 DNA 碱基（5 - 羟甲基胞嘧啶、5 - 胞嘧啶甲酰、5 - 胞嘧啶羧基），通过调节表观遗传和 DNA 修复途径（Wu 和 Zhang 2011），相关基因表观遗传的相互作用在癌症风险评估中的作用日益重要。

非遗传毒性致癌物质的表观遗传机制的潜在重要性，已成为 MARCAR 计划（2010—2014；http：//www. imi - marcar. eu）的关键驱动力，该计划的宗旨是探索整合新型分子（包括 DNA 甲基化、组蛋白修饰、基因、非编码 RNA 和磷酸化）分析技术的应用，为深入理解非遗传毒性致癌剂和啮齿动物模型的早期生物标志物提供了动力。与早期生物标志物的平行调查研究相似，整合分子分析技术在啮齿动物肿瘤的分子表型（自发与药物诱导）方面的应用也在探索之中。尽管这种做法现在正在扩展到非肝非遗传毒性致癌剂的研究，但 MARCAR 的最初重点是研究典型的致啮齿动物肝癌物质的表观遗传机制和生物标记物。现在已经将基于早期非遗传毒性致癌剂诱发特定表观遗传标记物变化的机制及其与非遗传毒性致癌剂的潜在相关性纳入应用，通过使用以下方法：（1）转基因小鼠模型（敲除、人源化）用于关键核受体和癌症信号通路；（2）肝肿瘤敏感和耐药的小鼠品系；（3）啮齿动物和人类的肝源性薄壁组织间质细胞共培养模型；（4）氧化应激反应小鼠。迄今为止最有前途的新型 MARCAR 非遗传毒性致癌生物标记物之一，是先前已在小鼠和各种人类肿瘤中（Lempiäinen 2012a）与多能干细胞相结合的非编码 RNA 和小分子 RNA 的聚集体。在这些小鼠肝脏中的非编码 RNA 的生物标志物中，由非遗传毒性致癌剂调节的诱导取决于雄甾烷受体和 β - 蛋白途径，在非遗传毒性致癌剂诱发的小鼠肝肿瘤中也是如此（Lempiäinen 等，2012b）。这些研究所产生的早期候选的非遗传毒性致癌生物标记物，随后采用已知基因毒性，通过适当的非遗传毒性致癌剂的控制变量法进行对比，在相关的小鼠和大鼠品系中评估其敏感性、特异性、剂量反应和可逆性。令人感兴趣的是，莫过于探索早期的新型表观遗传和非编码 RNA 的非遗传毒性致癌生物标志物或其中单独一种的应用，是否有助于预测啮齿动物生物测定法的阳性结果。

表观遗传机制和生物标志物的生物学解释所面临的挑战，包括动物种属、组织和细胞类型的特异性，以及与年龄、饲料、外源性（致癌）物质暴露相关的动态变化（Goodman 等，2010；Lempiäinen 等，2012a）。因此，一个主要的知识空白就是要阐明正常的表观遗传变异模式的动态范围，并确定一个阈值（高于此值时表观遗传混乱可视为不良）。最近 MARCAR 在通过临床前试验动物模型对表观基因组进行的动力学评估方面已取得了重大进展。小鼠肝脏和肾脏的组织特异性 DNA 甲基化的特征，在于全基因组水平的机制和非遗传毒性致癌剂的早期生物标志物的背景，并揭示了经过长期暴露于致啮齿动物罹患肝癌的苯巴比妥后，在有限数量的基因启动子上，具有组织特异性的外源性（致癌）物质诱导出 DNA 甲基化的混乱（Lempiainen 等，2011）。MARCAR 目前正在进行补充性试验，以进一步确定表观基因组学中的的组织、年龄、性别、品系和种属差异，以及外源性（致癌）物质混乱的重要作用。这些努力的重点主要是，对于不良组织病理学结果，确保对异常转录组和表观基因预测性的生物标志物进行强有力的表型锚定（Lempiäinen 等，2012a）。

但需要注意的是，如本章前面部分所述，啮齿动物的致癌剂导致人类罹患癌症的风险被高估。这一点人们之间就认识到了。而欧盟监管机构曾提出将小鼠排除在生物检测的范围之外。需要仔细评估新办法的应用是否能预测人类真正的风险，而不是引起毫无事实依据的不必要的担忧。未来的致癌试验不应该重复或是加重过去犯下的错误。

参 考 文 献

［1］　Abraham J, Reed T（2003）Reshaping the carcinogenic risk assessment of medicines：international harmonization for drug safety, industry/regulator efficiency or both? Social Sci Med 57：195 – 204

［2］　Alden CL, Lynn A, Bourdeau A, Morton D, Sistare FD et al（2011）A critical review of the effectiveness of rodent pharmaceutical carcinogenesis testing in predicting for human risk. Vet Pathol 48（3）：772 – 84

［3］　Auerbach SS, Shah RR, Mav D, Smith CS, Walker NJ, Vallant MK, Boorman GA, Irwin RD（2010）Predicting the hepatocarcinogenic potential of alkenylbenzene flavoring agents using toxicogenomics and machine learning. Toxicol Appl Pharmacol 243：300 – 314

［4］　Bergman K, Olofsson I, Sjöberg P（1998）Dose selection for carcinogenicity studies of pharmaceuticals：systemic exposure to phenacetin at carcinogenic dosage in the rat. Regul Toxicol Pharmacol 28：226 – 229

［5］　Bolognani F, Lempiainen H, Arne M, Philippe C, Dubost V, Luisier R, Thomson J, Unterberger E, Hahne F, Brasa S, Zollinger T, Marcellin M, Marlowe J, Oakeley E, Schubeler D, Schwarz M, Meehan R, Ellinger – Ziegelbauer H, Wolf R, Theil D, Heard D, Moulin P, Grenet O, Moggs J, Terranova R（2012）Comprehensive mapping of transcriptional and epigenetic perturbations in vivo identifies noncoding RNAs as novel biomarkers for liver tumor promotion, 82. The Toxicologist CD, Society of Toxicology, San Francisco, CA, 11 March 2012, p 126

［6］　Bugelski PJ, Volk A, Walker MR, Krayer JH, Martin P, Descotes J（2010）Critical review of preclinical approaches to evaluate the potential of immunosuppressive drugs to influence human neoplasia. Int J Toxicol 29：435 – 466

［7］　Burek JD, Patrick DH, Gerson RJ（1998）Weight of biological evidence for assessing carcinogenicity. In：Grice HC, Cimina JL（eds）Carcinogenicity. Springer, New York, pp 83 – 95

［8］　Capen CC（1997）Mechanistic data and risk assessment of selected toxic end points of the thyroid gland. Toxicol Pathol 25：39 – 48

［9］　Capen CC（1999）Thyroid and parathyroid toxicology, mechanisms of toxicity：thyroid follicularcells. In：Harvey PW, Rush KC, Cockburn A（eds）Endocrine and hormonal toxicology. Wiley, New York, pp 42 – 47

［10］　Cohen SM, Purtilo DT, Ellwein LB（1991）Ideas in pathology. Pivotal role of increased cell proliferation in human carcinogenesis. Mod Pathol 4：371 – 82

［11］　Cohen SM（2004）Human carcinogenic risk evaluation：an alternative approach to the two – year rodent bioassay. Toxicol Sci 80：225 – 229

［12］　Cohen SM（2010）Evaluation of possible carcinogenic risk to humans based on liver tumors in rodent assays: the two - year bioassay is no longer necessary. Toxicol Pathol 38: 487 - 501

[13] Contrera JF, Jacobs AC, Prasanna HR, Mehta M, Schmidt WJ, DeGeorge JJ (1995) A systemic expo-sure - based alternative to the maximum tolerated dose for carcinogenicity studies of human therapeutics. J Am Coll Toxicol 14: 1 - 10

[14] Contrera JF, Jacobs AC, DeGeorge JJ (1997) Carcinogenicity testing and the evaluation of regulatory re-quirements for pharmaceuticals. Regul Toxicol Pharmacol 25: 130 - 145

[15] Counts JL, Goodman JI (1994) Hypomethylation of DNA: an epigenetic mechanism involved in tumor promotion. Mol Carcinog 11 (4): 185 - 8

[16] De Vries A, van Steeg H, Opperhuizen A (2004) Transgenic mice as alternatives in carcinogenicity tes-ting: Current Status. RIVM report 340700001. Available at http: //rivm. openrepository. com/rivm/bits-tream/10029/8911/1/340700001. pdf. Accessed 27 Nov 2012

[17] Diwan BA, Ward JM, Kurata Y, Rice JM (1994) Dissimilar frequency of hepatoblastomas and hepatic cystadenomas and adenocarcinomas arising in hepatocellular neoplasms of D2B6F1mice initiated with N - nitrosodiethylamine and subsequently given Arachlor - 1254, dichlorodiphenyltrichloroethane or phenobar-bital. Toxicol Pathol 22: 430 - 439

[18] Dockray G, Dimaline R, Varro A (2005) Gastrin: old hormone, new functions. Pflugers Arch Eur J Physiol 449: 344 - 355

[19] Drinkwater NR, Ginsler JJ (1986) Genetic control of hepatocarcinogenesis in C57BL/6J and C3H/HeJ inbred mice. Carcinogenesis 10: 1701 - 1707

[20] Dunnick JK, Hardisty JF, Herbert RA, Seely JC, Furedi - Machacek EM, Foley JF, Lacks GD, Sta-siewicz S, French JE (1997) Phenolphthale in induces thymic lymphomas accompanied by loss of the p53 wild type allele in heterozygous p53 - deficient (+/-) mice. Toxicol Pathol 25 (6): 533 - 40

[21] Eastin WC, Mennear JH, Tennant RW, Stoll RE, Branstetter DG, Bucher JR, McCullough B, Binder RL, Spalding JW, Mahler JF (2001) Tg. AC genetically altered mouse: assay working group overview of available data. Toxicol Pathol 29: 60 - 80

[22] El - Hage J (2005) Peroxisome proliferator - activated receptor agonists: carcinogenicity findings and regulatory recommendations. In: International arthrosclerosis society symposium on PPAR, Monte Carlo

[23] Ellinger - Ziegelbauer H, Gmuender H, Bandenburg A, Ahr HJ (2008) Prediction of a carcinogenic po-tential of rat hepatocarcinogens using toxicogenomics analysis of short - term in vivo studies. Mutat Res 637: 23 - 39

[24] Emerson JL (1992) High dose selection in the design of studies to evaluate the carcinogenic potential of pharmaceuticals: industry perspectives. In: D'Arcy PF, Harron DWG (eds) Proceedings of the second international conference on harmonisation, Brussels, 1991. Queen's University, Belfast, pp 202 - 208

[25] European Medicines Agency (1997) Position paper on the genotoxic and carcinogenic potential of phenol-phthalein. CPMP/818/97

[26] http://www. ema. europa. eu/docs/en _ GB/document _ library/Position _ statement/2009/09/ WC500003148. pdf. Accessed 6 July 2012.

[27] European Medicines Agency (2004) CPMP SWP Conclusions and Recommendations on the use of geneti-cally modified animal models for carcinogenicity assessment. CPMP/SWP/2592/02Rev. 1 http: //

www. ema. europa. eu/docs/en_ GB/document_ library/Scientific_ guideline/2009/09/WC500003257. pdf. Accessed 6 July 2012

[28] European Medicines Agency (2011) European Medicines Agency recommends new contra – indications and warnings for pioglitazone to reduce small increased risk of bladder cancer: benefi trisk balance remains positive in a limited population of type 2 diabetics. http: //www. ema. europa. eu/docs/en_ GB/ document_ library/Press_ release/2011/07/WC500109176. pdf

[29] FDA (2008) Safety testing of drug metabolites. Food and Drug Administration, Washington, DC.. http: //www. fda. gov/Drugs/GuidanceComplianceRegulatoryInformation/Guidances/ucm06501. Accessed 14 Feb 2008

[30] FDA (2011) FDA drug safety communication: update to ongoing safety review of Actos (pioglitazone) and increased risk of bladder cancer. Food and Drug Administration, Washington, DC. http: // www. fda. gov/Drugs/DrugSafety/ucm259150. htm. Accessed 15 June 2011

[31] Feinberg AP, Ohlsson R, Henikoff S (2006) The epigenetic progenitor origin of human cancer. Nat Rev Genet 7: 21 – 33

[32] Fielden MR, Brennan R, Gollub J (2007) A gene expression biomarker provides early prediction and mechanistic assessment of hepatic tumor induction by nongenotoxic chemicals. Toxicol Sci 99: 90 – 100

[33] Fielden MR, Nie A, McMillian M, Elangbam CS, Trela BA, Yang Y, Dunn RT II, Dragan Y, Fransson – Stehen R, Bogdanffy M et al (2008) Interlaboratory evaluation of genomic signatures for predicting carcinogenicity in the rat. Toxicol Sci 103: 28 – 34

[34] Friedrich A, Olejniczak K (2011) Evaluation of carcinogenicity studies of medicinal products for human use authorized via the European centralized procedure (1995 – 2009). Regul Toxicol Pharmacol 60: 225 – 248

[35] Frith CH, Ward JM, Turusov VS (1994) Tumours of the liver. IARC Sci Publ. 111: 223 – 269

[36] Gold LS, Bernstein L, Magaw R, Slone TH (1989) Interspecies extrapolation in carcinogenesis: prediction between rats and mice. Environ Health Perspect 81: 211 – 219

[37] Goodman JI, Augustine KA, Cunnningham ML, Dixon D, Dragan YP, Falls JG, Rasoulpour RJ, Sills RC, Storer RD, Wolf DC et al (2010) What do we need to know prior to thinking about incorporating an epigenetic evaluation into safety assessments? Toxicol Sci 116: 375 – 381

[38] Grasso P, Crampton RF (1972) The value of the mouse in carcinogenicity testing. Food Cosmet Toxicol 10 (3): 418 – 26

[39] Guan P, Olaharski A, Fielden M, Roome N, Dragan Y, Sina J (2008) Biomarkers of carcinogenicity and their roles in drug discovery and development. Expert Rev Clin Pharmacol 1: 759 – 771

[40] Hanahan D, Weinberg RA (2011) Hallmarks of cancer: the next generation. Cell 144: 646 – 674

[41] Hayashi Y (1992) Regulatory perspectives on issues in carcinogenicity tests: highest dose based in exposure and kinetics. In: D'Arcy PF, Harron DWG (eds) Proceedings of the second international conference on harmonisation, Brussels, 1991. Queen's University, Belfast, pp 200 – 202

[42] Hernandez LG, Slob W, Van Steeg H, Van Benthem J (2011) Can carcinogenicity potency be predicted from in vivo genotoxicity data? A meta – analysis of historical data. Environ Mol Mutagen. doi: 10. 1002/em. 20651

［43］ Hisada S, Wakata A, Sasaki S, Sawada S, Kudo S, Wato E, Kumazawa T, Moriyama K, Mishima M, Kasahara Y, Kito N, Inoue K, Nakamura K (2012) Japanese questionnaire data survey on predictivity for negative tumor outcomes in two - year rat carcinogenicity studies. In: Poster at SOT, San Francisco, CA, 11 March 2012

［44］ Holsapple MP, Pitot HC, Cohen SH, Boobis AR, Klaunig JE, Pastoor T, Dellarco VL, Dragan YP (2006) Mode of action in relevance of rodent liver tumors to human cancer risk. Toxicol Sci 89: 51 – 56.

［45］ Huff J, Haseman J (1991) Long - term chemical carcinogenesis experiments for identifying potential human cancer hazards: collective database of the National Cancer Institute and National Toxicology Program (1976 - 1991) . Environ Health Perspect 96: 23 - 31

［46］ Hulla JE, French JE, Dunnick JK (2001) Chromosome 11 loss from thymic lymphomas induced in heterozygous Trp53 mice by phenolphthalein. Toxicol Sci 60 (2): 264 - 70

［47］ ICH (1992) Session III (ii) workshop safety. In: D′Arcy PF, Harron DWG (eds) Proceedings of the first international conference on harmonisation, Brussels 1991. Queen′s University, Belfast, pp183 - 251 (590p)

［48］ International Conference on Harmonization (1994) Draft guideline on dose selection for carcinogenicity studies of pharmaceuticals; availability. Fed Reg 59: 9752 - 9755

［49］ International Conference on Harmonisation (1997) ICH guideline S6: preclinical safety evaluation of biotechnology - derived pharmaceuticals. July 1997, Revised 2011. http: //www. ich. org/fileadmin/Public _ Web _ Site/ICH _ Products/Guidelines/Safety/S6 _ R1/Step4/S6 _ R1 _ Guideline. pdf. Accessed 6 July 2012

［50］ International Conference on Harmonisation of Technical Requirements for Pharmaceuticals for Human Use ICH S5 (2000) http: //www. ich. org/fi - leadmin/Public _ Web _ Site/ICH _ Products/Guidelines/Safety/S5 _ R2/Step4/S5 _ R2 _ Guideline. pdf. Accessed 6 July 2012

［51］ International Conference on Harmonisation of Technical Requirements for Pharmaceuticals forHuman Use ICHM3 (R2) (2009) http: //www. ich. org/ fileadmin/Public _ Web _ Site/ICH _ Products/Guidelines/Multidisciplinary/M3 _ R2/Step4/M3 _ R2 _ Guideline. pdf. Accessed 22 Feb 2012

［52］ Keiichiro S, Yasuyuki A, Hitoshi K, Tanakamarua Z – Y, Nagaia H, Baronb D, Yamamotoa M (2011) Suppressive effects of acid - forming diet against the tumorigenic potential of pioglitazone hydrochloride in the urinary bladder of male rats. Toxicol Appl Pharmacol 251: 234 - 244

［53］ Kramer JA, Curtiss SW, Kolaja KL, Alden CL, Blomme EA, Curtiss WC, Davila JC, Jackson CJ, Bunch RT (2004) Acute molecular markers of rodent hepatic carcinogenesis identified by transcription profiling. Chem Res Toxicol 17: 463 - 470

［54］ Lempiainen H, Muller A, Brasa S, Teo SS, Roloff TM, Morawiec L, Zamurovic N, Vicart A, Funhoff E, Couttet P, Schubeler D, Grenet O, Marlowe J, Moggs J, Terranova R (2011) Phenobarbital mediates an epigenetic switch at the constitutive androstane receptor (CAR) target gene Cyp2b10 in the liver of B6C3F1 mice. PLoS One 6: e18216

［55］ Lempiäinen H, Luisier R, Müller A, Marc P, Heard DJ, Bolognani F, Moulin P, Couttet P, Grenet O, Marlowe J, Moggs J, Terranova R (2012a) Epigenomics - impact for drug safety sciences. In: Sahu S (ed) Toxicology and epigenetics. Wiley, New York

[56] Lempiäinen H, Couttet P, Bolognani F, Müller A, Dubost V, Luisier R, Del Rio Espinola A, Vitry V, Unterberger E, Thomson JP, Treindl F, Metzger U, Wrzodek C, Hahne F, Zollinger T, Brasa S, Kalteis M, Marcellin M, Giudicelli F, Braeuning A, Morawiec L, Zamurovic N, Längle U, ScheerN, Schübeler D, Goodman J, Chibout SD, Marlowe J, Theil D, Heard DJ, Grenet O, Zell A, Templin MF, Meehan RR, Wolf CR, Elcombe CR, Schwarz M, Moulin P, Terranova R, Moggs JG (2012b) I-dentification of Dlk1 – Dio3 imprinted gene cluster non – coding RNAs as novel candidate biomarkers for liver tumor promotion. Toxicol [Epub ahead of print]

[57] Lewis JD, Ferrara A, Peng T, Hedderson M, Bilker WB, Quesenberry CP, Vaughn DJ, Nessel L, Selby J, Strom BL (2011) Risk of bladder cancer among diabetic patients treated with pioglitazone interim report of a longitudinal cohort study. Diabetes Care 34: 916 – 922

[58] MacDonald J, French JE, Gerson R, Goodman J, Jacobs A, Kasper P, Keller D, Lavin A, Long G, McCullough B, Sistare F, Storer R, Van der Laan JW (2004) The utility of transgenic mouse assays for identifying human carcinogens – a basic understanding and path forward. Toxicol Sci 77: 188 – 194

[59] Marlowe J, Teo SS, Pognan F, Chibout SD, Moggs JG (2009) Mapping the epigenome – impact for toxicology. EXS Experientia 99: 259 – 88

[60] McClain RM (1989) The significance of hepatic microsomal enzyme induction and altered thyroid function in rats: implications for thyroid gland neoplasia. Toxicol Pathol 17: 294 – 306

[61] Monro A (1994) Utility of two rodent species: some arguments for and against. In: D'Arcy PF, Harron DWG (eds) Proceedings of the second international conference on harmonisation, Orlando, 1993. Queen's University, Belfast, pp 293 – 300

[62] Monro A, Mordenti J (1995) Expression of exposure in negative carcinogenicity studies: dose/body weight, dose/body surface area, or plasma concentrations? Toxicol Pathol 23: 187 – 198

[63] Nie AY, McMillian M, Parker JB, Leone A, Bryant S, Yieh L, Bittner A, Nelson J, Carmen A, Wan J et al (2006) Predictive toxicogenomics approaches reveal underlying molecular mechanisms of nongenotoxic carcinogenicity. Mol Carcinog 45: 914 – 933

[64] Ozturk M (1991) p53 mutation in hepatocellular carcinoma after a flatoxin exposure. Lancet 338: 1356 – 9

[65] Portela A, Esteller M (2010) Epigenetic modifications and human disease. Nat Biotechnol 28: 1057 – 1068

[66] Pritchard JB, French JE, Davis BJ, Haseman JK (2003) The role of transgenic mouse models incarcinogen identification. Environm Health Perspect 111: 444 – 454

[67] Rauws AG, de Waal EJ, van der Laan JW (1997) Sense and non – sense in toxicity assessment of medicinal products. Adv Drug Res 30: 15 – 72

[68] Reddy MV, Sistare FD, Christensen JS, DeLuca JG, Wollenberg GK, DeGeorge JJ (2010) An Evaluation of Chronic 6 – and 12 – Month Rat Toxicology Studies as Predictors of 2 – Year Tumor Outcome. Vet Pathol 47: 614 – 629

[69] Schach von Wittenau M, Estes PC (1983) The redundancy of mouse carcinogenicity bioassays. Fundam Appl Toxicol 3 (6): 631 – 9

[70] Schou JS (1992) Predictive value of carcinogenicity studies for drug safety: with special emphasison survivability and study duration. In: D'Arcy PF, Harron DWG (eds) Proceedings of the second international

conference on harmonisation, Brussels 1991. Queen's University, Belfast, pp 208 - 212

[71] Silva Lima B, van der Laan JW (2000) Mechanisms of nongenotoxic carcinogenesis and assessment of the human hazard. Regul Toxicol Pharmacol 32: 135 - 143

[72] Sistare FD, Morton D, Alden C, Christensen J, Keller D et al (2011) An analysis of pharmaceutical experience with decades of rat carcinogenicity testing: support for a proposal to modify curren tregulatory guidelines. Toxicol Pathol 39: 716 - 744

[73] Storer RD, French JE, Haseman J, Hajian G, LeGrand EK, Long GG, Mixson LA, Ochoa R, Sagartz JE, Soper KA (2001) P53 + / - hemizygous knockout mouse: overview of available data. Toxicol Pathol 29 (Suppl): 30 - 50

[74] Storer RD, Sistare FD, Reddy MV, DeGeorge JJ (2010) An industry perspective on the utility of short - term carcinogenicity testing in transgenic mice in pharmaceutical development. Toxicol Pathol 38: 51 - 61.

[75] Tennant RW (1993) Stratification of rodent carcinogenicity bioassay results to reflect relative human hazard. Mutat Res 286: 111 - 8

[76] Uehara T, Hirode M, Ono A, Kiyosawa N, Omura K, Shimizu T, Mizukawa Y, Miyagishima T, Nagao T, Urushidani T (2008) A toxicogenomics approach for early assessment of potential nongenotoxic hepatocarcinogenicity of chemicals in rats. Toxicology 250: 15 - 26

[77] Uehara T, Minowa Y, Morikawa Y, Kondo C, Maruyama T, Kato I, Nakatsu N, Igarashi Y, Ono A, Hayashi H, Mitsumori K, Yamada H, Ohno Y, Urushidani T (2011) Prediction model of potential hepatocarcinogenicity of rat hepatocarcinogens using a large - scale toxicogenomics database. Toxicol Appl Pharmacol 255: 297 - 306

[78] Usui T, Mutai M, Hisada S, Takoaka M, Soper KA, McCullough B, Alden C (2001) CB6F1 - rasH2mouse: overview of available data. Toxicol Pathol 29 (Suppl): 90 - 108

[79] Van Kreijl CF, McAnulty PA, Beems RB, Vynckier A, van Steeg H, Fransson - Steen R, Alden CL, Forster R, van der Laan JW, Vandenberghe J (2001) Xpa and Xpa/p53 + / - knockout mice: overview of available data. Toxicol Pathol 29 (Suppl): 117 - 27

[80] Van Oosterhout JPJ, Van der Laan JW, De Waal EJ, Olejniczak K, Hilgenfeld M, Schmidt V, Bass R (1997) The Utility of two rodent species in carcinogenic risk assessment of pharmaceuticals in Europe. Regul Toxicol Pharmacol 25: 6 - 17

[81] Walitza S, Kämpf K, Oli RG, Warnke A, Gerlach M, Stopper H (2010) Prospective follow - up studies found no chromosomal mutagenicity of methylphenidate therapy in ADHD affected children. Toxicol Lett 193: 4 - 8

[82] WHO (1961) Technical Report Series 220. Evaluation of the carcinogenic hazards of food additives. 5th Report of the Joint FAO/WHO Expert Committee on Food Additives

[83] WHO (1969) Technical Report Series 426. Principles for the testing and evaluation of drugs for carcinogenicity. Report from a WHO Scientific Group

[84] WHO, GLOBOCAN (2008) (IARC) Section of Cancer Information http: //globocan. iarc. fr/factsheets/populations/factsheet. asp? uno = 900 (checked 27/11/2012)

[85] Wu H, Zhang Y (2011) Mechanisms and functions of Tet protein - mediated 5 - methylcytosine oxidation. Genes Dev 25: 2436 - 2452

第 6 章

ICH S2 药物遗传毒性试验指导原则的发展演变、科学性和执行情况

Lutz Müller, David Tweats, Sheila Galloway, and Makoto Hayashi

摘要

  1995 年和 1997 年，关于遗传毒性的两个 ICH 指导原则（ICH S2A 和 ICH S2B）在 ICH 成员国及地区实施。2011 年末，这两个指导原则合并为 ICH S2（R1）。在药物安全性检测的背景下，遗传毒性试验的主要目的是在药物研发的初期阶段排除潜在遗传毒性致癌物。为实现这一目的，需要通过一系列试验来阐明可诱导癌变的各种遗传毒性的作用机制。在使用 ICH S2 指导原则的过程中，人们意识到，同普遍改善各种试验体系一样，鉴于对体外遗传毒性试验灵敏度的极度关注，需要对 S2A 和 S2B 指导原则进行修订。为此，组建了一个 ICH 专家工作组，他们将两个 ICH 指导原则合并为一个，即 ICH S2（R1）。在指导药物遗传毒性试验方面的主要变化包括：降低体外遗传毒性试验中候选化合物的最高浓度，以及当标准试验组中包含更复杂的体内试验时，可以选择免做哺乳动物细胞体外遗传毒性试验。通过修订后的 ICH S2（R1）指导原则能够更好地进行药物遗传毒性风险评估。

L. Müller (✉)
Non – clinical Safety, F. Hoffmann – La Roche Ltd. , Basel, Switzerland
e – mail: Lutz. Mueller@roche. com

D. Tweats
The Genetics Department, The School of Medicine, University of Swansea, Swansea, UK

S. Galloway
Merck Research Laboratories, West Point, PA, USA

M. Hayashi
Biosafety Research Center, Foods, Drugs and Pesticides (BSRC), Shioshinden, Iwata, Shizuoka, Japan

6.1　遗传毒性是监管安全性试验的一项准则

6.1.1　遗传毒性试验指导原则的历史概述

20 世纪 40 年代后期，Charlotte Auerbach 和他的同事们证明了化学物质可能通过改变生物的细胞核所携带的遗传信息而产生诱变作用（Auerbach 和 Robson 1946）。通过破坏生殖细胞引起遗传疾病以及通过损伤体细胞 DNA 引起个体遗传变异都是当前研究的热点（DHEW 1977；Meselson 1971；Wassom 1989）。暴露于环境中的化学物质可能会使人类 DNA 发生有害的可遗传的改变。对此问题的关注促使"环境诱变剂学会"于 1969 年（Wassom 1989）成立，并且引发了 20 世纪 70 年代人们对检测化学物质诱变性的需求。在此背景下，1976 年的美国有毒物质控制法案（US TSCA 1976）特别要求美国环境保护局（EPA）制定与诱变相关的卫生和环境评价标准。在突变研究和监管行动初期，基本关注点是化学物质诱导生殖细胞突变的潜力及其检测方法（Ehling 等，1978；Meselson 1971）。

美国卫生、教育、福利部（DHEW）的工作组于 1977 年发布的关键性报告说明了关于遗传毒性试验的一些重要问题。这个工作组就是由 DHEW 委员会于 1974 年成立的环境诱变分委会，旨在整合毒理学及相关项目。其目的是：

帮助监管机构的政府官员做出以下几方面的判断：（1）当前立法机构所发布的致突变试验要求的合理性；（2）对产品使用和暴露策略进行广泛诱变试验的合理性；（3）尽管缺乏正式的试验要求，但是从监管角度来确定药品诱变试验结果数据分析的可靠性。

这份题为"确定化学品致突变性的方法：对后代的风险"的报告，强调有必要对人类生殖细胞的遗传损伤风险进行定量评估。此外，报告中也提到了致突变与其他毒理学指标如致癌、致畸和衰老的相关性。

20 世纪 70 年代中期，Bruce Ames 的研究团队在他们所发表的具有里程碑意义的论文中提到一个新发现，即致癌物是一种诱变剂。这一发现是通过对 300 种化学物质的分析而得到的，它证明了沙门氏菌的诱变性与动物致癌作用之间具有极大的相关性（Ames 等，1975；Maron 和 Ames 1983；McCann 等，1975）。这一文章引起了人们极大的关注，由于可以使用体外诱变筛选试验来识别化学致癌物，那么控制药物的暴露就很有可能会降低人类患肿瘤的风险。随着 20 世纪 70~80 年代期间相关指导原则的付诸实施，人们开始把关注的焦点从生殖细胞诱变转移到了对化学致癌物的控制上（MacGregor 1994）。尽管这些在沙门菌上的早期实验结果令人振奋，但是人们已经意识到突变可以由多种机制引起，其中有些机制在当时是无法像鼠伤寒沙门菌回复突变试验那样，用氨基酸生物合成基因的方法进行研究的。尤其是当时关注比较多的电离辐射这一环境诱变因素所造成的染色体互换、DNA 链断裂以及大量的染色体缺失，这些损伤用 Ames 试验是无法检测到的。因此，研究者设计出包含体内和体外试验的试验组合以检测可引起遗传突变的主要损伤类型（NRC 1983）。基于此观点的试验组至今仍被采用（Brusick 1987）。这些损伤类型与我们所了解的可以改变癌基因产物和抑癌基因产物活性的损伤类型一致。人们希望这些损伤类型能够被现有的普遍应用于筛选诱变的试验体系检测出来。同时，人们普遍认为这些基因的改变是导致癌变的高危因素。

在 20 世纪 70~80 年代，美国出台了检测环境中化学物质的指导原则（Auletta 等，1993；Waters 和 Auletta 1981）。1982 年出台了关于食品添加剂的指导原则（US FDA 1982）。第一个试验组合包括：（1）细菌基因突变试验；（2）体外染色体畸变实验（因为电离辐射和类放射性化学物质所引起的突变率很低，但染色体畸变率很高）或者哺乳动物细胞诱变试验；（3）DNA 损伤试验（US FDA 1982）。由于少数化学物质在体内具有独特的活性，所以体内骨髓染色体畸变或微核诱导试验得到了推广（ICH 1997；Tweats 等，2007a）。许多研究工作的重点被放在了寻找合适的致突变试验方法方面，以期发现更多的化学诱变剂。Hollaender（1971）在他的经典著作《化学诱变剂：检测原理和方法》中概述了这些方法。

1993 年美国食品药品监督管理局（FDA）起草了一份关于食品和颜色添加剂的试验指导原则的修订稿，建议核心试验组合应包括以下几项：（1）细菌（S. typhimurium）基因突变试验；（2）体外哺乳动物细胞基因突变试验，建议根据常染色体基因座来设定检测指标（以便于检测出与染色体交换相关的改变）；（3）体内细胞遗传损伤试验，建议使用啮齿类动物骨髓试验（US FDA 1993）。到 2000 年，这个所谓的红皮书指导原则被终止（US FDA 2000）。近日，Zeiger（2010）发表了关于聚焦环境保护局（EPA）相关政策的美国遗传毒理学试验组合发展的历史展望。与此同时，欧洲、日本和加拿大也都有类似的指导原则。然而，不同地区以及同一地区内部不同的监管机构的要求有着显著的差别（DOH 1991；Shelby 和 Sofuni 1991）。比如，欧洲指导原则要求一般应包括基因突变试验和哺乳动物细胞染色体畸变试验（Kirkland 1993）；而日本指导原则主要要求进行体外哺乳动物细胞染色体畸变试验，而对体外哺乳动物细胞诱变试验则不做要求（Shirasu 1988）。

德国监管当局成员出版了一系列关于研究药物潜在遗传毒性实验操作的刊物，其中包含了试验的质量和评估问题（Madle 等，1987；Müller 和 Kasper，2000；Müller 等，1991）。整个评估过程从 1982 年开始一直持续到 1997 年，期间发布了近 600 种新型药物。这些刊物总结了具体试验项目的选择、试验质量的提高以及关注重点向试验结果的分析和评估方面的转移。初步审查（Madle 等，1987）以及校正（Müller 等，1991）主要是针对试验技术的缺陷，这在当时被认为是主要问题。到 20 世纪 90 年代，遗传毒性试验国际研讨会以及修订版经济合作与发展组织（OECD）指导原则均提出试验技术缺陷已不再是主要问题（Sect. 6.7；OECD 1997）。不仅如此，一些曾经在 20 世纪 70 和 80 年代发挥了重要作用的遗传毒性试验到 20 世纪 90 年代的时候已经很少采用了，如酵母指示生物法、宿主介导试验、黑腹果蝇突变试验、体内或体外姐妹染色单体交换（SCE）试验、骨髓或精原细胞染色体畸变试验以及显性致死试验等。这在一定程度上反映出试验原理的改变，比如已不再采用生殖细胞试验（Müller 和 Kasper 2000）。这一改变是有证据支持的，生殖细胞的诱变似乎是体细胞诱变的子集，因此，体细胞试验中呈现阴性结果的化合物不太可能会成为生殖细胞诱变剂（Holden 1982；Shelby 1996；Waters 等，1994）。

在 20 世纪 90 年代初期，确立了第一个遗传毒性试验指导原则——ICH S2 指导原则，该指导原则在标准试验组和试验方案设计方面获得了国际上的认可（ICH 1995a，1997）。同时，在不断累积该试验系统的使用经验。德国在 1982—1997 年期间对 776 个新化学药品在多种标准体外试验系统进行了阳性率的测试（Broschinski 等，1998）。人们将这些数据与化学结构特征进行了比较，并将遗传毒性与细胞毒性进行了比较。随后，美国市售药物在评审中也显示了类似的高阳性率趋势，市面上 20%~30% 的药物似乎都具有某种潜在的遗传毒性，尤其是在体外哺乳动物细胞试验中（Snyder 和 Green 2001）。越来越多的信息表明，体外遗传毒性试验可能由于缺乏相关的体内研究，而并不是直接的研究手段，因此，进一步的评价需要关注更广泛的研究。Kirkland 等人（2005）将体外遗传毒性试验的研究结果与"致癌潜力数据库"进行了比较，并建立了目前最全面的致癌性数据库（CP-DB 2007）。

一般情况下，体外遗传毒性试验的试验组合在检测啮齿类动物致癌物方面可表现出高灵敏度（灵敏性），但是这种高灵敏度是以增加非致癌物的遗传毒性试验阳性率为代价的（特异性）（图 6.1）。Matthews 等人（2006 a，b）用一个包括药品专用数据的数据库证实了这些结果。如果这些试验是为了使危险识别的灵敏性最大化，那么用证据权重法来进行风险评估就变得非常重要（Bergmann 等，1996；Cimino 2006；Dear field 和 Moore 2005；US

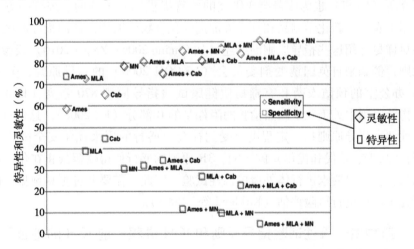

图 6.1　单一体外遗传毒性试验和试验组合的灵敏性和特异性的对比数据（Ames –沙门菌回复突变实验；MLA –L5178Y 小鼠淋巴瘤细胞 tk 基因突变试验；Cab –哺乳动物细胞染色体畸变试验；MN –哺乳动物细胞体外微核试验）

数据来源：Kirkland 等，2005

FDA 2006；Kasper 等，2007；Müller 等，2003）。许多科学家认为，人们对体外遗传毒性试验的结果越来越缺乏信心，需要通过改善体外哺乳动物细胞遗传毒性试验条件价值或引入新的试验方法来提高这些试验的预测能力（Kasper 等，2007；Kirkland 等，2005，2006，2007a；Mac Gregor 等，2000；Muller 等，2003）。在某种程度上，这是由人们希望减少试验中动物使用量的愿望所驱使的。

在欧洲，由欧洲替代方法验证中心（ECVAM）主持的研讨会最终发布了题为《如何减少体外遗传毒性试验的假阳性结果，避免不必要的追加动物实验：ECVAM 研讨会报告》的报告（Kirkland 等，2007a）。此外，国际生命科学研究院（ILSI http：//www. ilsi. org/Pages/AboutILSI. aspx）设立了一个工作小组来处理"相关和追加的体外遗传毒性试验的阳性结果：ILSI – HESI 倡议"（Thybaud 等，2007 a，b）。

有两个主要的国际遗传毒性试验监管指导原则和两个主要的主导监管环境的国际科学进程：

1. 经济合作与发展组织（OECD）试验指导原则
2. 人用药物注册技术要求国际协调理事会（ICH）药物遗传毒性试验指导原则
3. 遗传毒性试验国际研讨会（IWGT）
4. 世界卫生组织（WHO）国际化学品安全规划（IPCS）（Ashby 等，1996）

选择这些指导原则和进程是因为他们一直在推动科学进程（IWGT 和 IPCS）并建立了国际公认的超越国家或地区边界的试验标准（ICH 和 OECD）。其他机构，如隶属于国际生命科学研究院（ILSI）（ILSI http：//www. ilsi. org/Pages/AboutILSI. aspx）的健康和环境安全研究所（HESI）也为改善突变研究的监管提供国际公认的、统筹的方法。本章不关注有关用于农药、新化学制品和食品添加剂的化合物的遗传毒性的指导原则。读者可以参考其他更详尽介绍这些指导原则的综述（如 Cimino 2006；Zeiger 2010）或参考那些特殊的指导原则，例如来自英国诱变剂委员会（UKCOM 2000）的指导原则，美国环境保护局（EPA）办公室的预防农药和有毒物质健康试验指导原则 870 系列（EPA 2008），欧盟（EU）指导原则中关于化学制品检验的附件Ⅴ的 B 部分（EC 2008）。这里有必要说明的是遗传毒性评审指导原则在一定程度上受到社会上盛行的用来优化安全试验中动物使用的3R 原则（减少、替代和优化）的影响。3R 原则的盛行使得欧盟禁止在化妆品研发过程中进行动物实验，只要求进行体外遗传毒性试验。因此，需要通过更具预见性的体外试验来开展研究工作以进行风险评估（Kirkland 等，2008）。

6.1.2 药物遗传毒性试验指导原则和 ICH 进程：前 ICH 的地位及协调遗传毒性指导原则的背景

在 ICH 的三个国家及区域（欧洲、日本、美国）形成了不同的人用新药注册所需要的遗传毒性试验方法，差异存在于具体试验的许多方面。例如，在 1991 年，对欧洲制药公司的一项小规模调查中发现，这三个 ICH 区域之间，在各自国家所监管的遗传毒性试验中有 60 多处差异。到了 1992 年，ICH 遗传毒性专家工作组（EWG）召开第一次会议的时候，这些差异已经导致了制药业的许多问题。随着市场全球化的发展，由于各地区的要求不统一，导致同样的注册文件在一个地区被接纳而在另一地区却被驳回。因此，制药公司为了让新药上市不得不花费时间和精力进行多余的试验。

在欧洲，一些国家已经颁布了各自国家的指导原则。例如，英国卫生与社会事务部（DHSS）曾在 1981 年发布《化学品致突变试验指导原则》（DHSS 1981），在 1989 年发布（DH 1989）其修订版；在 1981 年和 1987 年，欧盟委员会颁布了类似的适用于医药产品的指导原则（EEC 1987）；在日本，遗传毒性试验指导原则已经存在了数年，如日本厚生劳动省指导原则（Japanese Ministry of Health and Welfare guidelines）（JMHW 1984）。在美国并没有专门的药物遗传毒性试验指导原则，但美国 FDA 食品安全与应用营养中心（CF-SAN）曾出台食品和食品添加剂的遗传毒性试验指导原则，即所谓的红皮书（US FDA 1982，1993），而其他美国政府部门，如环境保护局也曾发布过遗传毒性试验指导原则（USEPA，1982a，b）。虽然这些指导原则有许多共同之处，差异也同时并存，在 ICH 进程开始之前，在这一层面上并没有寻求相互融合。这些指导原则是根据相关区域的学术建议编写的，故而它们可以反映本区域的专业技术和经验。但制药企业发现，由于美国没有正式的指导原则，不同的 FDA 评审专家的看法通常是不一致的，这就导致之前所提交的文件在一个部门可能被接受，但当被提交到另一个部门时就不一定被接受了。在日本，被提交的文件资料必须对照本国指导原则进行一致性检查，依据化学品的特征，不允许存在任何细微差别。此外，制药企业很难有机会与机构内的遗传毒性专家接触并讨论具体的材料。据此，ICH 专家工作组（EWG）终于理解了为什么"指导原则"在日本被翻译成"规则"而不是"指导原则"，因为"指导原则"允许根据具体情况适当调整。在欧洲，对于那些不符合其他部门要求的试验方法都会有一些可参考的资料。

如前文所述，一些国际组织从药品监管机构分离出来以协调遗传毒性研究方案，如自 1983 年开始的 OECD 系列指导原则（OECD 1983，1984，1986）。在 ICH 进程启动前，随着包含试验数据分析在内的标准方法的建立，OECD 发布了大多数已被验证的遗传毒性试验指导原则。虽然这些指导原则并非严格用于药物制剂的监管，但它们确实向 ICH EWG 提供了有用的信息。另一个组织就是前文提到的国际遗传毒性试验研讨会（IWGT），它起始于 EWG 活跃时期，是 EWG 深思熟虑的产物。IWGT 以试验方法或方案为重点，汇集了来自学术界、企业和监管机构的科学家来共同审议遗传毒性试验问题并寻求统一的解决方案（Kirkland 等，2007b，C，2011）。除了为遗传毒性试验方案提供建议，IWGT 还鼓励和促进该领域主要领袖之间的合作，并在协调合作方面提供额外的推动力。

在 20 世纪 80 年代初，英国环境诱变剂学会（UKEMS）也发行了一系列有影响力的指导原则类书籍。这些资料所提供的遗传毒性试验的细节包括：试验材料的质量、试验方案以及数据的处理和呈现（UKEMS 1990，1993）。

大多数现行的针对试验组的指导原则的建立前提是，通过现有的体外试验能够识别那些具有潜在遗传毒性的候选药物。这些体外试验将包括沙门菌 Ames 试验以及一项或多项哺乳动物细胞试验。这两种类型的试验都是必需的，因为某些生殖毒素可影响哺乳动物细胞却不会影响细菌。所有的这些指导原则也包含体内试验，以观察这种潜在遗传毒性是否在整体动物中也存在。其方法上的差异来自于核心试验组的关键试验使用什么细胞或使用什么哺乳动物，以及不同试验体系之间的信息是否可以进行比较。像骨髓这种组织的体内试验可能会得出假阴性结果，因为受试化合物或其代谢产物可能永远无法到达这些组织并产生作用。虽然人们现在已经认识到这一问题，但是关于体外实验所获得的阳性结果的指导原则非常少。因此，就需要进行体内试验来进一步验证。

ICH EWG 是由六名代表组成的，其中三名代表分别来自三个 ICH 区域的制药行业协会，另外三名代表分别来自三个 ICH 区域的监管机构。这些代表都得到了他们所在区域的负责协调的专家委员会的支持。继 1992 年 12 月在东京举行的第一次会议之后，已确定这三个 ICH 区域的 11 个有关协调的主要议题。为了阐述这些议题，EWG 同意使用现有最先进的技术，并且，如有需要，将授权使用新的研究方法或数据分析方法来说明这些具体内容。

6.2 ICH S2A 指导原则（1995）

如前所述，ICH S2 指导原则进程开始于 1992 年。到了 1995 年，尽管几年的协商已经过去了，但仍无法使三个 ICH 区域内的国家在药物遗传毒性标准试验组合这一重要问题上达成一致意见。在 1995 年，还不确定能否有机会在可预见的时间内就这一重大议题达成共识。然而，各方一致认为，当时在监管药物遗传毒性试验的许多具体问题已经达成了宝贵的共识，这些成绩不应该被随意抛弃。为此，ICH 指导委员会于 1995 年同意对 ICH 遗传毒性试验指导原则进行分割，并通过不同的进程将其逐步分割为两个最终指导原则。由此，在 1995 年 ICH 进程的第四阶段，ICH 的"药物遗传毒性试验的特殊性指导原则"（简称 ICH S2A）最终完稿（ICH 1995a）。同年，该指导原则便在三个 ICH 区域内全部付诸实施。因为那时的 ICH S2A 仅阐述了已有指导原则中的特殊方面，所以其前言部分仍然提到了欧盟和日本的旧指导原则的要求以及后来美国 FDA 的进程。

该 S2A 指导原则对试验方案和策略问题进行了阐述。具体指导意见总结如下。

6.2.1 方案问题

6.2.1.1 靶组织的暴露

在正式 ICH 指导原则形成前，对靶组织（如骨髓）暴露的监测通常是以该组织某种生物效应为指标，如嗜多染（未成熟的）红细胞生成减少。然而由于其他组织的剂量限制性毒性，即便在接近致死剂量下往往都无法观察到受试化合物的这些效应。成药化合物的毒代动力学方法［如血液或血浆水平（Probst 1994）的研究，或直接检测靶组织，或者将靶组织暴露于放射性同位素标记药物的放射自显影试验］都可以检测到显著的组织暴露，这可能是因为局部的生物标志物比较稳定。大家一致认为，在试验组的体外试验中呈现阴性的化合物，其组织暴露可以从标准的啮齿动物 ADME 试验来推断。而对于那些体外试验组中呈现阳性结果的化合物，则应生成试验专用的毒代动力学数据。如果由于生物利用度低或蛋白结合率高而导致药物在靶组织中无法充分的暴露，则体内试验就没有什么参考价值。

6.2.1.2　不溶范围测试

6.2.1.3　靶浓度和体外细胞毒性试验的理想浓度

对于易溶的无毒化合物，用于细菌试验的浓度上限被定为 5 mg/皿，哺乳动物细胞试验为 5 mg/ml 或 10 mM（以较低者为准）。这些浓度是根据以前的试验数据而设定的。在以前的试验中曾发现，具有某种遗传毒性的致癌物直到把其浓度增加到此上限才能够检测出来。然而，实际上并不需要更高的浓度，因为过高浓度会引起渗透压或其他的改变，这些改变会导致错误的试验结果（见下文）。

EWG 意识到在体外试验的高细胞毒性的药物浓度下，是遗传毒性以外的因素干扰了对遗传学终点的正确评估。这些因素包括细胞凋亡和溶酶体释放核酸内切酶，他们可引起染色体损伤。据此，EWG 提出了多方面的建议：在细菌突变试验中，受试化合物的最高浓度设定旨在显示其毒性，毒性可表现为回复突变菌落数目的减少和/或背景菌苔的消失或减少；对于使用已构建好的细胞株进行的体外细胞遗传试验，在最高药物浓度下所减少的细胞数或培养克隆率应大于 50%；对于使用人淋巴细胞的试验，有丝分裂指数抑制率应高于 50%；在哺乳动物细胞突变试验中，在推荐的最高浓度下应产生至少 80% 的毒性。一项关于数据分析的注意事项被添加到指导原则中，即当存活率低于 10% 时会得到错误的结果。然而，在一个关于获取毒性信息方法的讨论中，人们认为计算克隆率和相对总增殖率才是最可靠的方法。这些药物毒性浓度是根据以前的研究基础得来的，某些遗传毒性致癌物只有在这些浓度下才能够被检测出来。

6.2.1.4　体内染色体断裂剂检测试验的可行性

在 ICH 成立之前，有关体内微核试验与应用分裂中期相分析法的试验的指导原则是不一致的。但大家一致认为，这两种能够检测染色体损伤的试验中的任何一种都是有效的。此外，在外周血检测嗜多染红细胞微核被认为是可以替代小鼠骨髓试验的，因为小鼠的脾脏不会从循环血中清除这种细胞。

100 多个化合物（大多数来自日本实验室）的研究数据再次表明，正常情况下，雄性啮齿类动物完全可以被用于骨髓微核试验（CSGMT 1986）。尽管偶尔可见性别之间存在量的差异（通常雄性比雌性更敏感），但罕见质的差别。这些差异与毒代动力学或代谢差异有关。因此，大家一致认为，如果在毒理学试验中也存在这种差异，则两种性别的动物都应该使用，否则只用雄性动物就可以了。如果受试药物是性别专属的，则应选择相应性别的动物用于试验。人们希望，这些说明能够节约一些动物资源。

大多数微核试验的数据已经从小鼠试验中获得，但是此时 S2A 指导原则正在草拟过程中，人们认为来自大鼠微核试验的证据也是充分的，因此，确定了两种动物都可以被用于试验。大鼠被认为是适合用于试验的动物，因为大多数啮齿动物的毒理学试验都选择使用大鼠。因此，常规的 ADME 数据也可以帮助解释和验证微核试验。人们认识到，具有种属特异性的生殖毒素比较少（如 Albanese 等，1988）。因此，对于这部分内容，EWG 认为如果未来积累到更多的这类数据，则使用一个或多个物种用于体内微核试验的这一决定可能需要重新修订。

6.2.2 策略问题

6.2.2.1 细菌突变试验使用基本菌株

人们认为用于细菌突变试验的标准菌株应该具有能够检测到碱基替换和移码点突变的特性。常规的沙门菌株突变试验的靶基因，如 TA1535/TA100（检测碱基替换）和 TA1537/TA98（检测移码变更），涉及 G－C 碱基对突变。有证据表明，某些可引起氧化性损伤的诱变剂会优先突变 A－T 碱基对（如 Wilcox 等，1990）。因此，有人建议所有含有 A－T 突变靶基因的菌株，如鼠伤寒沙门菌 TA102 或大肠杆菌 WP2 trpE 菌株，都应该被纳入到标准菌株中。由日本厚生劳动省提供的与 EWG 共享的 5526 个化合物的数据库分析表明，7.5% 的细菌诱变剂确定为大肠杆菌 WP2 uvrA 突变，而不是 4 个标准的沙门菌株。这些化合物被认为可能具有某种生殖毒性。

6.2.2.2 进行遗传毒性试验的时间安排

遗传毒性 EWG 与 ICH 联合制定了 M3 指导原则，明确了指导临床药物试验的临床前安全性研究。大家一致认为，在人类首次接触药物之前，一般都需要在体外进行基因突变和染色体损伤的评估。若结果不确定或呈阳性，则应该进行补充的试验。在 II 期临床研究开始之前，应该完成遗传毒性标准试验组合。

6.2.2.3 体外试验结果评价指导原则

EWG 发现，所有的遗传毒性试验都会产生假阳性和假阴性的结果。在体外出现假阴性结果的原因是体外缺乏代谢活化系统，缺乏遗传毒性靶点（例如，在哺乳动物细胞中有参与细胞分裂的细胞器，而细菌细胞中却没有）等等。设计试验组合就是为了解决这些问题。早在起草 S2A 指导原则时，就已经知道存在体外哺乳动物细胞试验因某些原因而产生过多假阳性结果的问题。因此，S2A 原则尽可能明确试验条件，说明试验缺陷，为解释这些试验结果提供指导原则。下面列举出在解释试验结果方面提供的各种帮助：

1. 强于阴性对照或溶媒对照的效应是否可以被认作遗传毒性反应？
2. 该效应是否具有浓度依赖性？
3. 那些作用微弱的、不明确的效应是否可被重复？
4. 阳性结果是否是体外特有的代谢活动途径的作用结果？
5. 该效应是否可以归因于那些在体内不会出现的体外极端培养条件？例如，极端的

pH、渗透压等等。

6. 对于哺乳动物细胞而言，该效应是否只能在存活率极低时才能观察到？

7. 该阳性结果是否由杂质所引起？（可能是这种情况，即如果化合物不具有预警结构，或者其诱变作用微弱，或者仅在很高的浓度下才能表现出诱变作用）

8. 在某一既定的遗传学终点所获得的结果是否与同一化学类别的其他化合物所获得的结果一致？

本指导原则的要点是要表明，在体外试验中所观察到的突变的增加或受损染色体数目的增加并不总是意味着受试化合物具有遗传毒性。应该综合分析这些结果，并且要对结果进行生物相关性评价。

本指导原则对体外试验阴性结果给出了进一步指导，具体如下：（1）化合物的结构或已知的代谢过程是否提示可能缺乏标准技术以及需要对 S9 组分进行修改？例如，使用 S9 仓鼠来筛选重氮化合物。（2）化合物的结构或已知活性是否提示应该使用其他更合适的方法？

6.2.2.4　体内试验结果评价指导原则

EWG 认为，尽管在各发展阶段都在使用转基因方法进行突变试验。当时可选用的有效的体内试验的数目仍然是有限的，尤其是没有有效的体内遗传突变试验。

如果化合物在体外试验中得到了阴性结果，那么再进行骨髓或外周血的细胞遗传试验就足够了。但是，如果某些体外试验表现出了显著的生物学效应，那么就需要进一步的体内试验。人们也承认，由于并不理想的暴露导致细胞遗传试验的灵敏性不甚理想。因此，这个追加的试验应该在骨髓以外的组织进行。可考虑离体肝脏非程序 DNA 合成（UDS）试验、DNA 链断裂试验和 ^{32}P 合成后标记研究。如果体内和体外试验的结果不同，那么应该具体问题具体分析。

该指导原则规定，对化合物遗传毒性潜力的评估应将全部试验结果考虑在内，并且应该认识到体外和体内试验的价值和局限性。因此，有几个问题在 S2A 指导原则出台后尤为突出。经过两年多的协商，在一些新的实验数据的支持下，才在标准试验组合的确定和体外试验方案的选择方面达成共识。

6.3　ICH S2B 指导原则（1997）

虽然 ICH S2A 指导原则已经付诸实施，ICH 的遗传毒性专家工作组（EWG）仍继续致力于药物遗传毒性标准试验组的协调统一。正如前文所提到的，在日本不要求进行体外细胞突变试验，因此，日本的实验室没有将这种试验纳入标准试验组。为此，日本国立卫生科学研究所（国立卫生研究院）和日本制药工业协会（JPMA）开始使用 L5178Y 细胞进行小鼠淋巴瘤试验（MLA），特别是以此试验作为体外染色体畸变试验的替代试验。总共选择了 40 个化合物作为研究对象，其中 33 个化合物在体外染色体畸变试验中呈阳性，但细菌突变试验呈阴性。这 33 个化合物中有 19 个在 MLA 试验中呈阳性，6 个趋于中间值，8 个呈阴性。一些在染色体畸变试验中呈阴性的化合物仅在取样时间延长至 24 小时的时候才呈现阳性反应，它们当中有的是核苷类似物或多倍体诱导剂，其靶点在细胞中而不在 DNA 中，并且需要延长暴露时间才能发挥作用。因此，其中一组化合物重复进行了 MLA 试验，将其暴露时间从正常的 3~4 小时延长到 24 小时 [由于缺乏大鼠肝表面抗原 - 9（S9），并且 S9 毒性需要细胞经过长时间孵育才能表现出来]。其中有 10 个化合物在 24 小时的 MLA 试验中呈现阳性结果。该结果表明，只要 MLA 试验的采样时间除正常的 3~4 小时外还包含 24 小时，则 MLA 试验可以被用来检测染色体断裂剂，并且与体外哺乳动物细胞染色体畸变试验具有同等效力（Honma 等，1999）。在 1997 年 7 月的 EWG 第 17 次会议上，也就是举行布鲁塞尔 ICH 第四会议的时候，EWG 专家们经过进一步协商，共同探讨，交换意见，最终确立了有关"药物遗传毒性标准试验组"（ICH S2B）的第二个指导原则。

6.3.1 标准试验组合

下面罗列了由 EWG 确定的标准 3 项试验组合。该组合需要两个体外实验，其中一个是细菌基因突变试验（ICH S2A 指导原则定义）；另一个是哺乳动物细胞染色体损伤试验（可以是体外染色体畸变试验或是体外小鼠淋巴瘤细胞 tk 基因突变试验）。这些试验对于研究那些靶点根本不在细菌细胞内的生殖毒素的分子机制是必需的。使用啮齿动物造血细胞进行的体内染色体损伤试验完善了这一试验组合。该试验可以是骨髓细胞的染色体畸变试验，也可以是骨髓未成熟红细胞或外周血红细胞微核试验。体内试验拥有体外试验很难模拟的影响因素，如吸收、分布、代谢和排泄，这些过程可能会影响受试化合物的遗传毒性。EWG 认为有新的试验方法正在研究发展中，特别是体外微核试验，它可以作为未来检测染色体损伤（和非整倍体）试验的替代方法。

标准 3 项试验组合：

1. 一项细菌基因突变试验。

2. 一项使用哺乳动物细胞进行的体外染色体损伤的细胞遗传学评估试验，或体外小鼠淋巴瘤 tk 基因突变试验。

3. 一项使用啮齿动物造血细胞进行的体内染色体损伤试验。

对于该 3 项试验组合中试验结果为阴性的化合物，可以充分证明其没有遗传毒性。然而，EWG 认为可能有些化合物需要使用不同的试验组合。如符合下述五个条件则需要使用改进的试验组合：

需要使用变更试验组的情况：

1. 细菌使用的限制。

2. 化合物结构提示具有遗传毒性，但在标准试验组中结果为阴性的化合物。

3. 标准体内试验的使用限制。

4. 追加的用来确定致癌作用方式的遗传毒性试验。

5. 具有独特化学结构的化合物类别。

在第一项中，当受试化合物对细菌有很强的毒性时（如抗生素），或当受试化合物的作用靶点只存在于哺乳动物细胞中而在细菌细胞中不存在时，细菌试验的评估价值会受限。因此，对于这样的化合物，EWG 建议两种类型的哺乳动物细胞试验都应该做，即基因突变试验和染色体损伤试验。然而，因为一些生殖毒素即使在非常低的浓度下依然能诱导细菌细胞发生可检测到的突变（如，硝基呋喃类抗生素），所以仍需进行细菌突变试验。

对于具有已知遗传毒性示警结构，并且在标准试验组中得到阴性结果的化合物，建议进行有限的补充试验。这可能包括依据任何其他化学类别的特定信息来适当修改试验方案，如改变 S9 组分。

如果已知某受试化合物在体内难以吸收，则标准体内试验组是不合适的，因为药物极少或没有暴露于靶细胞，那么建议进行全部的体外试验，同样包括基因突变和哺乳动物染色体损伤试验。

在某些情况下，化合物在大鼠和/或小鼠的寿命的研究中引起致癌作用，其作用方式可能是通过遗传毒性。偶尔，这样的化合物会在标准试验组得到预测的阴性结果。专家们一致认为追加的遗传毒性研究可能有助于阐明其致癌作用的机制。这样的研究可能涉及改进的体外试验［如，离体肝脏非程序 DNA 合成（UDS）试验；^{32}P 后标记法检测 DNA 加合物］；针对靶器官致癌作用的体内遗传毒性试验；或转基因小鼠基因突变试验。

在极少数情况下，独特化学类别中的全新化合物会被提交评审。对于这样的化合物，标准试验组可能无法完全确定其有无遗传毒性，需要通过追加试验来进一步验证。

6.3.2　体外试验和验证性试验的标准程序

S2B 指导原则也规定了包含验证性试验在内的体外试验标准程序。它就像进行良好的科学实践那样，不管最初的试验结果如何，其结果都应该通过相同的试验，使用相同或改进的方法再次得到证明。EWG 推断常规试验体系的技术发展状况应该是这样的：方案是明确的、标准化的、可理解的和很好控制的。因此，对于不确定的结果往往需要通过优化代谢、活化条件和改变试验浓度范围等优化方案来进行重复试验，而对于那些明显呈阳性或阴性的结果则不需要重复。对于阳性结果，由实验发起者来决定结果是否确定。对于阴性结果，建议对突变试验采用范围确定试验来确定重复要素。据此，除了使用范围确定试验来确定浓度的选择外，还可以在主体试验中增加诱导突变试验来进行诱变评估。如果两者结果都为阴性，则认为可以充分确定该结论。对于体外细胞遗传试验，人们认为该方案应具有合适的内在确定因素，例如，在不同的暴露时间采样。该方案还强调，合适的小鼠淋巴瘤试验应包括菌落大小的测量，以便区分大菌落突变株和小菌落突变株，大菌落突变株主要来自于点突变，而小菌落突变株则主要来源于染色体损伤。

这段时间以来，人们认识到 S2A 和 S2B 两个 ICH 指导原则应该放到一起研究和使用。另外，自 1997 以来，在 ICH 区域内，这两个指导原则完全取代了之前的药物遗传毒性指导原则。

6.4 ICH S2A 和 S2B 指导原则在 ICH 区域内的使用经验

ICH S2A 和 S2B 中的标准试验组和试验方案的确立以及 1997 OECD 指导原则的制定，为遗传毒性系列试验获得国际认可迈出了重要的一步。然而，依然存在的两个难题是：(1) 体外染色体断裂试验 L5178Y（小鼠淋巴瘤细胞）tk 基因突变试验（MLA）持高不下的阳性率；(2) 同一监管部门内部以及不同监管部门之间对阳性结果的追加试验要求有差异，包括需要根据临床来优化的采样时间、试验数据的类型和数量。

如上所述，据 1999 年美国医师案头参考资料（Physicians' Desk Reference, PDR）的数据，352 个市售药品中有四分之一（不包含预期具有遗传毒性的药物，如抗癌药物、核苷以及类固醇和生物制品）的体外染色体畸变试验或 MLA（Snyder 和 Green，2001）试验的结果呈阳性。啮齿动物致癌性试验缺乏预测值和低特异性的问题前文已经详述（参见 Kirkland 等，2005；Matthews 等，2006a，b）。虽然在 1992 年的 IWGTP 研讨会之后，更多的标准试验方案以及在 OECD 指导原则（1997）与 ICH S2A、S2B 指导原则（ICH 1995a，b，1997）最终确定期间已落实到位，但其高阳性率的现象却一直没有明显改变。由德国联邦药物与医疗器械研究所（BfArM）的 P. Kasper 提交给德国监管机构的数据分析表明，从 1995—2005 年，596 个化合物中有 181 个化合物（即 30% 的药物）在至少一个体外染色体畸形试验（染色体畸变或 MLA）中呈阳性。此外，PDR 中的药物试验被推广到更多的申报要求中，并且在 2005—2006 年间高阳性率的现象一直没有变化。对 545 个市售药品的数据分析报告（1999—2008 年间的 PDR 信息）再次汇报了体外哺乳动物细胞试验 19%~26% 的阳性率（Snyder 2009）。日本监管部门的科学家也报告了类似的情况。

对于制药企业来说，这意味着，某些情况下，在开发化合物所要求的研发过程中或包含大量动物试验在内的追加试验中，有前景的药物在减少。ICH S2 指导原则为评估阳性结果的显著性提供了参考，但是对哺乳动物细胞试验数据仍缺乏统一的监管意见。在某些情况下，虽然结果可表明 p53 +/− 小鼠致癌试验呈阴性（Jacobs 2005），制药企业仍然被要求在重复剂量的临床试验前进行转基因小鼠致癌试验，从而造成过度的拖延（Jacobson - Kram 和 Jacobs，2005）。FDA 发布了"整合"遗传毒理学试验结果的内部指导原则，指导评审专家对那些探讨机制或作用方式的追加试验进行评估，而不要求必须做细胞转化试验或致癌试验（Jacobson - Kram 和 Jacobs，2005；US FDA 2006）。但是监管要求的差异依然存在。

体外哺乳动物细胞试验只能反映对 DNA 的间接作用，这一事实早已明确。尽管 pH 值和渗透压被改变的问题一直很突出，但它们都不会直接损伤 DNA。在 20 世纪 80 年代就对该现象进行了报道，并且控制 pH 值和避免增加渗透压（不超过 10 mM）的正式提议自 20 世纪 90 年代初就已付诸实施。有许多作用方式似乎都呈现间接作用，如抑制 DNA 合成，与毒性和能量代谢相关的非特异性作用。据推测，非共价结合（插层）和拓扑异构酶的潜在抑制作用在化学物质造成的染色体损伤中起到重要作用，而该作用不直接损伤 DNA（Snyder 2010）。这些间接作用可能存在一个阈值，低于该阈值时这些机制不能启动，因而在体内的药理条件下一般不会发生。已知不损伤 DNA 并且与啮齿动物致癌性数据不相关的化合物的高阳性率导致了人们对体外哺乳动物细胞试验缺乏信心。

据 IWGT、ECVAM、ILSI – HESI 和其他团体推测，随着研究策略的补充和新试验方法的发掘，在 ICH S2 指导原则制定前的这些努力，通过收集数据和对现有试验进行评估，以达到对试验方案和研究策略的不断优化（如 Kirkland 等，2007a；Thybaud 等，2007a，b）。人们开始付诸努力更新 ICH S2 指导原则以使其可以再使用 10 – 15 年。

6.5　ICH S2（R1）：修订 ICH S2A 和 S2B 指导原则的原因

遗传毒性试验 ICH 指导原则经过 10 年的实施，人们认识到遗传毒性试验和结果分析的改进需要一个持续的进程。这一进程开始于 1999 年，结束于 2006 年，促成了 ICH《人用药物遗传毒性试验和数据分析指导原则》的起草（ICH 2008）。要求修改 ICH S2 指导原则的原始声明，于 2006 年夏天被提呈给 ICH 指导委员会。现为感兴趣的学者转载如下：

6.5.1　修订 S2A 和 S2B 指导原则的 ICH 概念性文件（2006）

6.5.1.1　待解决问题/内容的声明

遗传毒性试验在很大程度上依赖于短期试验，因此，新的专业知识倾向于迅速发展。此外，对不同的遗传损伤类型与不同的诱变机制之间的关联以及对自然科学的理解也在逐步提升。有关遗传毒性的 ICH 指导原则分别在 1995 年（S2A）和 1997 年（S2B）出台。从那时起，新的试验方法得到了开发并且获得了丰富的体外、体内遗传毒性试验数据，这些都为原有的指导原则增加了指导价值。新试验方法包括用来发现具有遗传毒性的化合物（断裂剂和非整倍体诱变剂）的体外微核试验和适用于体内各种组织（如检测 DNA 链断裂的彗星试验）和转基因突变模型的试验。

S2B 指导原则规定的体外哺乳动物细胞试验不能完全检测出非整倍体诱变剂。因此，体外微核试验可以提供一个比现有模型更易于检测出这类重要的生殖毒素的方法。在 S2B 指导原则中所推荐的首选的体内试验方法是检测骨髓染色体损伤的试验，而对于体外试验呈阳性的化合物的追加试验则首选肝脏 DNA 修复试验。这两种试验方法在当时是仅有的有效模型，但是，它们不可能反映出那些具有组织特异性的遗传毒素。因此，将新的体内试验用于药物所选择（或高暴露）的组织（例如，在口服给药的情况下胃肠道就是生殖毒素的作用部位）将为体内遗传毒性风险提供更为有效的评估。

近几年，在试验监管中出现的另一个严重的问题是高阳性率，尤其是在 S2B 指导原则所规定的体外哺乳动物细胞试验中，如小鼠淋巴瘤试验和染色体畸变试验。这些体外试验的许多相关性分析被反复讨论，并且要求进行追加的体内试验和/或机制研究。最近的几项评审确定了这两个体外试验模型都存在灵敏性过高和缺乏特异性的问题（Kirkland 等，2005；Matthews 等，2006a，b）。更合理的试验条件和遗传毒性数据分析是需要通过新技术的应用和/或现有模型/方法的优化或通过去除这种试验要求来实现的。

修订 ICH S2A 和 S2B 的意图是实现多个目标。首先，通过改善现有规程和阐明阳性结果情况下的追加试验来减少试验中动物的使用数量（限制作为阳性对照的动物数量）。其次，通过改善基于遗传物质发生改变的致癌风险评估方法，来避免或者更恰当地处理/分析无关试验结果，以减少药物研发初期的障碍。最后，改善和促进对追加试验标准的国际认同，以及对遗传毒性试验组合中阳性结果（特别是来自于体外试验的阳性结果）分析标准的国际认同。

6.5.2 新的 ICH 指导原则 S2（R1）

ICH 专家工作组（EWG）同意以几个基本原则为基础，将人用药物遗传毒性指导原则 ICH S2A 和 S2B 合并为一个 ICH S2（R1）指导原则。这些都是建立在良好的传统基础上，并被用于 ICH 和 IWGT 进程中的指导原则。

1. 在设计试验组的过程中，对关乎人类健康的化合物的预测是十分重要的。在过去，试验或试验方案因其可以预测啮齿动物致癌作用而被选择。虽然我们还没有好的可以用来代替啮齿动物致癌试验的方法，但是我们可以将预测信息考虑在内，这些预测信息可以帮助确定一个特定的致癌物主要是通过遗传毒性机制（提示对人类可能存在潜在风险）来起作用，还是通过非遗传毒性机制（很有可能有一个阈值并最终被认为对人类没有潜在危害）来起作用。短期的遗传毒性试验对于识别这些啮齿动物致癌物没有太大的作用。

2. 最初的 ICH 指导原则确认，试验组主要是为了发现潜在的遗传毒性致癌物质，然而，这样做也将防范潜在生殖细胞诱变剂的伤害。所有已知的生殖细胞诱变剂在骨髓染色体损伤试验中都呈阳性（Adler 和 Ashby 1989；Shelby 1996；Waters 等，1994；Holden 1982）。

3. 在选择适用于试验组的试验或试验条件方面，我们应该将试验组中所有的试验方法考虑在内。也就是说，没必要要求每一个单个的试验能够检验出所有的遗传毒性物质或有致癌作用的化合物，除非试验组所要求的另一个试验能够做到。

4. 我们需要减少对体外试验的依赖，特别是对那些根据危害识别原则在某些极端条件下进行的哺乳动物细胞实验，更多的考虑那些可以为人类风险评估提供更有用信息的，在更现实的条件下进行的，可以用来识别潜在遗传毒性的试验或方案。

5. 异常情况不应该影响到试验组或者试验方案的设计。例如，如果要通过某些试验或优化的方案来检测核苷类似物，那么就需要专门的试验策略，但是不需要改变可以有效地检测所有其他已知生殖毒素的试验策略。

6. 试验组应始终包含细菌基因突变试验和哺乳动物细胞遗传毒性试验。当试验组的概念首次被提出时，支持哺乳动物细胞试验的依据来自两方面：一方面是根据许多生殖毒素在哺乳动物细胞试验中可以被更有效地检测出来的试验观察；另一方面是根据这样的原则：既然许多药物以哺乳动物细胞为作用靶点，那么遗传毒性对哺乳动物细胞的特异性就很有可能存在。但二者均与哺乳动物细胞试验是在体外还是体内进行无关。传统的试验组包括细菌基因突变试验和哺乳动物染色体损伤试验，其依据是：（1）结合细菌突变试验和体内染色体损伤试验来预测大多数已知的人类致癌物（Shelby 和 Zeiger 1990；Tinwell 和 Ashby 1991）以及与其密切关联的啮齿动物致癌物（Matthews 等，2006a，b）的试验观察；（2）考虑两个因素：①可在哺乳动物细胞中而非细菌细胞中检测到的在肿瘤生成和可遗传突变中发生的大量遗传事件；②许多药物都以哺乳动物细胞为靶点。然而，在实践中，只有少数化合物可以在哺乳动物细胞中被更有效地检测出来，并且它们都不是典型的药物（如金属）。许多研究已经得出明确的结论，在 Ames 试验中增加更多的体外试验并不会提高对啮齿动物致癌性的预测能力（Matthew 等，2006b）。

7. 重申最初的 ICH 试验组背后的哲学问题，哺乳动物细胞基因突变试验在试验组中并不是必须的部分。MLA 试验被认为可以完全替代体外染色体断裂研究。然而，有些化学物质诱导突变的作用较强，另一些化学物质诱导大规模染色体损伤的作用较强，这两个观察指标的特异性（"基因诱变剂" vs "断裂剂或非整倍体诱变剂"）已被反复检验多次，却始终没有找到令人信服的证据。对啮齿动物致癌性的预测，最准确的阳性预测仍然是 Ames 细菌突变试验。所有已知的啮齿动物生殖细胞诱变剂在啮齿动物骨髓细胞遗传学试验（染色体断裂试验或微核试验）中都是可以检测到的（见上文）。

8. 既然与 ICH 指导原则并行的 OCED 指导原则，在 90 年代初期被制定出来以指导遗传毒性试验，并且试图建立适合应用于所有类型化学物质（工业、农业、医药）的遗传毒性试验的方法，那么很显然，药物试验的某些特性可以证明专门为药物进行的这些修改是合理的，并且指出了与现有 OECD 指导原则的区别以及证明了修订的 ICH 指导原则的合理性。

新的 ICH S2（R1）指导原则最终由 ICH 专家工作组（EWG）（核心成员 Philip Bentley，Sheila Galloway，Jerry Frantz，Makoto Hayashi，Masamitsu Honma，David Jacobson - Kram，Peter Kasper，Lutz Müller，Timothy Robinson，Shigeki Sawada，Veronique Thybaud，Jan - Willem van der Laan，Akihiro Wakata）制定完成。并且于 2008 年初在欧洲、日本和美国三个 ICH 区域内发布以征求意见。继美国 FDA 内部问题解决之后，这个指导原则最终于 2011 年底在 ICH 进程中被采纳，现在已经在各 ICH 区域内被广泛使用。

接下来，修订后的 ICH S2（R1）指导原则的主体原则将会被提出来进行讨论。人们意识到，这些原则将引起遗传毒理学试验及其在新药评审中的使用发生变化。我们可能会看到遗传毒理学的作用是指引，而不是遵循这些原理来进行药物试验。

1. Ames 试验在试验监管中仍然是基本的和必不可少的。然而，在一个独立试验中没有必要重复完全阴性的 Ames 试验。

哺乳动物细胞和细菌在代谢和 DNA 修复过程中存在某些差异，尽管这些差异很明确，却没有合适的可以替代细菌回复突变试验（Ames 试验）的其他试验方法。Ames 试验因其操作异常简便，跨实验室稳定，以及预测诱变致癌物准确的特性而成为应用最广泛的遗传毒性试验方法（Gatehouse 等，1994；Kirkland 等，2006；Tennant 等，1987）。据此，倘若给予合适的代谢途径，则化学物质造成 DNA 损伤并且诱导突变的能力，作为引发肿瘤的重要先决条件更容易在细菌中被检测到。这一推理似乎具有合理性。

2. 批准用体外微核试验替代体外染色体畸变试验和小鼠淋巴瘤 tk 试验。

持续多年的对方案进行评估和确认的具体行动意味着体外微核试验已经达到了非常可靠的状态，已经可以与利用 L5179Y 细胞进行的小鼠淋巴瘤 tk 试验或使用各种细胞系或人类淋巴细胞进行的染色体畸变试验相媲美（Corvi 等，2008；Lorge 等，2007；OECD 2010）。因此，在监管国家中，体外微核试验可以与这些试验互相替代来使用。在非监管活动的早期阶段，许多企业实验室已经利用体外微核试验筛选遗传毒性，这将促使早期的非 GLP 筛选活动直接过渡到监管 GLP 试验阶段。

3. 对药物暴露数据的广泛审查表明，对于体外哺乳动物细胞试验中无毒的化合物，1 mM 的浓度（而不是 10 mM）已经足够了。

传统上，遗传毒性的体外试验，被认为是在体内试验之前为了进行风险鉴定或风险评估而开展的危害识别试验。从这样的角度来看，体外试验的目标往往能达到最大灵敏度，在细胞培养中使用的用来检验无毒化合物的受试物浓度上限是 10 mM（或者 5 mg/ml）。据悉，这个水平代表了在暴露于体内组织的最坏情况下的假设，例如在胃肠道局部高剂量的暴露，最大生物利用度和高剂量的全身暴露。这个上限也是从早期的众多试验中得到的，因为某些具诱变作用的致癌物需要达到如此高的浓度才能引起哺乳动物细胞的体外染色体损伤（Scott 等，1991）。因此，很多时候，由于在遗传毒理学和诱发突变中的随机因素，体外试验的阳性结果被看作与体内长期的低剂量的暴露有潜在关系。在当时比较占优势的观点是：在遗传毒理学和诱发突变中，量－效关系完全呈线性。然而，随着时间的推移，越来越多的应用科学证据证明了遗传毒性在许多方面都表现为非线性。既然我们对人体长时间暴露于低剂量药物的风险感兴趣，那么应该尝试通过剂量最大化来弥补遗传毒性试验的短期暴露的缺陷。基于这一研究思路，体外试验使用相对高的剂量可以被证明是合理的。然而，通常在体内永远不会达到这种浓度和毒性条件，也不会触动间接遗传毒性机制（Pottenger 等，2007）。尤其对于药物，在体内很少会达到如此高的暴露水平。因此，我们对体外试验阳性结果的判断产生了怀疑。事实上，在许多情况下，体外遗传毒性试验的证据引起了广泛的体内试验的评估。然而，这些评估一直没能得出可以让药物评审接纳的结论。另外一个结果是，在浪费资源和时间进行追加试验之前，就终止了潜在有效药物的开发。体内试验和风险评估的要素是，将获得阳性结果的体外试验的暴露浓度和体内条件下能达到的暴露浓度进行比较。在此前提下，人用药物所能提供的最合理判断依据是省略人体内的药物暴露试验，而在动物体内通常使用大剂量范围的药物暴露进行试验。

1 mM 的有害元素的浓度限定，高于已知药物的临床暴露浓度（Hardman 等，2001），包括组织内的浓度，也高于临床前体内研究通常可以达到的水平。但某些药物需要很高的临床暴露剂量，甚至可能高于 1 mM 的限制，例如核苷类似物和某些抗生素（Hardman 等，2001）。虽然，与现有药物的效力比较这个限制可能会对申办方有利，但是，只有最终的体内试验才能确定该限制是否与人体安全具有相关性。

4. 对于来自于体外哺乳动物细胞试验的越来越多的不相关阳性结果的担忧，将会通过限制体外染色体畸变试验和微核试验的细胞毒性水平"不超过 50%"来平衡。也就是说，当细胞毒性大于 50% 时，没必要进行体外染色体畸变试验和微核试验。这个提议得到了大量试验结果的支持，这些试验结果来自于制药企业的体外危害识别试验和体内风险评估试验。

有些遗传毒性致癌物只有在可引起一定程度的细胞毒性的浓度下，在体外遗传毒性试验中才能检测到。特别是使用集落形成试验检测时，一般只有在中等毒性水平的浓度下，DNA 损伤剂才能够被检测到（如在染色体畸变试验中，增殖减少 30% 时取样可以检测到）（Greenwoodet 等，2004）。随着细胞毒性的增加，某化合物或其代谢产物所引起的非直接损伤 DNA 的机制也可能导致阳性结果的产生，这些结果与细胞毒性有关而不是遗传毒性。这种间接诱导的 DNA 损伤（继而损害非 DNA 靶点）很有可能在高于某一浓度阈值时发生。因此，人们预测在较低的药理浓度下细胞周期不会中断。

在细胞遗传学试验中，弱染色体断裂剂（已知致癌物）在细胞数目减少不超过 50% 时甚至也会得到阳性结果。另一方面，不引起 DNA 损伤、致突变或致癌的化合物在毒性浓度下也可以引起染色体断裂。对于使用细胞系进行的细胞遗传学试验，测量随时间变化的细胞增殖率［检测培养过程中与对照组相比较的细胞数目的变化，如群体倍增法（PD）］已经被证实是检测细胞毒性的有效方法。因为，众所周知，仅依靠细胞的绝对数目会低估细胞毒性（Kirkland 等，2007a）。对于淋巴细胞培养，人们认为有丝分裂指数（MI）的抑制率不超过 50% 也是足够的。

对于体外微核试验，限制不高于 50% 的细胞毒性也是合适的。并且，对于体外微核试验，因为是在有丝分裂间期进行微核计数，所以证明细胞增长经历了细胞周期是尤为重要的。具体可以使用细胞松弛素 B 允许核分裂而不是细胞分裂，以便微核能够用双核细胞计数（淋巴细胞计数的首选方法）。证明细胞增殖的其他方法包括上文所述的细胞数目随时间增加的群体倍增法（PD），该方法可用于细胞系（Kirsch - Volders 等，2003a，b；Lorge 等，2008；Fellows 等，2008）。

对于小鼠淋巴瘤 tk +／- 试验（MLA），合适的灵敏度可以通过限制最高浓度到接近 20% 的相对总增殖率（RTG）的方法达到。该方法对软琼脂和微孔法均适用。这个限定是根据已公布的数据得出的，这些数据使用了由 Moore 等（2006）所描述的最新标准。在这些数据中发现，极少数化学物质只有在浓度小于 20% RTG 时，MLA 试验才呈阳性，并且它们是啮齿类动物的致癌物。在这一限定范围内，具有遗传毒性的致癌作用缺乏有说服力的证据。人们的共识是，当突变的增加低于 20% RTG 时，分析结果必须谨慎，而如果突变增加率≤10% RTG 时，则不可以被认定为阳性结果（Moore 等，2006，2007）。由于 MLA 试验中很难获得近乎精确的 20% 的 RTG 数值，对于会产生毒性的化合物可以采用 10%~20% 的 RTG 范围进行有效的试验。

总之，在分析以增殖率或存活率的减少来评价的阳性结果（如：细胞遗传学试验中超过 50% 或 MLA 试验中超过 80%）时一定要谨慎。在细胞毒性或克隆培养条件下的细胞可能会产生更高的敏感性，这是大家所公认的，但是也增加了不相关的阳性结果的风险（Kirkland 等，2007a）。可以设计遗传毒性试验组来确保合适的灵敏度，而不必依赖单一的高细胞毒性条件下的体外哺乳动物细胞试验。为了获得合适的毒性范围，在较广浓度范围内进行的初步浓度范围预试验，是行之有效的。但是，对于遗传毒性试验，使用间隔比较小的多个浓度（小于 10 的平方根的稀释度）通常是相当关键的。额外的浓度也可以使用，但并非所有的浓度都需要被用于遗传毒性评价。没有预料到的是：在大量的试验中细胞增殖率都刚好减少了 50% 或 RTG 刚好减少了 80%。

5. 因为通常使用啮齿动物重复剂量的毒性试验来进行药品毒性检验，并且不再要求进行啮齿动物高剂量下的急性毒性试验，所以如果可行的话，遗传毒性的评估（例如骨髓微核试验或其他组织/终点的体内试验）应整合到啮齿动物重复剂量毒性（RDT）研究中，以优化动物的使用。

6. 对遗传毒性标准试验组的选择，被扩展到可以选择观察两个组织中的遗传毒性损伤的体内试验，而不是哺乳动物细胞体外试验，然后再做一个体内试验（图 6.2）。

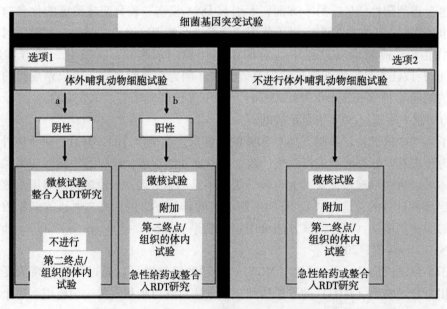

图 6.2　遵照 ICH S2（R1）的药物遗传毒性标准试验组的两个选项

结合各自的 ICH 致癌性指导原则（见网址：http：//www. ich. org），ICH 遗传毒理学指导原则为遗传毒性和致癌试验设定了新的标准，对它们的评估和结果分析适用于全世界大多数国家。

6.5.3　ICH S2（R1）的地位：从 ICH 和其他进程中获得的经验

上述对 ICH S2（R1）第 2 阶段指导原则的评论来自于群体。这些评论主要集中讨论的问题是：减少体外试验的最高浓度是否合理，选择不包含体外哺乳动物细胞试验，但是包含追加的体内的试验组合能否被批准。美国监管机构中，主要是参与建议 FDA 如何测试与评估药物遗传毒性的科学家持反对立场。在 2009 年初，来自美国多个地区的 FDA、美国环保局（EPA）和美国农业部（USDA）的一些评审专家发表了一篇题为《遗传毒性试验当前和未来的应用：体外哺乳动物试验的作用和价值》的评论（Elespuru 等，2009）。事实上，ICH 专家组认为，尚未得到充分、独立评论的新的 ICH S2（R1）指导原则，将与服务了数十年的良好、健全的试验原则相冲突，并且以这些尚未经验证的概念和试验方法取代这些良好的试验原则将不利于药物评审。他们总结说："在出现严格的科学证据和广泛的赞同来证明其他方法更优良之前，用谨慎的方法进行风险评估，并保持当前合适的试验标准，这种做法是合适的。"（Elespuru 等，2009）。因此，在 2009 年中的 ICH 专家工作组（EWG）会议中，因美国 FDA 代表要搁置对新的 ICH S2（R1）指导原则进程第 4 阶段的签署，局势陷入了僵持。尽管 ICH 的其他监管机构与执行 ICH S2（R1）进程和成果的制药企业之间达成了广泛的认同，这种局面还是发生了。因此，这种情形并不是 ICH 的 S2 指导原则所独有的，而是在 ICH 进程中的其他指导原则中也经常出现。人们应该还没有忘记，在 20 世纪 90 年代中期，这个异议是把原计划单个的 S2 指导原则分成两部分的主要原因。最终，由于待签署的 ICH S2（R1）指导原则进程第 4 阶段的预备过程，加上其他方面的广泛认同和同一部门内（FDA）某些成员的异议，这一状况作为只能由 FDA 在"问题解决过程"中内部控制的问题出现在 ICH 层面。为了尽可能地解决这一内部冲突，在来自学术界、其他政府机构和监管当局的专家组到来之前，美国 FDA 在 2010 年 1 月举办了一次专家会议来审查这个问题。

虽然大多数参会专家赞同 ICH EWG 的提议，美国监管组织（由 FDA、EPA 和 USDA 的科学家组成）还是提出了几条针对 ICH S2（R1）指导原则的反对意见。具体如下：（1）因为会损失灵敏度，不同意选择不包含体外哺乳动物细胞试验的试验组；（2）考虑将体外哺乳动物细胞试验的阳性结果视作不相关因素，或通过降低最高浓度和控制毒性来限制试验的灵敏度；（3）不同意把 DNA 链断裂试验（通常是肝彗星试验）作为试验组中的第二个体内实验。

EWG 对于 ICH S2（R1）指导原则的提议和美国监管组织的提议之间的巨大差异关系到体外哺乳动物细胞试验的价值。美国监管组织认为来自试验的数据是有意义的：正如 Elespuru 等人（2009）所描述的，不应该只评估试验数据与啮齿动物致癌性的相关性，而应该把它看作可能提示遗传风险的遗传毒性作用的征兆，所以值得深入研究。因此，没有体外试验的试验组［ICH S2（R1）的选项1］的有效性受到强烈质疑。然而，试验组中含有两个体内试验的选项2，通常是在体外哺乳动物细胞试验获得阳性结果之后所采用的方案，因此，事实上是在这种试验选项下进行"深入研究"。有些美国的监管组织不相信体内试验比体外试验的阳性数据更重要，但实际上这是当前 ICH S2A 和 S2B 指导原则的研究策略，是 FDA 的内部指导原则，是由 ILSI - IVGT、IWGT 和 WHO IPCS 工作组设计的研究策略（Thybaud 等，2007b；Eastmond 等，2009；Lynch 等，2011）。

美国监管组织强烈支持在试验组中包含 MLA 试验，这主要是因为 MLA 试验可检测到广泛的与肿瘤形成和生殖细胞突变相关联的基因损伤（包括基因重组）。然而，没有充分的证据可以证明，那些已知的啮齿动物致癌物或生殖细胞诱变剂，或者是可以使人类致癌的化合物在 MLA 试验中会产生独特的阳性结果。已知的生殖细胞诱变剂在 Ames 试验和/或体内骨髓染色体损伤试验中呈阳性（Adler and Ashby 1989）。这个要求包含 MLA 试验的讨论发生于 ICH S2 试验组最初形成阶段，最终 MLA 试验作为试验组的一个选项而被采纳（但不是必需的试验），因为在体外染色体损伤试验中发现了一系列相似的化合物。因此，试验组中可检测"基因突变"的试验是 Ames 试验，这在修订的 ICH S2（R1）试验组中没有改变。

美国监管组织担心在这些灵敏的试验中丢失有用的信息，特别是当获得了提示致癌作用的阳性数据时，尽管这些信息实际上不会被用于人用药物的风险评估。许多遗传毒理学家认识到了这些试验的不合理的高灵敏度，因为这样高的灵敏度不仅会对低浓度下才可能相关的直接的 DNA 损伤有反应，而且对只在高浓度和高细胞毒性条件下才发生的损伤也会有反应。还有一些发现，某些已知致癌物在体外试验组中被"漏掉"的原因是代谢不充分（如乌拉坦）；以及根据个别药物的知识可以选择合适的组织用于试验。基于这些发现，从 ICH S2（R1）试验组选项2 中的第二个体内试验中所得到的额外信息是非常有价值的。该策略也符合近来日益受到重视的毒理学研究中的代谢物的评估。

6.5.3.1 体外哺乳动物细胞试验的药物浓度限定

ICH S2（R1）指导原则坚持选择体外哺乳动物细胞试验，但它试图通过将"极限剂量"的最高浓度从 10 mM 降到 1 mM 和明确毒性剂量的上限来减少与体内实际条件不相关的阳性结果。这在更为广泛的各类化学产品的遗传毒性试验中是个进步，也是至关重要的，尤其是对于那些在开发初期，经常不进行甚至被禁止进行体内试验的产品。

对于药品来说，把极限浓度降低到 1 mM 的建议主要是基于两个因素。首先，行业经验和已公布的数据表明，通过对其引起 DNA 反应能力的评估和体内试验，在超过 1 mM 时所得到的阳性结果一般不可以作为遗传毒性风险指标。其次，ICH EWG 希望专注于在人体实际暴露条件下，对潜在风险的实际指标进行危险识别。因此，1 mM 的限定被采纳，但它仍远远高于已知的人体暴露浓度，并且高于药物与其药理作用靶点以及参与代谢的 P450 酶系相作用（见上文）的浓度数量级。然而，美国监管组织反对 1 mM 的限制，他们的理由是对危险识别来说使用高浓度是必需的。例如，Elespuru 等人（2009）引用了某些啮齿动物致癌物在 MLA 试验中仅在高于 1 mM 的浓度时才呈阳性的例证。然而，对这些致癌物的详尽审查结果，不支持需要高于 1 mM 的浓度的论点。

例如，丙二醛作为代谢产物在我们体内广泛存在，因此不被认为是对人类有危害的物质。还有被 Elespuru 等人（2009）认作是"特征致癌物"的甲苯，在许多人看来它不是致癌物，因为来自 Berkeley 数据库的 8 个致癌研究中只有 1 个呈阳性结果（http：//potency. berkeley. edu/），并且在美国的 NTP 致癌研究中呈阴性结果。类似的，由 Elespuru 等人给出了更多的 MLA 试验呈阳性的化合物的例子。这些化合物在 1 mM 的浓度限制下会被漏掉，如三甲基硫脲，因为仅诱发雌性大鼠发生甲状腺滤泡细胞瘤，所以被认为是改变体内甲状腺激素平衡的非遗传毒性致癌物；丙烯酰胺，可以诱导小鼠体内微核的产生（如 Adler 等，1988），并且在小鼠（Ghanayem 等，2005）和大鼠（Rothfuss 等，2010）体内肝脏彗星试验时会引起 DNA 损伤；环氧丙酰胺，是丙烯酰胺的环氧化代谢产物，是一种强效的 Ames 试验诱变剂。最后两个例子旨在强调，在评估是否需要某些试验或试验条件的时候，综合考虑全部试验组结果的重要性。也就是说，那些很容易在常规试验组的其他试验中被检测到的化合物，不需要被用来证明个别试验或方案的合理性，尤其是当大多数遗传毒素不需要这样的试验条件就可以被检测到时。

在 ICH S2（R1）指导原则发展的过程中，欧洲实验方法替换确认中心（ECVAM）付出了大量的努力，来评估那些具有遗传毒性和致癌性的化合物在体外哺乳动物细胞试验中的有效浓度。这一分析结果已经公布（Parry 等，2010），并且 Kirkland 和 Fowler（2010）对这些信息进行了总结。他们使用先进的试验方法重新检测了那些被报道只有在高于 1 mM 的浓度时才能得到阳性结果的化合物，结果发现，根据 1997 年 OECD 指导原则（OECD 1997）的标准这些化合物在较低浓度下呈阴性或阳性。2009 年，IWGT 工作组在合适的试验浓度的背景下，对非药物制剂的这些信息进行了评估，并达成了大体一致的意见，认为降低最高试验浓度是合理的。由于包括农药、工业化学品、食品添加剂在内的许多非药物制剂都具有较低的分子量（例如，在 150～250 的范围内），所以对应于 10 mM 或 1 mM 而言，mg/ml 的浓度限定比那些分子量大于 400 的典型药物制剂的浓度限定要低。因此，mM 和 mg/ml 的组合限制有可能最终会被要求用于非药物制剂的检测，但是，有一个共识就是降低最高浓度以增加体外试验的特异性（Kirkland 等，2011；Galloway 等，2011）。对于药物制剂，ICH S2（R1）指导原则添加了一个注释，注明当分子量低于 200 时需要更高的试验浓度。

6.5.3.2　体外哺乳动物细胞试验的毒性限制

毒性上限以及检测毒性的方法，长期以来一直被认为是设计体外哺乳动物细胞试验的关键因素。对于 MLA 试验，ICH S2（R1）所采纳的建议来源于 IWGT 专家对试验的报告。在 ICH S2（R1）指导原则中，EWG 建议不应该超越 80% 的毒性上限。为了与 IWGT 专家组（Moore 等，2002）的建议一致，ICH S2（R1）的文件为将 80% 的限定修订为 80%～

90% 相对总增长率（RTG）。其中也指出对试验中突变增加的情况的处理要谨慎，当 RTG 的减少超过 80%（Mitchell 等，1997）和增殖低于 10% RTG（减少 90% 或更多）时，不能被判断为阳性（Moore 等，2002）。对于体外染色体损伤试验（即细胞分裂中期染色体畸变和体外微核试验）来说，采用适当的方法来确保准确评估毒性，50% 的毒性限制是必要的。这一毒性限制是根据 IWGTP（1994）专家工作组的最初目的（Galloway 等，2011）和已发布的制药行业内部经验制定的。最近，许多实验室的体外微核试验证实，在增殖减少不超过 50% 的限定条件下，多种微核诱导剂在试验中都可以被检测到（Kirkland 2010）。

2009 年的 IWGT 会议报告赞同通过细胞增殖来谨慎评估细胞毒性（体外染色体畸变试验和微核试验）的提议（Galloway 等，2011）。在新的 OECD 指导原则（OECD，No. 487）中规定合适的微核试验毒性上限为 55 ± 5%，这一限定比 ICH S2（R1）指导原则中对药物制剂所要求的 50% 的上限所允许的毒性略大。

制药企业内部经验是，在 MLA 试验和染色体畸变试验中，当毒性被控制在 MLA 试验中的 RTG 减少不超过 80%，以及群体倍增法检测的增殖减少不超过 50%（一个当前作者的经验）这一范围内时，那些没有明确的机制解释的化合物的阳性率是远低于 25%~30% 的。这进一步强化了体外试验作为 ICH S2（R1）试验组中的一个选项的建议，它要求 MLA 试验的数据分析应该有助于减少这些试验中的"不相关"结果，这一要求对那些不做体内追加试验的产品试验策略具有特别重要的意义（Moore 等，2011）。

6.5.3.3 体内遗传毒性试验

合适的体内试验也是某些美国监管机构争论的焦点，他们关注来自于机制的原因（DNA 链断裂试验不能评价基因突变），以及彗星试验不适合作为常规的有效方法的原因。之前，尽管在 ICH S2A 和 S2B 指导原则中提供了一系列的体内试验，非程序 DNA 合成（UDS）试验因其在当时拥有最广泛的使用经验而得到了重视。在 UDS 试验中，药物制剂很少出现阳性结果。这可能反映了一个事实，它并不是被用于那些在经典的 Ames 试验中 DNA 损伤呈阳性的化合物的，而是作为那些在体外哺乳动物细胞试验中呈阳性的化合物的追加试验的。因此，对于没有体内遗传毒性风险的化合物来说，体内 UDS 试验的结果很可能是"正确"的。

体内彗星试验的使用经验在过去的几年里急剧增长。彗星试验已经成为一些专家小组的报告主题，而相关试验设计和数据分析的建议也已出版了多年。在欧洲，体内彗星试验已经成为得到阳性结果的体外遗传毒性试验的常规追加试验，同时一些美国制药公司和合作实验室对该试验也有相当丰富的经验。它现在已成为包含国际化学品安全纲要（IPCS）在内的许多遗传毒理学专家所公布的体内试验方案的一部分（Eastmond 等，2009）。

当然，体内彗星试验与所有的试验一样，必须要通过实践并注重技术细节以获得可靠的和可重复的结果。由日本替代试验验证中心（JaCVAM）、欧洲实验方法替换确认中心（ECVAM）、替代方法验证机构间协调委员会（ICCVAM）和毒理替代方法的国家毒理学计划跨机构中心（NICEATM）所发起的证明该试验有效的进程已经接近尾声。在 ICH S2

（R1）的审议过程中，在技术成熟的实验室广泛进行了多实验室的试验来评估急性试验和重复剂量试验的相对灵敏度（Rothfuss 等，2010）。随后的 IWGT 工作组对此数据和关于试验价值的其他数据进行了评估（如合适的剂量选择，整合毒性研究的合理性，或结合微核试验的数据）。IWGT 报告（Rothfuss 等，2011）基本赞成 ICH S2（R1）指导原则的建议。

在这个过程中再次获得的经验就是，虽然制药行业的科学家可能对试验有广泛的内部经验和策略，这使得他们有信心给出建议，但广泛接受这些修订离不开对广大遗传毒理学家所提供的所有数据的系统评估。例如，经验丰富的公司知道随着证据权重法的发展，根据 DNA 损伤和体内遗传毒性研究，在浓度高于 1 mM 以及毒性接近或高于 50% 的条件下，体外哺乳动物细胞试验中呈阳性的化合物不能被证明真正具有遗传毒性风险。然而，尽管好的案例研究被发表，大部分信息仍然是专有的。因此，研发过程能走到体内试验或致癌试验阶段的化合物很少。共享好的研究实例的经验与已公布的数据，都代表着支持改变试验上限的大量证据。然而，对多年来所公布的数据的回顾分析，比如，那些为 ECVAM（Parry 等，2010；Kirkland 和 Fowler 2010）所做的和由 Kirkland 等人（2005，2006）所提供的数据，都被这样一个事实所限制，即现代试验方案和数据分析将会改变已公布的研究结论，未来只有在试验方案的每个方面，在每个 ICH 区域内都进行有希望的、得到良好控制的多实验室试验，否则对指导原则的改变将是不切合实际的。例如，专家小组建议为体外微核试验建立 OECD 指导原则是以主要来自欧洲的大量经验和已公布的广泛的试验数据为基础的。但是 Elespuru 等人（2009）认为它没有经过充分的验证。根据 IWGT 和准备起草 OECD 指导原则的专家组所提供的资料而提出的关于体外微核试验的建议（2006）开始并未得到美国监管机构的认可，直到他们进行了新的多实验室试验，并在其中补充了化合物的选择和数据的评估（Kirkland 2010a）。OECD 指导原则 487 经过将近十年的讨论后，终于在 2010 年定稿。

值得注意的是，试验的指导原则并不是通用的。在药物研发早期，甚至在没有任何人体暴露相关信息之前，有关药物制剂性质（如代谢、分布以及在动物体内的作用）的资料就已在数量上远远超过了许多其他类型的产品的资料，并且这些资料在评估风险时，是可以考虑在内的。最终，FDA 在 2011 年 11 月同意签署 ICH S2（R1）指导原则。至此，ICH S2（R1）指导原则在所有的 ICH 区域内被付诸实施。然而，必须明确的是这个指导原则仅仅适用于人用药物，因此，OECD 指导原则目前正在修订过程中。

6.6　其他 ICH 指导原则在遗传毒性方面的规定

ICH M3（R2）指导原则中，描述了对临床前研究的要求和有关临床研究阶段的研究时间安排。现在，进行任何人体临床试验之前，都要求进行体外细菌突变试验（Ames 试验）和体外哺乳动物细胞试验。通常，在初次人体试验中不要求进行体内遗传毒性试验，但是在 Ⅱ 期临床试验之前必须进行。当制药企业采用被整合到毒理学研究的微核试验时，这些试验数据将在进行人体临床试验之前得到。继结果呈阳性的体外哺乳动物细胞试验之后，任何追加的试验都必须在临床试验之前进行。ICH M3（R2）指导原则对遗传毒性试验有一些可供选择的建议来支持那些耗时非常短的或者使用低剂量的简化的临床试验。在很低剂量的初步临床试验中，不要求进行遗传毒性试验，如微剂量或正电子成像术（PET）示踪试验，总剂量（经多次给药）小于 500 μg，这个剂量也是 ≤1/100th 无明显副作用剂量水平（NOAEL）和 ≤1/100th 药理活性剂量。简化的遗传毒性试验组也被限定剂量和期限的短期临床研究所采纳。例如，当药物只给一次并且极限剂量被限定［ICH M3（R2），方案 3］时，只需要做一项 Ames 试验；对于更深入的临床试验，做一项 Ames 试验和一项体内或体外的染色体损伤试验就可以了［ICH M3（R2）方案 4 和方案 5］。由于风险 - 效益决策涉及到癌症患者的治疗，ICH S9 指导原则对抗癌药物的非临床评价表明，遗传毒性研究在晚期癌症患者的临床研究中并不需要，但依然应该被执行以支持销售。它还表明体外试验呈阳性的遗传毒性试验或许不需要追加体内试验。

在决定是否需要检测一个药物的致癌作用时，遗传毒性数据需要被考虑在内。短期使用的药物除非有一个令人担忧的原因，否则通常不需要进行致癌试验（ICH S1A 1995b）。遗传毒性或许就代表这样一个令人担忧的原因，尽管该指导原则认识到需要将所有的信息考虑在内，并且注意到单一的遗传毒性试验的阳性结果或许并不能表明药物对人体有害。然而，具有"明确遗传毒性"的化合物被假定为跨物种的致癌物，这提示了对人类的潜在危害。或许可以将它们作为那些不需要进行致癌性研究的化合物来处理（ICH S1A）。

在对作用机制或作用方式的调查中，如果在致癌研究中能观察到肿瘤，ICH S2（R1）和 ICH S1B 指导原则中，都要讨论追加的遗传毒性试验能否帮助确定遗传毒性，以及在诱发肿瘤中是否发挥作用。

ICH S2 指导原则主要因"小分子"药物而建立。ICH S6 指导原则针对生物药的临床前安全性评价，除了寡核苷酸产品外，还包括大分子蛋白、多肽。这个指导原则说明了为典型小分子药物设计的遗传毒性标准试验组，并不适用于生物药品，但也说明了在分子中如果有一部分"化学物"，比如在一个缀合蛋白药物中有一个有机链，那么在相关体系中应进行遗传毒性试验（包括新建立的体系）。

遗传毒性试验也有被用于评估药物中杂质和降解产物的潜在风险。ICH Q3A 和 Q3B 指导原则包含这样一个建议：当所含杂质超过明确的"质量标准限制"时，可将 Ames 试验和体外染色体损伤试验作为原料药或药物制剂"质量标准"的一部分。Q3A 和 Q3B 指导原则认为，除了需要对含有杂质的药物进行试验外，对可能具有"异常毒性"的杂质也需要做进一步的试验，"异常毒性"指的是具有潜在遗传毒性的杂质。关于检测和控制具有遗传毒性的杂质的仅有的公开发行的指导原则就是 EU EMA（EMA 2006，2010），制药企业通常都遵照 EMA 指导原则和制药企业的文件规定（Müller 等，2006）。新的 ICH 指导原则 M7 正处于完善阶段，它被用于规范分析鉴别的范围、杂质的检测、潜在诱变结构的评估、化合物的生物学试验，以及临床研究中进行上述试验的时间安排、暴露于含有致诱变杂质的不同类别化学物质的浓度水平和不同疗程的确定。

6.7　国际遗传毒性试验研讨会（IWGT）进程

毫无疑问，药物遗传毒性试验的 ICH 指导原则并不是独立存在的，而是存在于综合的科学发展全局中，存在于药物以外的其他产品的监管行动（国家的）和指导原则中。然而，有必要在这里提及最重要的监管行动，即所谓的 IWGT。它是监管遗传毒性试验、研究策略、数据分析的科学发展过程。IWGTs 对 ICH 指导原则有着重要的影响，也促进对跨越药物试验界限的 ICH 指导原则中科学的安全性试验原则的接纳。

迄今为止，在 IWGT 的支持下已经成了五个研究小组，最后一个成立于 2009 年夏天（Kirkland 2010b；Kirkland 等，2011）。国际环境诱变剂协会（IAEMS）正式确认了这些小组的成立。此后，他们也成为了每 4 年举办一次的国际环境诱变剂会议（ICEM）的主要成员（Kirkland 等，2007b，c）。通过这种方法，建立了国际间的科学讨论以及试验方法和方案相融合的不断进步的进程。这样做能够充分借助与会的国际专家的力量。这些不断发展进步的研究小组被证明有效地确保了在世界的不同地方不会出现这些新的实验方法学上的分歧（Kirkland 等，2007b，c，2011）。因此，避免了以下这些情况的出现：（1）为满足本地要求而进行的不必要的重复试验；（2）试验方法的改变；（3）试验结果的潜在差异；（4）用来描述、评估、管理风险的试验数据的使用方面的差异。这些基本观念的一致促进了 ICH 指导原则的进程。

由来自企业界、学术界、监管部门的国际专家组成的工作组对 IWGT 进程进行了具体实施，不同地域、法规和部门间的平衡也得到了应有的关注。每个工作组都有指定的主席、副主席和汇报人。每个科学专题的专家都会被邀请带着试验数据参加讨论。各工作组的职责是获得有数据依据的建议，而不是那些无根据的观点和无对照的信息（Kirkland 等，2007c）。将来自世界各地的代表聚集在一起，分享他们获得和评估遗传毒性数据的经验，这些数据来自于各种方法学和研究策略。通过这种方式，得以寻求一些目标。IWGT 力争：（1）通过广阔的数据库更好地了解具体的试验操作；（2）将所提供的错误的数据分析减到最少；（3）认识到单个试验无法检测到所有的遗传毒性物质；（4）为了确保达成一致或者接受更多既合理又有效的试验方案而作出妥协。

通过 IWGT 的努力，特别是来自世界各地的学术界、政府、企业界的权威专家之间，以数据为依据的一致意见的达成，IWGT 的意见被视为代表技术发展水平，并且是高度可信的。这些意见是对已有的指导原则的重要补充，为随着科学的发展而更新这些指导原则提供合理依据。

随着 OECD 和 ICH 指导原则构成了国际一致的监管药物的遗传毒性指导原则的两个主要体系，IWGT 进程和工作组的建议，在帮助补充试验设计和分析以这些指导原则为基础的遗传毒性试验组的试验数据方面，起到了独特的作用。有关 IWGT 建议的更多信息，读者可参考来自 IWGT 工作组的关于突变研究的各种专门刊物（Kirkland 等，2000，2007c，

2011）。

6.8　对遗传毒理学的展望

　　未来会显示，这个新的 ICH S2（R1）指导原则能否减少在药物遗传毒性评估方面的争论，什么范围内的遗传毒性指标将被列入重复剂量的毒性试验，以及有多少申请者会为了省略试验组中的体外哺乳动物细胞试验而改变策略，这也非常有趣。然而，一个主要的未解决的遗传毒性方面的争议是风险评估的合适方法。在这个方法中的主要问题是，潜在机制的产生是否存在一个阈值，药物暴露的安全水平是否可测。是否具备这些相关知识会使得风险评估的结果截然相反。阈值的概念前文已述，并且间接作用的遗传毒性（如以纺锤体为靶点）得到了相当广泛的接受（如 Kirsch – Volders 等，2009）。然而，可以与 DNA 直接作用的化学物质的量 – 效关系阈值也已经被讨论了好多年（如 Ehling 等，1983）。现在已经有相当多的从试验中获得的特定诱变剂的阈值证据（Kirkland 和 Müller 2000；Müller 和 Kasper 2000）。此外，最近有一个药物遭受甲磺酸乙酯意外污染的偶然事件，导致产生了大量关于多个体内遗传毒性终点的数据。通过对共价结合数据的详尽的暴露评估，说明在体内远远低于高剂量的甲磺酸乙酯的条件下，没有突变风险的这一推测是合理的（Müller 等，2009）。

　　对获得呈阳性结果的 Ames 试验，需进行追加试验的要求在 ICH S2A、S2B 以及 ICH S2（R1）指导原则中是明显缺失的。只有当风险 – 收益比能证明它适用于严重疾病并且往往会缩短寿命时，在 Ames 实验中呈阳性的药物才会被要求进行追加试验。对化学产品（药物制剂除外）进行追加的遗传毒性试验的策略一般确实包含追加的细菌诱变剂试验。只有极少数情况下，才会进行追加的试验，例如，细菌特异的酶处理过程被证明会导致诱变的发生时（Suter 等，2002）；甚至还包括胃肠道诱变试验，以确保肠道细菌不会引起体内遗传突变。Ames 试验之所以重要，是因为它对啮齿动物致癌性的高预测能力。关于"有多少信息比 Ames 试验的阳性结果更重要"的问题还没有激烈的争论，但在实践中，答案一直是"阴性的致癌试验"。对 Ames 试验阳性结果显著性的评估所需要的重要信息，包括化学制品的遗传毒性和致癌性方面的知识。不过对于具有独特的或稀有分子结构的药物制剂来说，这些知识通常是缺乏的。在获得阳性结果的 Ames 试验之后所追加的体内突变试验将提供重要的证据，同等重要的是可提供体内遗传毒性量 – 效关系曲线的详细信息。因为有越来越多的证据证明，即便是损伤 DNA 的化合物也可能具有一个阈值，在低于该阈值的有意义的浓度下遗传毒性不会产生（如 Gocke 和 Müller 2009；Müller 等，2009；Lynch 等，2011）。

　　目前，用于诱导体内内源性基因（如 *hprt* 基因）突变（如 Skopek 等，1995），或转基因（如"lac 操纵子"，CⅡ或 *gpt* delta 基因）（Thybaud 等，2003）的试验是十分费力的。而且，所要求的转基因小鼠试验方案需要至少 28 天的处理时间。更方便应用的体内突变试验是 Pig-a 基因突变试验（Peruzzi 等，2010）。在该试验中，突变被看作是细胞表面的"锚定"（磷脂酰肌醇）的丢失，并且在循环血的红细胞中的应用更为广泛。该试验使用流式细胞仪进行，作为非常容易操作的体内试验，似乎颇具前景。通过广泛试验而获得的大量信息明确了对试验敏感的诱变剂类型以及合适的处理周期（如 Phonethepswath 等，2010）。还有更重要的是，在有核细胞（如骨髓细胞）中进行的工作证实了细胞表面的变化与 DNA 序列的变化有关（Kimoto 等，2011）。目前，正在努力增加试验的样本数，以确保在适当的灵敏度范围内检测到的小概率事件具有统计学意义。如果 Pig-a 基因突变试验进行顺利，那么该方法在多个遗传毒性试验中的应用将是有价值的，包括对量-效关系的评估和对有阈值的化学诱变剂的种类范围这些知识的扩展，以及提供关于细菌诱变剂体内效应的重要证据。仅有体内 Pig-a 基因突变试验的阴性结果，也许不足以确定在 Ames 试验中，具有致突变作用的药物的安全性，但是对于一个低浓度的具诱变作用的杂质来说则可能是一个合适的补充，例如，可以帮助建立杂质的安全暴露水平。

很难确定体内遗传毒性试验的阳性结果是否存在风险。某些假阳性结果的来源已被知晓，如微核的增加与血细胞生成的改变有关（在 Tweats 等，2007b 中总结）。关键是要理解相关机制，理解量-效关系以及是否存在阈值。为建立这样的阈值标准所需要的证据的数量和种类的国际讨论正在进行中（如 Thybaud 等，2011）。可能来自 Pig-a 基因突变试验的数据在回答这样的问题时能够发挥重要作用。

致谢：本章主要以之前关于 ICH 遗传毒指导原则的综述文章为依据（Müller 等，1999；MacGregor 等，2000；Müller 和 Martus 2010），以确保与其一致。

参 考 文 献

［1］ Adler ID, Ashby J (1989) The present lack of evidence for unique germ cell mutagens. Mutat Res 212：55-66

［2］ Adler ID, Ingwersen I, Kleisch U, El Tarras A (1988) Clastogenic effects of acrylamide in mouse bone marrow cells. Mutat Res 206：379-385

［3］ Albanese R, Mirkova E, Gatehouse D, Ashby J (1988) Species-specific response to rodent carcinogens, 1, 2-dimethylhydrazine and 1, 2-dibromochloropropane in rodent bone marrow micronucleusassays. Mutagenesis 3：35-38

［4］ Ames B, McCann J, Yamasaki E (1975) Methods for detecting carcinogens and mutagens with the Salmonella/mammalian-microsome mutagenicity test. Mutat Res 31：347-364

［5］ Ashby J, Waters MD, Preston J, Adler I-D, Douglas GR, Fielder R, Shelby MD, Anderson D, Sofuni T, Gopalan HN, Becking G, Sonich-Mullin C (1996) IPCS harmonization of methods for the prediction and quantification of human carcinogenic/mutagenic hazard, and for indicatingthe probable mechanism of action of carcinogens. Mutat Res 352：153-157

［6］ Auerbach C, Robson JM (1946) Chemical production of mutations. Nature 157：302

[7] Auletta AE, Dearfield KL, Cimino MC (1993) Mutagenicity test schemes and guidelines: U. S. EPA, Office of Pollution Prevention and Toxics and Office of Pesticide Programs. Environ Mol Mutagen 21: 38 – 45

[8] Bergmann K, Müller L, Teigen S (1996) The genotoxicity and carcinogenicity of paracetamol – a regulatory (re) view. Mutat Res 349: 263 – 288

[9] Broschinski L, Madle S, Hensel C (1998) Genotoxicity tests for new chemicals in Germany: routine in vitro systems. Mutat Res 418: 121 – 129

[10] Brusick D (1987) Screening chemicals for genotoxic properties. In: Principles of genetic toxicology, 2nd edn. Plenum, New York, pp 79 – 117

[11] Cimino MC (2006) Comparative overview of current international strategies and guidelines forgenetic toxicology testing for regulatory purposes. Environ Mol Mutagen 47: 362 – 390

[12] Corvi R, Albertini S, Hartung T, Hoffmann S, Maurici D, Pfuhler S, van Benthem J, Vanparys P (2008) ECVAM retrospective validation of in vitro micronucleus test (MNT). Mutagenesis 23 (4): 271 – 283

[13] CPDB (2007) Carcinogenic Potency Data Base. http: //potency. berkeley. edu/cpdb. html

[14] CSGMT – The Collaborative Study Group for the Micronucleus Test, CSGMT (1986) Sex difference in the micronucleus test. Mutat Res 172: 151 – 183

[15] Dearfield KL, Moore MM (2005) Use of genetic toxicology information for risk assessment. Environ Mol Mutagen 46 (4): 236 – 245

[16] DH (1989) Report on health and social subjects, 35. Guidelines for the testing of chemicals for mutagenicity. Committee on Mutagenicity of Chemicals in Food, Consumer Products and the Environment. Her Majesty's Stationery Office, London

[17] DHEW (1977) U. S. Department of Health Education and Welfare (DHEW) Subcommittee on Environmental Mutagen, approaches to determining the mutagenic properties of chemicals: risk to future generations. Committee to Coordinate Toxicology and Related Programs, U. S. Department of Health Education and Welfare (DHEW), pp 1 – 58

[18] DHSS (1981) Guidelines for the testing of chemicals for mutagenicity. Report on health and social subjects No. 24. Prepared by the Committee on Mutagenicity of Chemicals in Food, Consumer Products and the Environment. Department of Health and Social Security. Her Majesty's Stationery Office, London

[19] DOH (1991) Genotoxicity assays recommended in the Health Protection Branch Genotoxicity Committee Report. Health Protection Branch, Canada Department of National Health and Welfare, Ottawa, Canada

[20] Eastmond DA, Hartwig A, Anderson D, Anwa WA, Cimino MC, Dobrev I, Douglas GR, Nohmi T, Phillips DH, Vickers C (2009) Mutagenicity testing for chemical risk assessment: update of the WHO/IPCS harmonized scheme. Mutagenesis 24: 341 – 349

[21] EC (2008) Annex V. Part B: Methods for the determination of toxicity. Directive 67/548/EEC, http: //ecb. jrc. ec. europa. eu/testing – methods/annex5/

[22] EEC (1987) Notes for guidance for the testing of medicinal products for their mutagenic potential. Official Journal European Community, L73

[23] Ehling UH, Macheme L, Buselmaier W, Dýck J, Frohberg H, Kratochvilova J, Lan R, Lorke D, Müller

D, Peh J, Röhrborn G, Rol R, Schulze – Schencking M, Wiemann H（1978）Standard protocol for the dominant lethal test on male mice set up by the work group "Dominant Lethal Mutations of the ad hoc Committee Chemogenetics". Arch Toxicol 39：173 – 185

［24］ Ehling UH, Averbec D, Cerutti PA, Friedman J, Greim HJ, Kolbye AC Jr, Mendelsohn ML（1983）ICPEMC Publication no. 10. Review of the evidence for the presence or absence of thresholds in the induction of genetic effects by genotoxic chemicals. Mutat Res 123：281 – 341

［25］ Elespuru RK, Agarwal R, Atrakchi AH, Bigger CAH, Heflich RH, Jagannath D, Levy D, Moore MM, Ouyang Y, Robison TW, Sotomayo RE, Cimino MC, Dear field KL（2009）Current and future application of genetic toxicity assays：the role and value of in vitro mammalian assays. Toxicol Sci 109：172 – 179

［26］ EMA（2006）Guideline on the limits of genotoxic impurities. Committee on Human Medicinal Products. Safety Working Party（SWP）CPMP/SWP/5199/02. http：//www. ema. europa. eu/ema/index

［27］ EMA（2010）Questions and answers on the "Guideline on the limits of genotoxic impurities". Committee on Human Medicinal Products；Safety Working Party（SWP）CHMP/SWP/431994/2007 Rev. 3. http：//www. ema. europa. eu/ema/index

［28］ EPA（2008）OPPTS harmonized test guidelines Series 870 Health effects test guidelies. http：//www. epa. gov/opptsfrs/publications/OPPTS_ Harmonized/870_ Health_ Effects_ Test_ Guidelines/Series/

［29］ FDA（2006）Recommended approaches to integration of genetic toxicology study results. http：//www. fda. gov/cder/guidance/index. htm

［30］ Fellows MD, O'Donovan MR, Lorge E, Kirkland D（2008）Comparison of different methods for an accurate assessment of cytotoxicity in the in vitro micronucleus test：II：Practical aspectswith toxic agents. Mutat Res 655：4 – 21

［31］ Galloway S, Lorge E, Aardema MJ, Eastmond D, Fellows M, Heflich R, Kirkland D, Levy DD, Lynch AM, Marzin D, Morita T, Schuler M, Speit G（2011）Workshop summary：Top concentration for in vitro mammalian cell genotoxicity assays；and report from working group on toxicity measures and top concentration for in vitro cytogenetics assays（chromosome aberrations and micronucleus）. Mutat Res 723：77 – 83

［32］ Gatehouse D, Haworth S, Cebula T, Gocke E, Kier L, Matsushima T, Melcion C, Nohmi T, Ohta T, Venitt S, Zeiger E（1994）Report from the working group on bacterial mutation assays：international workshop on standardisation of genotoxicity test procedures. Mutat Res 312：217 – 233

［33］ Ghanayem BI, Witt KL, Kissling GE, Tice RR, Recio L（2005）Absence of acrylamide – induced genotoxicity in CYP2E1 – null mice：evidence consistent with a glycidamide – mediated effect. Mutat Res 578：284 – 297

［34］ Gocke E, Müller L（2009）In vivo studies in the mouse to define a threshold for the genotoxicity of EMS and ENU. Mutat Res 678：101 – 107

［35］ Greenwood SK, Hill RB, Sun JT, Armstrong MJ, Johnson TE, Gara JP, Galloway SM（2004）Population doubling：a simple and more accurate estimation of cell growth suppression in the in vitro assay for chromosomal aberrations that reduces irrelevant positive results. Environ Mol Mutagen 43：36 – 44

[36] Hardman JG, Limbird LE, Gilman AG (eds) (2001) Goodman and Gilman's the pharmacological basis of therapeutics, 10th edn. McGraw – Hill Professional, New York

[37] Holden HE (1982) Comparison of somatic and germ cell models for cytogenetic screening. J Appl Toxicol 2: 196 – 200

[38] Hollaender A (1971) Chemical mutagens: principles and Methods for their detection. Plenum, New York

[39] Honma M, Hayashi M, Shimada N, Tanaka S, Wakuri T, Awogi KI, Yanamoto N – U, Kodani Y, Nishi M, Nakadate T, Sofuni T (1999) Evaluation of the mouse tk assay (microwell method) as an alternative to the in vitro chromosomal aberration test. Mutagenesis 24: 2 – 22

[40] ICH (1995b) ICH S1A: Need for carcinogenicity testing of pharmaceuticals. http://www.ich.org

[41] ICH (1995a) ICH S2A: Guidance on specific aspects of regulatory genotoxicity tests for pharmaceuticals. http://www.ich.org

[42] ICH (1997) ICH S2B: A standard battery for genotoxicity testing of pharmaceuticals. http://www.ich.org

[43] ICH (2008) ICH S2 (R1): Guidance on genotoxicity testing and data interpretation for pharmaceuticals intended for human use. http://www.ich.org

[44] Jacobs A (2005) Prediction of 2 – year carcinogenicity study results for pharmaceutical products: how are we doing? Toxicol Sci 88: 18 – 23

[45] Jacobson – Kram D, Jacobs A (2005) Use of genotoxicity data to support clinical trials or positive genetox findings on a candidate pharmaceutical or impurity, now what? Int J Toxicol 24: 129 – 134

[46] JMHW (1984) Information on guidelines of toxicity studies required for applications for approval to manufacture (import) drugs (Part 1). Notification No 118 of the Pharmaceutical Affairs Bureau. Ministry of Health and Welfare, Tokyo, Japan

[47] Kasper P, Uno Y, Mauthe R, Asano N, Douglas G, Matthews E, Moore M, Müller L, Nakajima M, Singer T, Speit G (2007) Follow – up testing of rodent carcinogens not positive in the standard genotoxicity testing battery: IWGT workgroup report. Mutat Res 627: 106 – 116

[48] Kimoto T, Suzuki K, Kobayashi XM, Dobrovolsky VN, Heflich RH, Miura D, Kasahara Y (2011) Manifestation of Pig – a mutant bone marrow erythroids and peripheral blood erythrocytes in mice treated with N – ethyl – N – nitrosourea: direct sequencing of Pig – a cDNA from bone marrowcells negative for GPI – anchored protein expression. Mutat Res 723: 36 – 42

[49] Kirkland DJ (1993) Genetic toxicology testing requirements: official and unofficial views from Europe. Environ Mol Mutagen 21: 8 – 14

[50] Kirkland D (2010a) Evaluation of different cytotoxic and cytostatic measures for the in vitro micronucleus test (MNVit): introduction to the collaborative trial. Mutat Res 702: 135 – 138

[51] Kirkland D (2010b) Evaluation of different cytotoxic and cytostatic measures for the in vitro micronucleus test (MNVit): summary of results in the collaborative trial. Mutat Res702: 139 – 147

[52] Kirkland D, Fowler P (2010) Further analysis of Ames – negative rodent carcinogens that are only genotoxic in mammalian cells in vitro at concentrations exceeding 1 mM, including retesting of compounds of concern. Mutagenesis 25: 539 – 553

［53］　Kirkland D, Müller L（2000）Interpretation of the biological relevance of genotoxicity test results: the importance of thresholds. Mutat Res 464: 137 – 147

［54］　Kirkland D, Hayashi M, MacGregor JT, Müller L, Schechtman L, Sofuni T（2000）Summary of major conclusions from the international workshop on genotoxicity test procedures（IWGTP）. Environ Mol Mutagen 35: 162 – 166

［55］　Kirkland D, Aardema M, Henderson L, Müller L（2005）Evaluation of the ability of three in vitro genotoxicity tests to discriminate rodent carcinogens and non – carcinogens. I. Sensitivity, specificity and relative predictivity. Mutat Res 584: 1 – 257

［56］　Kirkland D, Aardema M, Müller L, Hayashi M（2006）Evaluation of the ability of a battery of 3 in vitro genotoxicity tests to discriminate rodent carcinogens and non – carcinogens. II. Furtheranalysis of mammalian cell results, relative predictivity and tumour profiles. Mutat Res 608: 29 – 42

［57］　Kirkland D, Pfuhler S, Tweats D, Aardema M, Corvi R, Darroudi F, Elhajouji A, Glatt H, Hastwell P, Hayashi M, Kasper P, Kirchner S, Lynch A, Marzin D, Maurici D, Meunier JR, Müller L, Nohynek G, Parry J, Parry E, Thybaud V, Tice R, van Benthem J, Vanparys P, White P（2007a）How to reduce false positive results when undertaking in vitro genotoxicity testing and thus avoid unnecessary follow – up animal tests. Report of an ECVAM workshop. Mutat Res 628: 31 – 55

［58］　Kirkland D, Hayashi M, Jacobson – Kram D, Kasper P, MacGregor JT, Müller L, Uno Y（2007b）Summary of major conclusions from the 4th IWGT, San Francisco, 9 – 10 September, 2005. Mutat Res 627: 5 – 9

［59］　Kirkland DJ, Hayashi M, Jacobson – Kram D, Kasper P, MacGregor JT, Müller L, Uno Y（2007c）The international workshops on genotoxicity testing（IWGT）: history and achievements. Mutat Res 627: 1 – 4

［60］　Kirkland D, Kasper P, Müller L, Corvi R, Speit G（2008）Recommended lists of genotoxic and non – genotoxic chemicals for assessment of the performance of new or improved genotoxicity tests: a follow – up to an ECVAM workshop. Mutat Res 653: 99 – 108

［61］　Kirkland D, Hayashi M, Jacobson – Kram D, Kasper P, Gollapudi B, Müller L, Uno Y（2011）Summary of major conclusions from the 5th IWGT, Basel, Switzerland, 17 – 19 August 2009. Mutat Res 723: 73 – 76

［62］　Kirsch – Volders M, Sofuni T, Aardema M, Albertini S, Eastmond D, Fenech M, Ishidate M, Kirchner S, Lorge E, Morita T, Norppa H, Surralles J, Vanhauwaert A, Wakata A（2003a）Report from the in vitro micronucleus assay working group. Mutat Res 540: 153 – 163

［63］　Kirsch – Volders M, Sofuni T, Aardema M, Albertini S, Eastmond D, Fenech M, Ishidate M, Kirchner S, Lorge E, Morita T, Norppa H, Surralles J, Vanhauwaert A, Wakata A（2003b）Report from thein vitro micronucleus assay working group. Corrigendum. Mutat Res 564: 97 – 100

［64］　Kirsch – Volders M, Gonzalez L, Carmichael P, Kirkland D（2009）Risk assessment of genotoxic mutagens with thresholds: a brief introduction. Mutat Res 678: 72 – 75

［65］　Lorge E, Lambert C, Gervais V, Becourt – Lhote N, Delongeas J – L, Claude N（2007）Genetic toxicity assessment: employing the best science for human safety evaluation. Part II. Performance of the in vitro micronucleus test compared to the mouse lymphoma assay and the in vitro chromosome aberration assay. Toxicol Sci 96: 214 – 217

［66］ Lorge E, Hayashi M, Albertini S, Kirkland D (2008) Comparison of different methods for an accurate assessment of cytotoxicity in the in vitro micronucleus test. I: Theoretical aspects. Mutat Res 655: 1 – 3

［67］ Lynch AM, Sasaki JC, Elespuru R, Jacobson – Kram D, Thybaud V, De Boeck M, Aardema MJ, AubrechtJ, Benz RD, Dertinger SD, Douglas GR, White PA, Escobar PA, Fornace A Jr, Honma M, NavenRT, Rusling JF, Schiestl RH, Walmsley RM, Yamamura E, van Benthem J, Kim JH (2011) New and emerging technologies for genetic toxicity testing. Environ Mol Mutagen 52 (3): 205 – 223

［68］ MacGregor JT (1994) Environmental mutagen: past and future directions. Mutat Res 23: 73 – 77

［69］ MacGregor JT, Casciano D, Müller L (2000) Strategies and testing methods for identifying mutagenic risks. Mutat Res 455: 3 – 21

［70］ Madle S, Korte A, Bass R (1987) Experience with mutagenicity testing of new drugs: viewpoint of a regulatory agency. Mutat Res 182: 187 – 192

［71］ Maron DM, Ames BN (1983) Revised methods for the Salmonella mutagenicity test. Mutat Res 113: 173 – 215

［72］ Matthews EJ, Kruhlak NL, Cimino MC, Benz RD, Contrera JF (2006a) An analysis of genetic toxicity, reproductive and developmental toxicity, and carcinogenicity data: I. Identification of carcinogens using surrogate endpoints. Regul Toxicol Pharmacol 44: 83 – 96

［73］ Matthews EJ, Kruhlak NL, Cimino MC, Benz RD, Contrera JF (2006b) An analysis of genetic toxicity, reproductive and developmental toxicity and carcinogenicity data, II. Identification of genotoxicants, reprotoxicants and carcinogens using in silico methods. Regul Toxicol Pharmacol 44: 97 – 110

［74］ McCann J, Choi E, Yamasaki E, Ames BN (1975) Detection of carcinogens as mutagens in the Salmonella/microsome test: assay of 300 chemicals. Proc Natl Acad Sci USA 72: 5135 – 5139

［75］ Meselson M (1971) Preface. In: Hollaender A (ed) Chemical mutagens: principles and methods for their detection. Plenum, New York, pp 9 – 12

［76］ Mitchell AD, Auletta AE, Clive D, Kirby PE, Moore MM, Myhr BD (1997) The L5178Ytk$^{+/-}$ mouse specific gene and chromosomal mutation assay. A phase III report of the U. S Environmental Protection Agency Gene – Tox Program. Mutat Res 384: 177 – 303

［77］ Moore MM, Honma M, Clements J, Harrington – Brock K, Awogi T, Bolcsfold G, Cifone M, Collard D, Fellows M, Flanders K, Gollapudi B, Jenkinson P, Kirby P, Kirchner S, Kraycer J, McEnaney S, Muster W, Myhr B, O'Donovan M, Oliver J, Ouldelhkim M, Pant K, Preston R, Riach C, San R, Shimada H, Stankowski LF Jr (2002) Mouse lymphoma thymidine kinase gene mutationassay: follow – up international workshop on genotoxicity test procedures, New Orleans, Louisiana, April 2000. Environ Mol Mutagen 40: 292 – 299

［78］ Moore MM, Honma M, Clements J, Bolcsfoldi G, Burlinson B, Cifone M, Clarke J, Delongchamp R, Durward R, Fellows M, Gollapudi B, Hou S, Jenkinson P, Lloyd M, Majeska J, Myhr B, ODonovan M, Omori T, Riach C, San R, Stankowski LF Jr, Thakur AK, Van Goethem F, Wakuri S, Yoshimura I (2006) Mouse lymphoma thymidine kinasegene mutation assay: follow – up meeting of the international workshop on genotoxicitytesting – Aberdeen, Scotland, 2003 – assay acceptance criteria, positive controls, and data evaluation. Environ Mol Mutagen 47: 1 – 5

［79］ Moore MM, Honma M, Clements J, Bolcsfoldi G, Burlinson B, Cifone M, Clark J, Clay P, Doppalapudi R, Fellows M, Gollapudi B, Ho S, Jenkinson P, Muster W, Pan K, Kidd D, LorgeE, Lloyd M, Myhr B, O'Donovan M, Riach C, Stankowski LF Jr, Thakur AK, Van Goethem F (2007) Mouse lymphoma thymidine kinase gene mutation assay: meeting of the internationalworkshop on genotoxicity testing, San Francisco, 2005, recommendations for 24 – h treatment. Mutat Res 627: 36 – 40

[80]　Moore MM, Honma M, Clements J, Awogi T, Douglas GR, van Goetham F, Gollapudi B, Kimura A, Muster W, O'Donovan M, Schoeny R, Wakuri S (2011) Suitable top concentration for tests with mammalian cells: mouse lymphoma assay workgroup. Mutat Res 723: 85 – 86

[81]　Müller L, Kasper P (2000) Human biological relevance and the use of threshold arguments in regulatory-genotoxicity assessment: experience with pharmaceuticals. Mutat Res 464: 19 – 34

[82]　Müller L, Martus HJ (2010) Genetic toxicology testing guidelines and regulations. In: Hsu G, Stedeford T (eds) Cancer risk assessment: chemical carcinogenesis. From biology to standards quantification. Wiley, Hoboken, pp 238 – 271

[83]　Müller L, Kasper P, Madle S (1991) The quality of genotoxicity testing of drugs. Experiences of a regulatory agency with new and old compounds. Mutagenesis 6: 143 – 149

[84]　Müller L, Kikuchi Y, Probst G, Schechtman L, Shimada H, Sofuni T, Tweats D (1999) ICH harmonised guidances on genotoxicity testing of pharmaceuticals: evolution, reasoning and impact. Mutat Res 436: 195 – 225

[85]　Müller L, Blakey D, Dearfield KL, Galloway S, Guzzie P, Hayashi M, Kasper P, Kirkland D, MacGregor JT, Parry JM, Schechtman L, Smith A, Tanaka N, Tweats D, Yamasaki H (2003) Strategy for genotoxicity testing and stratification of genotoxicity test results – report on initial activities of the IWGT Expert Group. Mutat Res 540: 177 – 181

[86]　Müller L, Mauthe RJ, Riley CM, Andino MM, De Antonis D, Beels C, DeGeorge J, De Knaep AGM, Ellison D, Fagerland JA, Frank R, Fritschel B, Galloway S, Harpur E, Humfrey CDN, Jacks AS, Jagota N, Mackinnon J, Mohan G, Ness DK, O'Donovan MR, Smith MD, VudathalaG, Yotti L (2006) A rationale for determination, testing and control of genotoxic impurities in pharmaceuticals. Regul Toxicol Pharmacol 44: 198 – 211

[87]　Müller L, Gocke E, Lave T, Pfiter T (2009) Ethyl methanesulfonate toxicity in Viracept – a comprehensive human risk assessment based on threshold data for genotoxicity. Toxicol Lett 190: 317 – 329 (special issue)

[88]　NRC (1983) Identifying and estimating the genetic impact of chemical mutagens, Committee on chemical environmental mutagens, Board on toxicology and environmental health hazards, Commission on life sciences. National Academy Press, Washington, DC, pp 1 – 295

[89]　OECD (1983) OECD guidelines for testing of chemicals. Genetic toxicology, No 471 – 474. Organisation for Economic Cooperation and Development, Paris, 26 May 1983

[90]　OECD (1984) ibid, No 475 – 478, 4 Apr 1984

[91]　OECD (1986) ibid, No 479 – 485, 23 Oct 1986

[92]　OECD (1997) Guidelines for genetic toxicology. http://www.oecd.org/dataoecd/9/11/33663321.pdf.

[93]　OECD (2010) OECD guideline for the testing of chemicals. 487. In vitro micronucleus test. http://www.oecd – ilibrary.org/content/book/9789264091016 – en

［94］ Parry JM, Parry E, Phrakonkham P, Corvi R (2010) Analysis of published data for top concentration considerations in mammalian cell genotoxicity testing. Mutagenesis 25: 531 - 538

［95］ Peruzzi B, Araten DJ, Notaro R, Luzzatto L (2010) The use of PIG - A as a sentinel gene for the study of the somatic mutation rate and of mutagenic agents in vivo. Mutat Res 70: 3 - 10

［96］ Phonethepswath S, Franklin D, Torous DK, Bryce SM, Bemis JC, Raja S, Avlasevich S, Weller P, Hyrien O, Palis J, Macgregor JT, Dertinger SD (2010) Pig - a mutation: kinetics in rat erythrocytes following exposure to five prototypical mutagens. Toxicol Sci 114: 59 - 70

［97］ Pottenger LH, Bus JS, Gollapudi BB (2007) Genetic toxicity assessment: employing the best science for human safety evaluation. Part VI: When salt and sugar and vegetables are positive, how can genotoxicity data serve to inform risk assessment? Toxicol Sci 98: 327 - 331

［98］ Probst G (1994) Validation of target tissue exposure for in vivo tests. In: D - Arcy PF, Harron DWG (eds) Proceedings of the second international conference on harmonization (ICH2). Greystoke Books, N. Ireland, pp 249 - 252

［99］ Rothfuss A, O' Donovan M, DeBoeck M, Brault D, Czich A, Custer I, Hamada S, Plappert - HelbigU, Hayashi M, Howe J, Kraynak A, van der Leede B, Nakajima M, Priestley C, Thybaud V, Saigo K, Sawant S, Shi J, Storer R, Struwe M, Vock E, Galloway S (2010) Collaborative study on 15 compounds in the rat liver Comet assay integrated into 2 - and 4 - week repeat - dose studies. Mutat Res 702: 40 - 69

［100］ Rothfuss A, Honma M, Czich A, Aardema MJ, Burlinson B, Galloway S, Hamada S, Kirkland D, Heflich RH, Howe J, Nakajima M, O'Donovan M, Plappert - Helbig U, Priestley C, Recio L, Schuler M, Uno Y, Martus H (2011) Improvement of in vivo genotoxicity assessment: combination of acute tests and integration into standard toxicity testing. Mutat Res 723: 108 - 120

［101］ Scott D, Galloway SM, Marshall RR, Ishidate M Jr, Brusick D, Ashby J, Myhr BC (1991) Genotoxicity under extreme culture conditions. A report from ICPEMC Task Group 9. Mutat Res 257: 147 - 204

［102］ Shelby MD (1996) Selecting chemicals and assays for assessing mammalian germ cell mutagenicity. Mutat Res 352: 159 - 167

［103］ Shelby MD, Sofuni T (1991) Toxicology testing requirements and the U. S. - Japan collaborative study on in vitro tests for chromosomal aberrations. Environ Health Perspect 94: 255 - 259

［104］ Shelby MD, Zeiger E (1990) Activity of human carcinogens in the Salmonella and rodent bone marrow cytogenetic tests. Mutat Res 234: 257 - 261

［105］ Shirasu Y (1988) The Japanese mutagenicity studies guidelines for pesticide registration. Mutat Res 205: 393 - 395

［106］ Skopek TR, Kort KL, Marino DR (1995) Relative sensitivity of the endogenous *hprt* gene and lacI transgene in ENU - treated Big Blue[TM] B6C3F1 mice. Environ Mol Mutagen 26: 9 - 15

［107］ Snyder RD (2009) An update on the genotoxicity and carcinogenicity of marketed pharmaceuticals with reference to in silico predictivity. Environ Mol Mutagen 50: 435 - 450

［108］ Snyder RD (2010) Possible structural and functional determinants contributing to the clastogenicity of pharmaceuticals. Environ Mol Mutagen 51: 800 - 814

［109］ Snyder RD, Green JW (2001) A review of the genotoxicity of marketed pharmaceuticals. Mutat Res

488: 151 - 169

[110] Suter W, Hartmann A, Poetter F, Sagelsdorff P, Hoffmann P, Martus HJ (2002) Genotoxicity assessment of the antiepileptic drug AMP397, an Ames - positive aromatic nitro compound. Mutat Res 518: 181 - 194

[111] Tennant RW, Margolin BH, Shelby MD, Zeiger E, Haseman JK, Spalding J, Caspary W, Resnick M, Stasiewicz S, Anderson B, Minor R (1987) Prediction of chemical carcinogenicity in rodents from in vitro genetic toxicity assays. Science 236: 933 - 941

[112] Thybaud V, Dean S, Nohmi T, de Boer J, Douglas GR, Glickman BW, Gorelick NJ, Heddle JA, Heflich RH, Lambert I, Martus HJ, Mirsalis JC, Suzuki T, Yajima N (2003) In vivo transgenic mutation assays. Mutat Res 540: 141 - 145

[113] Thybaud V, Aardema M, Clements J, Dearfield K, Galloway S, Hayashi M, Jacobson - Kram D, Kirkland D, MacGregor JT, Marzin D, Ohyama W, Schuler M, Suzuki H, Zeiger E (2007a) Strategy for genotoxicity testing: hazard identification and risk assessment in relation to in vitro testing. Mutat Res 627: 41 - 58

[114] Thybaud V, Aardema M, Casciano D, Dellarco V, Embry MR, Gollapudi BB, Hayashi M, Holsapple MP, Jacobson - Kram D, Kasper P, MacGregor JT, Rees R (2007b) Relevance and follow - up of positive results in in vitro genetic toxicity assays: an ILSI - HESI initiative. Mutat Res 633: 67 - 79

[115] Thybaud V, MacGregor JT, Müller L, Crebelli R, Dearfield K, Douglas G, Farmer PB, Gocke E, Hayashi M, Lovell DP, Lutz WK, Marzin D, Moore M, Nohmi T, Phillips DH, Van Benthem J (2011) Strategies in case of positive in vivo results in genotoxicity testing. Mutat Res 723: 121 - 128

[116] Tinwell H, Ashby J (1991) Activity of the human carcinogen MeCCNU in the mouse bone marrow micronucleus assay. Environ Mol Mutagen 17: 152 - 154

[117] Tweats DJ, Blakey D, Heflich RH, Jacobs A, Jacobsen SD, Morita T, Nohmi R, O'Donovan MR, Sasaki YF, Sofuni T, Tice R (2007a) Report of the IWGT working group on strategy/interpretation of regulatory in vivo tests. II. Identification of in vivo - only positive compounds in the bone marrow micronucleus test. Mutat Res 627: 92 - 105

[118] Tweats DJ, Blakey D, Heflich RH, Jacobs A, Jacobsen SD, Morita T, Nohmi R, O'Donovan MR, Sasaki YF, Sofuni T, Tice R (2007b) Report of the IWGT working group on strategy/interpretation of regulatory in vivo tests. I. Increases in micronucleated bone marrow cells in rodents that do not indicate genotoxic hazards. Mutat Res 627: 78 - 91

[119] UK COM (2000) Guidance on a strategy for testing of chemicals for mutagenicity. United Kingdom Committee on Mutagenicity of Chemicals in Food, Consumer Products and the Environment, pp 1 - 36. http://www.dh.gov.uk/assetRoot/04/07/71/96/04077196.pdf

[120] UK EMS (1990) Kirkland DJ (ed) Basic mutagenicity tests, UKEMS recommended procedures, UKEMS sub - committee on guidelines for mutagenicity testing. Report. Part I revised. Cambridge University Press, Cambridge, UK

[121] UK EMS (1993) Kirkland DJ, Fox M (ed) Supplementary mutagenicity tests, UKEMS recommended procedures, UKEMS sub - committee on guidelines for mutagenicity testing. Report. Part II revised. Cambridge University Press, Cambridge, UK

[122] US EPA (1982a) Health effects test guidelines. Office of Toxic Substances. Environmental Protection A-gency, Washington, DC, Oct 1982

[123] US EPA (1982b) Pesticide assessment guidelines. Subdivision F. Hazard evaluation: human and domes-tic animals. Office of Pesticides and Toxic Substances. Environmental Protection Agency, Washington, DC, Oct 1982

[124] US FDA (1982) US Food and Drug Administration, toxicological principles for the safety assessment of direct food additives and color additives used in food. US FDA, Washington, DC

[125] US FDA (1993) US Food and Drug Administration, Draft. Toxicological principles for the safety assess-ment of direct food additives and color additives used in food ("Redbook II"). US FDA, Washington, DC

[126] US FDA (2000) Toxicological principles for the safety assessment of food ingredients. Redbook 2000. IV. C. 1. Short – term tests for genetic toxicity. United States Food and Drug Administration, Cen-ter for Food Safety and Applied Nutrition, Office of Food Additive Safety, Washington, DC. http://www. cfsan. fda. gov/~ redbook/red – ivc1. html

[127] US FDA (2006) US Food and Drug Administration, Guidance for industry and review staff recommended approaches to integration of genetic toxicology study results. http://www. fda. gov/cder/guidance/6848fnl. htm

[128] US TSCA (1976) United States Congress, Toxic Substances Control Act, Appendix. In: Hollaender A, DeSerres FJ (eds) Chemical mutagens: principles and methods for their detection, vol 5. Plenum, New York, pp 287 – 335

[129] Wassom JS (1989) Origins of genetic toxicology and the environmental mutagen society. Environ Mol Mutagen 14: 1 – 6

[130] Waters MD, Auletta A (1981) The GEN – TOX program: genetic activity evaluation. J Chem Inf Com-put Sci 21: 35 – 38

[131] Waters MD, Stack HF, Jackson MA, Bridges BA, Adler I – D (1994) The performance of short – term tests in identifying potential germ cell mutagens: a qualitative and quantitative analysis. Mutat Res 341: 109 – 131

[132] Wilcox P, Naidoo A, Wedd DJ, Gatehouse DG (1990) Comparison of *Salmonella typhimurium* TA102 with Escherichia coli WP2 tester strains. Mutagenesis 5: 285 – 291

[133] Zeiger E (2010) Historical perspective on the development of the genetic toxicology test battery in the U-nited States. Environ Mol Mutagen 51: 781 – 791

第 7 章

毒代动力学：毒理学研究中全身暴露的评估指导原则

我们所处阶段：S3A/S3B
的更新（1995—2011）

Bruce Campbell and Bob Ings

摘要

ICH S3A 和 S3B 指导原则编纂于 1995 年，经过两位作者的严格审查，其中一位曾协助初版指导原则的撰写，另一位则将指导原则付诸实践。指导原则的目的旨在明确跨三个国家和地区的关键安全性试验中如何用 GLP 认证的方法测定药物水平的时间、对象和途径，并澄清如何依据测定结果来减少探索性动物药代动力学试验的数量，降低对此类试验的依赖性。虽然这个指导原则已为今后工作打下了良好基础，但仍然需要后续的指导原则。包括安全性试验中代谢产物（MIST）的相关指导原则，在需要测定哪些代谢产物方面，以及何时需要对无法通过动物实验验证的失衡人体药物水平进行进一步检验和生物分析核实方面，给出更多信息。本文还讨论了在取样技术、混合采样和自动采样、含血浆分离的微量采样、干血斑分析（DBS）及用以实现同步采样的数据的群体动力学处理法等方面取得的新进展。还讨论了其他不确定问题：何时要测量组织分布（ICH S3B），是否应当把暴露的测定纳入离体研究（致突变研究、hERG、研究细胞毒性等）；蛋白结合是否应按无明显损害作用水平（NOA-EL）表达，安全裕度应按总值还是游离未结合值表达；哪种情况下最高血药浓度（C_{max}）比药 – 时曲线下面积（AUC）更合适。情况表明：在使用成形的生物标记物方法所允许的情况下，应更多致力于毒代学和毒效学二者间关系的研究。

B. Campbell（✉）

Department of Pharmacology, Kings College Guys Campus London, Proximagen Neuroscience, London, UK

e – mail：bruce. campbell@ proximagen. com

B. Ings

RMI – Pharmacokinetics, Carlsbad, CA, USA

7.1 引言

16 年以前，许多毒理学家和药代动力学家齐聚欧洲，制定了有关毒代学以及如何运用毒代学在安全性试验中评估药物暴露的 ICH 指导原则。

虽然药代动力学成为药物研发中的一门学科已经超过 50 年，但"毒代动力学"这一术语到 1976 年才出炉，当时是从论述"Toxicocinetique"的法语论文（Carrera 等，1976）首次译成英文。自那时起，在安全性试验中通过测定药物浓度来了解药物暴露程度变得日益重要，已发表的论文数量日益增多（图 7.1）。值得注意的是，在 S3A 指导原则（ICH，1995b）的时期，即 20 世纪 90 年代，许多论文都在讨论毒代学的价值和测定方法；而近期论文更多提及的是如何应用该方法及其应用实例。通过简单的分析可见，毒效学方面的发表论文数量显著少于毒代学，而且大部分是关于环境毒物。有趣的是，同时述及毒代学和毒效学的论文几乎是只述及毒效学的论文数量的 1/2，提示毒理学家可能比毒代学家更能意识到同时测定毒效学和毒代学的重要性。

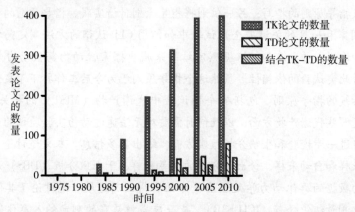

图 7.1　直方图显示 1970 – 2010 年间，标题中提到毒代学（TK）和毒效学（TD）的论文数量（PubMed）。数据显示在 S3A 指导原则发表时期，TK 论文有较大的增长，但是在最后 5 年间趋于稳定

本综述关注以下问题：这些年来我们从这个新学科中学到了什么？起初的指导原则起了什么作用？是否提供了充分的细节？是否有所遗漏？是否述及一些课题又遗漏了一些课题？原因何在？还能做出哪些改进？最后，指导原则是否有助于诠释安全性试验及其与临床试验的关系？是否缩短了研发周期？最重要的是，能否实现 ICH 的初衷之一，即减少新药研发中试验动物的用量？

虽然本文尽可能遵循了用来制定 ICH 指导原则的初始模板，但是要以发展的眼光进行以下的讨论。

7.2 一般性原则和目标

研究人员早已发现，用安全性试验中动物剂量类推/类比人类的剂量时，以 mg/kg 为剂量单位并不完善。因为现已明确，为产生与人体所见活性效应相同的效应，小型动物每千克体重的剂量常常远高于人。但也发现，为引起特定药理反应，大多数情况下无论给药剂量如何，不同物种之间的血药浓度是相似的。Boxenbaum（1982）和其他人的研究显示，动物体型是影响药物清除和血药浓度的决定因素。通过类比法或体表面积法进行不同物种之间的推算，就能更好地从动物数据预测人体数据。事实上，多年来抗癌药物的人体剂量就是用体表面积确定的。另有一些工作组（Peck 等，1994）认为将药代学和毒代学整合进药物研发的所有方面具有重要理论意义，结合试验的整合，血液和血浆药物浓度的测定以及药物浓度与药物活性的关系，对于药物作用的完整诠释至关重要。

虽然之前没有明文规定，但是对于利用血浆药物浓度或药物暴露而非剂量本身这一理论重要性的领会，构成了使用毒代学来撰写规范的基础，以此来评估并诠释动物安全性试验并推断人体剂量。需要特别提出的是，虽然制药公司在许多方面使用这种方式，但是企业间差别很大，有些企业做了过多的试验、用了大量不必要的实验动物；而有些企业又做得很少，甚至完全没做。因此新版 S3 指导原则（ICH 1995b）是一个框架文件，为三个地区（美国、欧洲、日本）参与安全性评价的科学家提供了一个共同的参考。参与编写的团队包括离体、在体毒理学家，药代学家和参与代谢研究的学者，因此该指导原则整合了理论和实际应用的各个方面。

起初，虽然有数量极少却真实有效的案例表明其不适合使用 TK（比如：非吸收的胃肠道活性化合物），但仍同意 TK 可为指导原则所用，且 TK 的使用须按具体问题具体分析的方式予以评估。但是普遍认为，在大多数情况下，应在关键的安全性研究中对暴露进行判定，而关键的安全性研究又是非临床检测不可缺少的部分。只要条件许可就应该这样做，否则须给出合理的解释。关于毒代学的根本目的也进行了一些讨论，可简单表述为"描述从动物实验得到的全身暴露风险及其与毒性研究中的剂量水平、时间的关系"，这涵盖了各方提出的所有要点。其他建议包括，毒代学的次要目的是"尝试进行暴露并确立暴露和安全性研究结果之间的关系；支持安全性研究所选动物的合理性；利用安全性研究结果来设计下一步的试验方案"。这些看起来都很重要，但在编写指导原则时，对指导原则的要点来说并非绝对关键。若将所有细节都纳入，则会导致指导原则过于臃肿，并掩盖了主旨。众所周知，TK 已经成为常规，其结果在安全问题的解读方面起到了越来越重要的作用，在药物是否获批的问题上也产生了影响。

另一个广泛讨论的问题是，是否需要在 GLP 条件下分析毒代学的样本，并随后取得对上述分析方法的认证。到目前为止，很多在动物实验中进行的毒代研究并不受 GLP 约束，这点需要特别考虑。在药物研发早期情况尤其如此，分析过程未做优化，也未经认证。但是大家一致同意：根据 GLP 标准做关键安全性试验而放弃同等重要的药物暴露分析是不合理的。因此，第一次在指导原则中写入了"需要在 GLP 条件下分析毒代学的样本"这一建议。大家也认识到，可能在有些早期研发中 PK 研究并不是关键安全性研究的部分，此时生物分析已能满足要求，不需要按此标准严格执行。

7.3 测定对象：母体化合物、代谢产物、异构体

如前文所述，第一次编写毒代学指导原则时，其目的是说明给药的化合物可以充分吸收并有足够的生物利用率，从而在全身药物暴露无可见副作用剂量（NOAEL）的情况下保证必要的安全裕度，以此为人体用药提供适当的安全裕度。在发表指导原则以前，常见情况是，口服时表现出良好的安全性的化合物，在毒理学试验时却出现了药物暴露不足的情况。

在毒理学研究（毒代学评价为其组成部分）中，测定母体化合物可以解决眼前的问题。但是要注意到，除了母体化合物，还需要测定代谢产物。在 ICH S3 的文件中规定了应测定代谢产物的情况：（a）母体化合物是前药；或（b）化合物可代谢成一种或多种具有药理活性或毒理活性的化合物；或（c）在发生广泛代谢时，出于可操作性原因，测定主要代谢物是唯一可行的风险评价方法。当时认为在安全性试验中要求测定代谢物是相对新颖的做法，但还不清楚要做到什么程度、测定哪些代谢物，以及如何利用测定结果。现在看来，这样的做法是有疏漏的。但在当时，对此问题尚无共识。因此经过广泛讨论后，决定对此不做过多规定。在发布初版指导原则时，普遍的看法是：因毒理学试验中的剂量数倍于临床剂量，因此无论如何都可将代谢产物暴露情况涵盖在内。研究人员发现，很多毒性代谢产物通过活性中间体表现出毒性，但是这些活性中间体存留时间短，不太可能在生物基质中测出。另外，它们还可以通过结合反应进一步代谢，例如与谷胱甘肽的结合，谷胱甘肽性质稳定，且可降低代谢产物的毒性（指导原则的注 10 即指此问题）。其结果是，因为对指导原则的理解不同，加之指导原则又没有特别说明在何时检测、检测哪些代谢物，所以提交给监管部门的数据差别很大。

自编写初版指导原则时起，就明显发现对代谢产物的相关情况考虑不周，缺少细节。自从一份关于在安全性试验中代谢产物（MIST）安全性测定的白皮书（Baillie 等，2002）出版后，监管者发布了几个新版指导原则，通常称作 MIST 指导原则。这些指导原则认为，不仅应该确立母体化合物的毒代学特征，还应确立主要人体代谢产物的毒代学特征（药物代谢产物的行业安全性试验指导原则，FDA 2008；FDA 行业指导原则 2010a）。初版 FDA 指导原则称，如果代谢产物在人体内的含量大于等于母体化合物的10%，则应在毒代学研究中予以监测；但是这给药物研发带来了不必要的负担，特别是在化合物代谢广泛且代谢产物具有清除速度限制性的情况下。在上述情况下，母体化合物的全身暴露量会很低，却

有可能出现多种代谢产物超过了母体化合物 10% 的情况。ICH M3（R2）意识到了这个问题，并推荐了一个≥10% 药物相关物质的标准，这个标准随后被美国和欧洲的几个最新的指导原则采用（Griffini 等，2010）。

这些指导原则规定了确定所有的人体主要代谢物暴露量所需的规程，目前规定为≥10% 药物相关物质（按人体 AUC 测定），足以覆盖关键性毒理学研究。代谢产物在人体内≥10% 的药物相关物质，又未被毒理学实验物种所充分覆盖（见 M3 Q&A）的称为"不相称的代谢物"。对这一类代谢产物，除非有合适的理由，否则必须再次用不同试验动物或单独进行安全性试验，以验证其安全性。人体代谢产物最初可以通过离体技术来鉴定，例如用人类微粒体孵育法（主要是Ⅰ期代谢产物）和肝细胞孵育法（Ⅰ、Ⅱ期代谢产物）。这一常规技术手段常在试验早期，用于首次人体试验（FIH）之前为首次 GLP 毒理学研究选择毒理学动物。通过使用此类离体孵育法，能够将人体代谢与多种毒理学动物代谢相比较，以确保并不存在人体所独有的代谢产物。如果发现了某代谢产物为人体所独有，就必须改用另一实验动物，或鉴定、合成该代谢产物，之后再另行毒理学评价。所有这些都将显著增加研发的费用和时间。FDA 的 MIST 指导原则在 2008 年的初版里，就已经用一种简单的决策树图加以归纳，来指导研究者选择最适当的工作流程；此图已在最新版的指导原则中已有更新（FDA 行业指导原则 2010a），如图 7.2 所示。

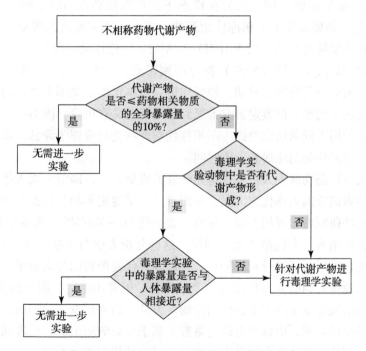

图 7.2　不相称代谢产物的决策树图

离体研究通过比较代谢产物总体特征，为选择毒理学试验的最佳动物而进行的毒理学体外试验提供了最初的方向，甚至能够显示某一特定代谢产物是否广泛形成。但是，离体研究不能获得相关动物体内某代谢产物相对于母体化合物的血浆相对暴露量，因为这一方程是以代谢产物的形成、分布和清除为参数，而后两项参数在上述研究中是不可知的。要测定药物暴露，需要做在体试验，一般用毒理学试验动物和人体的曲线下面积（AUC）测定。虽然在体研究可以表明人代谢产物的形成是如此广泛，以至于该代谢产物的暴露量超过10%药物相关物质的风险明显升高，但由于需要在体临床标本，所以对于早期毒理学研究来说，没有可供使用的代谢产物暴露量的测定值。

一些研究者尝试在稳态条件下进行上述研究，方法是通过使用非放射性物质达到稳态，然后逐步过渡到放射性剂量。然而即使该放射性剂量的回收率能够计算出来，但是任何浓度测定都是错的，因为此时的放射性已经被先前体内存留的非放射性产生的全部非放射性产物所稀释了，致使无法获得其比活度。因此，虽然该方案可以测得在稳态条件下给予的某放射性剂量的代谢产物暴露量是否超过药物相关物质的10%，但无法提供计算安全裕度所需的稳态下代谢产物浓度的信息。一种替代方案是多次重复给予放射性剂量，每次给予较低的放射剂量，这样总剂量即与一次性给药的剂量相当。每次给药的比活度是已知且恒定的，但这个方案有许多实际操作上的难题。特别是当代谢产物的半衰期短于给药间隔期时，这时因为每次给药的放射量太小，很难精确定量。若无证据表明药代学呈剂量依赖性或时间依赖性，则最简单的方法仍是按单次给予放射性剂量设计，并使用曲线下面积（AUC_∞）作为稳态暴露的指标，因为在稳态下，单次给药的 AUC_∞ 和一次给药间隔的 AUC_τ 相等。但是，如果发现了不相称代谢产物，那么出于完整性的考虑，要求使用低温方法进行合成和重复给药（请参见 ICH M3 Q&A 与本讨论相关的内容）。

安全性试验中的代谢产物（MIST）指导原则带来的一个问题是：在要求测定母体化合物与代谢产物水平的药物研发早期，如何知道是否鉴定出了全部人体代谢产物。放射性试验不可能解决这个问题。把鉴定研究推迟到研发后期又有风险，因为一旦发现了不相称代谢产物，就要使用不同动物或对这一不相称代谢产物进行毒理学评估，以此进行新的毒理学研究，这会延迟药物的注册和上市时间。

因此，有人主张药物研发人员要在药物研发的更早时期，即第一次人体试验或概念验证阶段就确定体内试验的人体代谢情况，从而可以尽早鉴定不相称代谢产物，合理地设计毒代学试验。有些研究者常规用血浆、尿液、粪便的 LC－MS/MS 分析等非放射化学方法，在首次人体试验中纳入一个代谢产物识别组。这些分析方法与标准生物分析法的区别是，这些方法使用的色彩层析谱运行时间较长，可以改善代谢产物的分离效果，然后用质谱扫描进行鉴定。虽说这是判断人类代谢的一个好方法，但并不绝对，因为如果没有质量数/代谢平衡，就不能确保鉴定出了全部代谢产物。另外，药物研发试验期间，假定的代谢产物不会有标准品以供对照，所以所有的定量都是基于相对响应值的，后者通常是相对于母体化合物而言，而这些母体化合物又有可能与所讨论的代谢产物不同。

放射性方法一直是分析所有药物相关物质的最佳手段，而且很有可能将此类研究提前到研发早期的 I 期临床试验（包括首次人体试验），前提是给予的放射性剂量要足够低，使总量在天然放射性变化范围内。显然，如此低的放射性要求检测和定量设备的灵敏度极高，其数量级要高于传统的液相闪烁计数器。使用微量示踪技术可以满足这一要求，有时也称作 0 相试验（Garner 和 Lappin 2006）。该技术使用加速器质谱法（AMS），可在亚阿摩尔级进行检测和定量。讨论该技术的细节问题已经超出了本章的范围，感兴趣的读者请参见 Ings（2009）的综述，《生物分析》（Bioanalysis 2010）第 2 卷第 3 期也有一系列与此有关的文章。然而，因为 AMS 不提供化合物结构方面的信息，所以还得用传统的质谱分析来识别代谢产物的结构。

但是，安全试验中代谢产物的安全性测定（MIST）指导原则专门涉及了最大用药剂量时人体稳定状态下代谢产物的相对浓度，但没有讨论理论上如何承受该浓度。MIST 指导原则即最初的 ICH 指导原则 S3A 文件（ICH，1995b）中还有一个问题没有讨论，那就是应如何处理手性化合物。虽然在当初拟定 S3 文件时，在代谢相关章节中讨论到了手性化合物，然而当时认为没有必要制定详细的指导原则。手性化合物指导原则认为，当有外消旋体生成时，应在安全性研究中另行监测其对映异构体，并且分别用药以示对照，而很少述及单一对映异构体的研发。当然还要研究手性化合物从单一对映体发生外消旋化的可能性，当有外消旋混合物形成时，需要在安全性试验中监测每一种对映异构体，除非有充分证据表明不需要这样做。但是目前还没有哪一种指导原则讨论到在安全性评价过程中对手性代谢产物的监测，特别是在原型药物及其代谢产物发生外消旋化的可能性远比当初想象的情况更广泛的情况下（Wsol 等，2004）；而且众所周知，手性药物（无论是母体化合物还是其代谢产物）在不同的异构体的清除方面，可能存在的巨大种属差异（Campbell 1990）。另一个经常忽略的是，一个非手性化合物经过代谢加上另一部分结构之后变成手性化合物，从逻辑上讲，在这种情况下每个异构体都需要进行鉴定、测试，必要时加以定量。

7.4　分析方法和 GLP

如前文所述，关于安全性关键试验相关的毒代分析，必须符合 GLP 并经必要的认证。但是有一个例外，就是和解读关键安全性试验数据不直接相关的，尤其是研发早期的毒代试验不必遵循这个标准。这造成了一些混淆，因为不好判断到底什么情况下动物的毒代试验不与解读关键安全性试验数据直接相关。故而 FDA 又补充发布了第 483 条例外条款。由于这一问题尚未澄清，制药企业大部分情况下还是按照 GLP 进行动物的药物动力学试验。可以认为，在研发前期筛选化合物时，不必按照 GLP 的严格标准进行试验。因为分析方法不在指导原则的范围内，指导原则的原文里对此也很少谈及。但是，从那以后有关分析方法的讨论非常多，特别是针对生物分析方法的验证，这些验证使用了各种在毒代学试验中专门、准确地测定母体化合物及其代谢产物的分析方法（制药行业生物分析方法验证指导原则，FDA 2001）。

同时，有不计其数的生物分析方法用于毒代学试验，这些方法大致分为两类：一类是 LC – MS/MS 技术，用于小分子量的合成分子和多肽；另一类是 ELISA（酶联免疫吸附法），用于测定大分子物质，比如，单克隆抗体和较大的多肽类。这种情况可能会长期存在，因为大多数从事生物分析的合同研究机构（CRO）已经将其专业知识集中于这两种广泛应用的技术上，但是要注意，这两种技术对某些化合物来说并非是最好的方法。例如，缺一个氮原子的强亲脂性分子在 LC – MS/MS 中信号很差，在 GC – MS 中却有很好的响应，但是 GC – MS 的技术和设备都相当匮乏。

7.4.1 小分子的生物分析法：干血斑分析

原版指导原则（ICH，1995b）建议，虽然有限取样技术（复合法和种群法）会降低毒效学分析的准确度，但是它可以保护动物免受过度取样，从而减少实验用动物的数量。然而，近几年来已经有新的技术解决了这一问题，可以在一只实验动物（大鼠）上做全部的毒代试验。LC – MS/MS 技术已经成为小分子的生物分析方法之一。色谱和质谱分析也可以用于小分子，主要用法是从基质的其他物质中分离出有意义的分析物，从而避免其他物质对分析的干扰。这样可以做到较短的保留和分离时间，更重要的是可以同时检测多种代谢物。随着 LC – MS/MS 的灵敏度（LLOQ <1 ng/ml）和毒代样本含量的提高，取血量大幅下降，同时促进了干血斑分析（DBS）技术的发展。

干血斑分析是把少量（大约 20 μl）的全血样本放在一个适当的吸收介质上，分析前先予干燥、静置，以备分析。因为这个方法可以采集一只动物的多份样本，对于小型啮齿类动物，比如大、小鼠来说特别合适。相比于小鼠的破坏性取样，干血斑分析显著减少了毒代学试验中动物的用量，甚至包括主试验动物在内（这是协调的初衷之一）。同时，因为分析物是化合物，所以虽然还要严格地测试每一分析物，但是因为干燥后的分析物更趋稳定，从而可以在常温下保存。一旦证实了确实能提高稳定性，干血斑分析（DBS）的样本就可以和干燥剂一起密封在塑料冰袋内在常温下储存、运输，不需冷藏。

目前常用的两个步骤是：首先，把样本放在吸收表面上完全干燥。此时，每份样本最好采集 2~3 个小血斑而不是一个大血斑。培养皿中确定可重复量的样本会从干血斑的中心溢出，然后用适当的内标溶液稀释。这一过程在 96 孔板上可以是半自动的，也可以是全自动的。然后，再按常规用 LC – MS/MS 分析洗脱液。但是，干血斑分析的分析物基质是全血，不像毒动学试验常用的是血浆。

所以，如果要把这些数据和从临床研究取得的血浆的数据对比，就需要加入一个校正系数。这个系数是在体外测量每一份分析物的毒效学样本时，通过计算其全血和血浆的浓度范围的比值得出的。如果在整个毒效学浓度范围内的比值是相同的，那么这个系数就是一个常数；但是如果是非线性关系，就得通过建模或体内试验得出了。这对高度浓集于血红细胞的药物来说特别是一个问题。干血斑分析采用了很多新颖的技术——可以在提取干血斑前就直接解吸。例如，Cooks 等（2006）发明的解吸电喷雾电离技术（DESI）；Cody 和 Laramee（2005）发明的实时直接分析法（DART）。

前者是把干血斑切片切成细条，稳固地置于光学显微镜的载玻片上；后者可直接在载玻片上点上干血斑。载玻片在各自的系统中匀速移动，同时 DESI 的离子喷射或 DART 的热电离气体（氦）直接把分析物从干血点表面解吸到质谱仪内。因为这些方法不用提取和色谱分析，可以显著提高样本的处理速度和进样频率。

但当样本中存在不稳定的代谢产物时，因为离子会受到抑制和干扰，这个方法的精度会降低。Crawford 等（2011）曾用不同化合物的药代动力学数据对比了 DBS 的 DART 法和传统的 LC－MS/MS 法，发现两种方法得到的数据基本一致，只是干血斑分析法（DBS）的数据可能由于离子受到抑制，其精度较低。这在没有稳定的示踪内标补偿离子抑制或者存在不稳定的代谢物时，会造成很多麻烦。

干血斑分析的普遍应用还有一些问题要解决，其一是监管机构是否可以接受和费用的问题。某些制药公司发现，FDA 已经要求一旦在关键安全性研究中使用了干血斑分析法（DBS），那么就必须在临床药代动力学的整个研发过程中都使用 DBS；而且所有的样本都要经过干、湿两种方法的完全验证，从而导致重复试验、成本增加。这里的问题是，在体内试验中，药物在红细胞或血浆中的比值随时间、物种、人类个体而不同，甚至同一受试者也有变化。但是这些差异是否重要，仍有待观察。欧洲一个由制药企业和合约研究机构（CRO）组成的生物分析论坛联盟正着手通过观察分布率、内标、稳定性和稀释过程来验证 DBS 法，他们希望能在一年内提交一份有助于制药企业和监管机构之间沟通的报告。欧洲药品评估局（EMEA）和英国药品和健康管理局（MHRA）似乎更加务实，他们鼓励使用 DBS 法（2010，Beharry）。另一个问题是研发成本，因为在临床试验阶段要把分散于世界各地的样本送到一个实验室去，而切片的价格很高，对成本影响很大。

因此，尽管 DBS 法具有采样体积小、需要动物数量少（尤其是小型啮齿动物）和高通量的优点，但是在目前指导文件不足的情况下，将这类直接解吸技术用于正式的 GLP 毒理学研究的毒效学方面还是为时过早。作者个人认为，就目前而言，除非做相当数量的验证工作，否则损失珍贵样本和无法解释试验结果的潜在风险，就抵销了 DBS 方法的益处。如果是在今天制定 S3，它肯定会鼓励制药企业尽可能测试此类技术和其他技术，从而建立一个实用的数据库以减少动物的用量，但这个数据库中将包含用于个案的注意事项和必要的验证工作。

7.4.2 大分子的生物分析

原版 S3A 中，没有考虑到生物技术药物。但是，随着越来越多的大分子药物处于研发之中，亟需出台关于大分子药物并解释其毒代学的指导原则。在生物技术药物 S6 的 ICH 指导原则中，要求尽可能地做单次和重复给药后的药代学和毒代学试验，并且声称组织分布研究可能比质量平衡研究更有用。它特别强调为确保安全性研究和临床研究，要使用同一方法或有可比性的方法。另外，如果药物清除率依赖受试动物内有效试剂（通常情况并非如此），则需要考虑到这些药物的清除率在不同动物间可能存在的差异。ICH S6 的 2009 附录进一步澄清，解决了生物技术药品可能出现的动物间活性差异较大的问题。这一最新指导原则内，建议应尽可能使用毒代学/药效学间的关系来协助选择高剂量安全性试验的方案，选择时要尽可能利用靶点结合及离体药理学方面的动物差异进行必要修正。这样，该指导原则建议临床研究中为达到有效的药物暴露而使用的最高安全剂量，应为最大效应的 10 倍剂量；或在没有药效学评估的情况下为人体毒代学暴露量的 10 倍，以二者中较高者为准。

如上文所述，大分子药物尤其是单克隆抗体有很强的选择性，而且与所期望的靶点有特异性很强的相互作用。另外，由于免疫原性问题，此类抗体总是人类抗体或人源化抗体，这对其毒理学有着深远影响。与小分子药物不同的是，大分子药物罕见药理学的脱靶效应，因此毒性可能来源于药物与治疗靶点之间相互作用所引发的药理学效应的放大。另外，这些分子通常是通过不同的机制分解成小分子，主要的分解途径是与受体结合、内化反应与降解结合。因为这些分子具有高度选择性，所以和受体的结合一般具有很强的种属特异性。另外，如果分子触发了受体的免疫系统，受体将会产生对抗药物的抗体，通过中和反应有效地把药物从受体消除。因为物种会表现出和该物种相关靶点受体间的交叉反应，所以在毒理研究中选择合适的物种就很重要。少量的药物还可能通过"剪切"（代谢）而去除，这种"剪切"可以改变受体或稳定剂的亲和力，进而可能对生物分析造成影响。所有这些因素在大分子药物研究常用的典型配体结合生物分析法（如 ELISA）的研发过程中，可起到重要作用。

大分子药物（如单克隆抗体）的物理化学性质决定了它们的组织分布有限，分布体积相对较小。另外，如上文所述，其主要清除机制是与受体结合及内化，所以它们的清除速度较慢。因此，与治疗浓度处于 ng/ml 范围的小分子药物不同，大分子药物的有效循环浓度范围为 mg/ml 级，所以灵敏度很高的生物分析法此时就不太严谨了（Ezan 和 Bitsch 2009）。如前文所述，当存在与人体受体的交叉反应时，关键点在于选择什么物种进行毒性研究，原因是看似毒性反应很可能是超常增强应答的结果，而且这也是此类化合物的主要清除机制。所以，对于人单克隆抗体试验，猴子通常是最适合的动物。如果由于选择性过高而找不到有交叉反应的动物，则要为毒理学动物研发出一种等效单克隆抗体，然后将其作为人抗体的替代物进行毒理学和毒代学检验。

对于小分子药物来说，普遍认为只有游离药物可供与受体结合之用，这进一步使毒代学的诠释工作复杂化。小分子药物通常可测定全药，然后加上一个矫正血浆蛋白结合的参数。这个矫正参数是通过离体体外试验，特别是在适当浓度范围内测定血浆蛋白结合情况的体外试验得到的。问题是，ELISA 法用大分子来测定些什么？理论上，只能是游离药物，因为只有游离药物才能结合到固定的捕获剂上。但是，因为有些分析所需孵育时间较长，可以理解为抗药抗体间发生了某种分解和合成，而用于毒理学研究的物种中总是有抗药抗体的产生（Ezan 和 Bitsch 2009）。因此，为了完整诠释毒动学数据，则要测定药物抗体的形成；如果不能测得，就要测定总药物量（通过酸预处理取得）以及"游离"化合物，同时要记住前文所述的限制条件。然而，抗药抗体的形成并非简单过程，因为有些过程有中和反应，有一些又没有，这就增大了理解大分子毒代学的难度。检测大分子需要不同的分析方法，要测定总抗药抗体，然后做更具体的检验，通常需要某种形式的功能性检测来测定中和性药物抗体。

　　与用于小分子的生物分析方法相比，大分子的方法因为需要花时间制备 ELISA 试剂，所以用于研发的时间较长。由于常常没有合适的生物分析法供前期的药代学研究使用，所以此类大分子药物的研发会受此影响而延迟。因此，这一领域内的研究者曾经努力寻找一种替代方法，与传统的 ELISA 法相比，该替代方法的研发和应用可以更快速。随着拥有更大质谱范围的三重四极质谱仪的出现，目前 LC – MS/MS 提供了一个切实可行的替代检测方法，据报道这个基于 LC – MS/MS 的分析法可用于一些小分子量蛋白和多肽的检测（Kippen 等，1997；Ji 等，2003；Buscher 等，2007）。但是，这些方法都只是一些非常规措施，一个更常用的方法是对目标分子进行蛋白水解，跟踪生成的肽，因为生成的肽可作为初始蛋白的"标记"。这个方法被 Barre 等（1996）和 Geber 等（2003）采纳，他们使用稳定的、经标记的肽作为结合有同位素稀释分析的内标。然而，这些方法还都处在起步阶段，还面临诸多挑战，例如：标记肽的选择；如何从存在于血浆基质内的大量无关蛋白中分离出需要的分子（Ezan 和 Bitsch 2009）。在 ELISA 法可用于发现阶段之前，这些方法可以用于填补空白，但仍需使这些方法更成熟，从而能通过常规 GLP 毒代学试验的认证。显然，我们必须等待技术和知识的进步以赶上指导原则的进步，同时有必要由监管当局对指导原则做出实用的解读。

7.4.3　生物分析方法的验证

　　最初对 S3 进行讨论期间，虽然大家普遍接受 GLP 安全性研究要用 GLP 分析法，但对验证方法讨论极少。近年来，上述情况有所改观，这是由于监管部门出台了多部文件和指导原则（FDA 行业指导原则、生物分析法的验证 2001；欧洲药品管理局的 2011 版生物分析法的验证指导原则）、行业相关的会议（Shah 等 1992，2000；Shah 2007），上述文件都有一些共同特点。

　　这些会议的目标是提供一个一致性高的规程，从而为药物的安全性和临床试验提出一个准确、精确、有选择性、灵敏、可重复的生物分析法，并给出其量化范围和稳定性。在1990 年的水晶城会议上，讨论了每一条准则及其测定方法和生物分析测试的验收标准。第二次会议的重点是两次会议之间的十年间，生物分析技术的进展及其对生物分析本身的影响。会议还重点讨论了配体结合的检测，特别是检测被分析物时排除生理性质相似的物质和基质中无关物质（基质效应）的选择性。表 7.1 给出了 FDA 和欧洲指导原则的要点，但建议有兴趣的读者查阅相应的指导原则文件。显然，在关键安全性研究中，要求做 GLP 分析和随后的验证，大大增加了分析实验的工作量，但大家认为这是必需的，因为所得数据对于计算人体安全裕度和初始剂量是极其重要的，应被视作是一种附加值。

表7.1	FDA 和欧洲的生物分析方法验证指导原则概要
指标	**活性和验收准则**
选择性	● 应能检测出基质中的内源性物质造成的干扰，使用6份个体、独立来源的基质，从而确保在量化下限（LLOQ）时的选择性。 ● 检查来自样品的降解产物的干扰，包括有联合用药和代谢物降解产物向其母体化合物反转化时产生的干扰，例如不稳定的一氧化氮和酰基葡萄糖醛酸苷。
带出物	● 欧洲指导原则中规定，被分析物要小于分析物 LLOQ 的20%和内标物的5%，由注入高浓度样本（例如最高的 QC 或校准标准）后再注入空白样本测得。
量化下限（LLOQ）	● 在许可的准确度和精度（≤20%）下，能可靠地测定的分析物的最低浓度。 ● 校准曲线上浓度最低的点。
校准曲线	● 表示仪器的响应和分析物浓度的关系的曲线。 ● 包含一个空白基质（没有分析物和内标物），一个零浓度（没有分析物、有内标物），至少6个理想的处于量化下限（LLOQ）和量化上限（ULOQ）之间的分析物浓度。 ● 可以考虑用于配体结合试验的其他浓度。应该用最简单的模型拟合校准曲线。 ● 至少75%的逆推计算校准标准值应在标称值的 ±15% 以内，但 LLOQ 除外，应在 ±20% 以内。
准确度—组内	● 在3种（按 FDA 指导原则）或4种（按欧洲指导原则）浓度下通过至少五次测定来确定，包括 LLDQ 和低、中、高 QC。 ● 平均值在 ±15% 以内，但 LLOQ 除外，在 ±20% 以内。
准确度—组间	● 组内准确度须在标称值的 ±15% 以内，但 LLOQ 除外，LLQQ 在 ±20% 以内。LLOQ 应该用低、中、高的 QC 样本应至少运行3次，其中两次必须不在同一天。
精密度—批内	● 在3种（按 FDA 指导原则）或4种（按欧洲指导原则）浓度下通过至少5次测定来确定，包括 LLOQ 和低、中、高 QC。 ● 变异系数（CV）应在 ±15% 以内，但 LLOQ 除外，LLOQ 应在 ±20% 以内。
精密度—批间	● 对于批间精密度，LLOQ 和低、中、高的 QC 样本应至少运行3次，其中两次必须不在同一天。其 CV 必须在 ±15% 以内，但 LLOQ 除外，在 ±20% 以内。
稀释倍数	● 如果样本的浓度高于校准曲线的 ULOQ 点，应予稀释至校准曲线划定的范围以内。 ● 原始样本的准确度和精度应在每个所用稀释度的 ±15% 以内。
回收率	● 回收率反映分析物的提取效率。不必是100%，但必须一致、精确和可重复。 ● 根据 FDA 的指导原则，应在低、中、高浓度下进行回收。当比较提取与未提取样本时，应有100%的回收率。
基质效应	● 除了在"选择性"一节讨论的"基质效应"外，欧洲指导原则还建议：如果在静脉注射药物中使用了如聚乙二醇或聚山梨酯这类会抑制质谱响应的配方，那么还应该再单独研究其基质效应。 ● 如果是从某一特定群体（例如妊娠动物）取样，那么也应评估其特殊的基质效应的影响。

续表

指标	活性和验收准则
稳定性—短期	● 按检测方法融化三等份低、高浓度的 QC 标准品，根据检测方法和需要的稳定性，在室温下保存 4~24 小时。 ● 经过 3 个凝固－融化循环后，测定其稳定性。根据使用的时间长短确定每份溶液的稳定性。 ● 储存样本的浓度要和等量新制备的样本相比，偏差应在 ±15% 以内。
稳定性—长期	● 长期储存条件下储存的样本的稳定性的测定时间应足够长，足以涵盖预计储存期。 ● 应至少使用三等份低、高浓度的 QC 标准品。 ● 应在样本的长期储存期间内的至少三个不同时间点分析样本，并与各自标准品在长期稳定性试验第一天的逆推计算值的平均值比对。
稳定性—样本制备后	● 应按照运行时间、批量、典型运行条件确定稳定性。
分析运行	● 除了样本外，还应重复一次以下分析： 　1. 一次空白分析：没有分析物，也没有内标物； 　2. 一次零样本分析：没有分析物，但有内标物； 　3. 一次对校准曲线上六个标准点中最小值的分析； 　4. 三个层次的 QC 标准品的分析： 　　低点：≤3 倍的 LLOQ； 　　中点：约校准曲线的 50%； 　　高点：≥校准曲线的 75%。 ● 如果用了 6 个逆推计算校准标准点中的最小值，且偏差在标称值的 ±15%（LLOQ 时 ±20%）以内，那么 ≥75% 的分析运行也可以。 ● 如果校准标准点在 LLOQ 未能成功运行，应重新确定 LLOQ。同样，≥67% QC 的值应在标称值的 ±15% 以内，并且每一浓度至少有一件样本满足这一条件。如果有多种分析物，每一分析物都应满足这一条件。
试验样品再分析	● 1000 个样本中的 10%，或 >1000 个样本中占比 5% 的样本应在不同时间（不同一天），在每一新基质内进行重新分析或作生物等效性分析。 ● 新基质是指血浆、血液、尿液，例如不同物种的血浆、特殊群体（例如妊娠动物或特殊体质患者）的血浆 ● 如果要满足生物分析的 67% 的重复可接受的条件，再分析使用的浓度必须在原浓度的 ±20% 以内。 ● 如果 ISR（试验样品再分析）失败，应分析失败的原因。如果发现生物分析方法有缺陷或缺少稳定性，应予重新研究并再次试验、分析。

7.5 取样的技术和时间点

在指导原则 S3 文件的 3.3 和 3.4 节，讨论了所使用的试验动物的数量、取样方法和时间点的合理性说明。大多数情况下，这是不言自明的。但是编写指导原则的工作组在撰写草稿的过程中重点指出：采集的标本足以界定 TK 特征及后续暴露即可，不要使用过多的实验动物，也不要因为采样使动物处于过度生理应激状态。近些年建议使用的复合取样技术可以在任一动物个体上取较少份数的样品，然后从组内所有实验动物取样所得的数据就能得到血药 - 时间曲线，具有实验动物用量少、采血损伤小的优点，特别是与 DBS 法结合时，效果尤其显著（Kurawattimath 等，2012）。但它也有缺点，即会使毒代学分析复杂化，如第 7.11 节所述。对于啮齿类动物，有很多切实可行的取样技术可用，例如置管法、尾静脉穿刺、快速断尾、心脏穿刺、（小鼠）断头、舌下取血和眼球后取血，这些技术给动物造成的应激很可能小于实验操作员（Grouzmann 等，2003）造成的应激。这些技术中，建议尽量不用快速断尾法，因为操作过程中可能会有血管外的液体混入血液；插管和尾静脉穿刺可能是最可靠的方法，对于连续取血操作尤其如此，但技术上要求较高。最近，有人用血细胞压积试管实现了同一实验动物的系列取样——联合干血斑分析法（Smith 等，2011），重新研究了全血微量取样技术（WBMT）。它通过旋转试管来分离红细胞，并通过抽吸作用或分层去除血浆。当然，这些方法不能用于较大型动物的取样，这类取样要用静脉穿刺法或导管法。

7.5.1 样本：血浆、血液不适合作为样本的情况

指导原则中几乎没有提及应测定哪些生物基质，只是说在毒代学试验中，一般要测定血浆、血清或全血，但是这也是显而易见的。M3（R2）指导原则又提出：当不能测定血浆数值，或尿液、粪便、胆汁中的排泄水平较高时，可以用尿液、粪便、胆汁替代血浆。实际上粪便和胆汁并不合适，特别是对于口服给药的化合物。因为前者无法鉴别已吸收和未吸收的药物；后者很难和人体对比。实际上，对大多数药物来说，体液是不大会发生毒性的基质，其分析也只能作为组织毒性的替代物。虽然已经意识到这是一个潜在的问题（S3 的 3.6 节），但是没有一条指导原则明确地提出：如果在某器官内出现了毒性，则应对之取样。起草指导原则时曾讨论过这个问题，大家认为多数情况下很难从人体采集组织样本，同时它没有实际作用，反而增加了研发药物的负担，因此公认不推荐做动物的组织分析。但是这并没有妨碍通过确定组织的毒性水平来了解毒性的机理。在一些重视动物和人体组织的毒性水平对比的特定案例中，不用采集生物样本就可以对比其毒性。例如，通过 MRI 观察脑摄取的一种氟化物就可以对比动物和人体的毒代学、毒效学指标（Campbell 1995），从而计算中枢神经系统（CNS）的人体安全裕度。但是在这样的安全性评价中，

人脑的摄取和动物是明显不同的，这会误导对试验结果的理解。另一种可行的方法是利用 PET 配体。但要警惕有时会无法区别是原始药物的含量还是代谢物的。这一方法的优势是在试探微剂量的第 0 阶段试验就可以使用。最终，S3A 设置了针对胚胎、胎儿和新生儿的专项指导原则。但是，这些指导原则相对来说不够明确，也难以操作。

7.6　药物暴露的定量分析和解读

7.6.1　通过毒代试验确定剂量水平和设计试验方案（给药频率）

　　FDA 在两个指导原则中记载了确定最大安全初始剂量的方法：第一个是在总章里对化合物做出的规定（FDA 行业指导原则：在初期临床试验中估计治疗成年健康志愿者的最大安全初始剂量，2005）；第二个是专门讨论抗癌药物的指导原则（FDA 行业指导原则：S9 抗癌药物的临床前评价，2010b）。第一个文件记载了如何计算首次人体试验的初始剂量。这个指导原则没有采用药动学原理本身，而是采用了无明显不良反应水平（NOAEL）的剂量，通过体重$^{0.67}$的计算方式，得到标准化的体表面积，把 mg/kg 剂量换算成人体等效剂量（HED）。为了简化计算，指导原则制作了一张表格，为研究者列出了物种和对应的 HED 及其换算系数（见表 7.2）。

表7.2　基于体表面积将动物剂量转换为人类等效剂量（HED）（FDA2005 年行业指导原则）						
种类	参考体重（kg）	操作重量范围[a]（kg）	体表面积（m²）	把 mg/kg 转化为 mg/m²（乘以 km[b]）	把动物剂量（mg/kg）换算成 HED（mg/kg）[c]	
					除以动物的剂量	乘以动物剂量
人类	60	–	1.62	37	–	–
儿童[d]	20	–	0.080	25	–	–
大鼠	0.020	0.011 ~ 0.034	0.007	3	12.3	0.081
仓鼠	0.080	0.047 ~ 0.157	0.016	5	7.4	0.135
小鼠	0.150	0.080 ~ 0.270	0.025	6	6.2	0.162
雪貂	0.300	0.160 ~ 0.540	0.043	7	5.3	0.189
豚鼠	0.400	0.208 ~ 0.700	0.05	8	4.6	0.216
家兔	1.8	0.9 ~ 3.0	0.15	12	3.1	0.324
狗	10	5 ~ 17	0.50	20	1.8	0.541

续表

种类	参考体重（kg）	操作重量范围[a]（kg）	体表面积（m²）	把 mg/kg 转化为 mg/m²（乘以 km[b]）	把动物剂量（mg/kg）换算成 HED（mg/kg）[c]	
					除以动物的剂量	乘以动物剂量
灵长类：						
猴子[e]	3	1.4～4.9	0.25	12	3.1	0.324
狨猴	0.350	0.140～0.720	0.06	6	6.2	0.162
松鼠猴	0.600	0.290～0.970	0.09	7	5.3	0.189
狒狒	12	7～23	0.600	20	1.8	0.541
微型猪	20	10～33	0.74	27	1.4	0.730
迷你猪	40	25～64	1.14	35	1.1	0.946

a：用表内动物的体重计算 60kg 重人体相当剂量（HED）时，表中 km 算出的 HED 和由动物的准确体重算出的 HED 相比，偏差不超过 ±20%。

b：$km = 9.09 \times$ 体重$^{0.35}$。

c：假设人体重 60kg。如果动物或动物体重不在所列范围内，人体相当剂量应按以下公式计算：

$$HED = 动物剂量（mg/kg）\times [动物体重（kg）/人体重（kg）]^{0.33}$$

d：因为健康儿童很少作为志愿者参加临床 I 期试验，其 km 值只能参考使用。

e：例如食蟹猴、恒河猴、短尾猴。

指导原则的最后一页给出了最大安全剂量的决策树，如图 7.3。

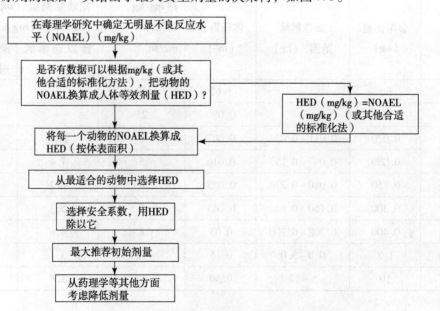

图 7.3 为健康志愿者选择最大初始安全剂量的流程

　　抗癌药的指导原则更趋灵活，因为接受首次人体试验的患者都患有严重而致命的恶性肿瘤。他们期盼有效的治疗，给他们施用无效的剂量是违反医学伦理的。这样，小分子的初始剂量通常选择为在 10% 的啮齿动物中导致严重毒性的剂量（STD）的 10%（STD10），或者非啮齿动物中最高非严重毒性剂量（HNSTD）的 1/6 。物种的选择方面，应选择对该药物毒性最敏感的动物。在具有免疫激动活性药物的生物制药方面，应考虑生物有效剂量的最低期望值（MABEL）。

　　虽然两个指导原则都提出了首次人体试验初始剂量的计算方法，但是它们都不是直接基于药动学/毒代学及药物暴露量的测定，这就使毒代学的使用变得无效。两个指导原则都用体表面积作为推算依据，这并不奇怪，因为用体表面积推算的药物清除比体重更准确，这已是药动学领域的范围了。但是，必须注意最大安全初始剂量的指导原则（图7.2）指出：应加入一个经修正的安全系数，在条件允许的情况下，尽可能地根据临床前观察的结果来考察进一步降低剂量的可能性。这时应从药动学角度研究，但是预估人体的药物暴露量又很难。这对首次人体试验后进行的毒理学试验是没问题的；但是对于为了首次人体试验而先做的毒理学试验，就只能从临床前数据推算人体的药物暴露量了。一般会用两种方法：利用人的微粒体或肝细胞的体外法和体内类比法。

7.6.2　体外研究

　　体外研究都是通过培养微粒体或肝细胞孵育来测定体内的清除率。除非培养液中已经加入了有活性的葡萄糖醛酸基转移酶，否则就需要认真思考需要准备哪种制剂，因为微粒体是 I 相新陈代谢时发生体内清除（例如细胞色素）的主要部位。另一方面，就算可以肯定试验药物已经在 I 相或 II 相时进入细胞，也应测定所有肝细胞酶在这两个阶段的含量。理论上肝细胞是最佳的制备品，但是如果在之前的试验中观察到了被试药物是由细胞色素酶独立代谢的，那么微粒体可以作为技术上较为方便的替代品。

　　然后，这些数据可以直接用于预估人体血浆的清除率和随后的药物暴露量。也可以与渗透率、生物化学数据结合，建立以生理学为基础的药动学模型来模拟人体的血浆概况。最常用的两个模拟软件包是 Simulations Plus, Inc.（美国加利福尼亚）生产的 GastroPlus 和SimCyp（英国谢菲尔德）。两者功能接近，但是 SimCyp 结合了以生理学为基础的药动学模型方法以及经试验验证的个体细胞色素和转运蛋白的总体分布。所以 SimCyp 可以预测的药动学数据不仅限于人体的平均值，还包括总体药代学数据；它还能根据数据库已有的数据预测不同患者人群的数据，如不同种族、年龄（年轻人和老年人）、病程的患者。因为SimCyp 可以在极易发生药物相互作用的极端和复杂情况下做预测，所以它有一个很强大的功能，可以用细胞色素和转运蛋白的体外抑制数据预测竞争性的、以机制为基础的药物相互作用。

7.6.3　体内研究

　　另一个从动物的体内药动学数据推算人体体内药动学数据的替代方法是异率测定法。

在伽利略发现大型动物和小型动物的骨骼不成比例之前的几个世纪，这个方法就已经出现了。它还可以测定各种生理参数，20世纪70和80年代由Dedrick（1973）和Boxenbaum（1982）将之用于药物开发中的药动学试验。Ings（1990）和Mahmood（2007）都曾对其做过全面的验证。

体型变异测定法的依据是生理或药动学参数和动物体重之间的经验公式，这个幂函数如（7.1）所示

$$\text{药动学参数} = \text{系数} \times \text{体重}^n \tag{7.1}$$

用上述简单的方法计算主要靠血流依赖方式清除的药物时效果很好，例如肾清除的药物和通过肝脏的血流而在肝脏内大量清除的药物；但是不适用于在血浆蛋白结合方面有较大物种差异以及清除率低、代谢广泛的药物。前者可以很容易地按血浆蛋白结合矫正；后者较为复杂，因为人类的代谢比其他哺乳动物慢，包括细胞色素P450催化的代谢。这与人类较大的脑重量和较长的最长寿命（MLP）有关，因此无论是脑重量还是MLP都可以代入异率测定法的公式内，以校正人类较慢的药物代谢速度。此外，预测清除率的主要难点是评价结果的不确定性，但是可以用机械生理学的方法提高置信度（Lave等，2009）。

无论体外还是体内的方法主要考虑的都是合成小分子，但是现在必须考虑类似蛋白质这样的大分子，这类分子在药物研发中用得越来越多。体外方法只能用于经细胞色素酶清除的药物，因此就目前所知，异率测定法是唯一切实可行的替代方法。然而，它的适用场合仍然取决于主要的清除机制。如果所有受试物种的清除机制都是一样的，就适用用不同物种进行的标准的体型变异测定法（Khor等，2000）；但如果大分子是单细胞抗体，它通过与受体的结合和内化而清除，那么就只能用对靶受体有交叉反应的物种了，这基本上只能限制在灵长类的范围内了。这个限制导致只能用一个标准的幂函数（例如，计算清除率时用0.75；分布容积用1.0）向单一物种换算。曾有研究者用各种经过人体试验的许多单细胞抗体回顾性地研究了这个方法的可行性（Dong等，2011），结果显示，当药动学数据呈线性时，这个方法是可行的；但是如果是像单细胞抗体那样呈非线性时，则只有在受体饱和时才能成功预测。

如果考虑到所使用浓度低于Km以及校正非特异性结合，作者的经验是，体外法是预测人体内的小分子清除率最可靠的方法。理想的方法是同时使用体外和体内法，然后比较两者的预测数据。如果相同，那么预测数据就是可信的；如果差异较大，则要分析原因。有时在临床试验前无法解决这一差异，那么就只能直接采用FDA和EMEA指导原则列出的简化毒理学中的微小剂量直接进入人体研究〔FDA行业指导原则：M3（R2）人体临床试验和上市许可中的临床前安全性研究2010a；ICH主题M3（R2）人体临床试验和上市许可中的临床前安全性研究2009〕。汇总S3文件的工作组再次讨论了换算的方法，但在当时还没有足够的经验来判断这一概念是否有实用价值。如今认为，结合体外、体内推算再加上HED校正，组成了评估人体安全初始剂量的最佳框架，再加上PK/PD计算，将是今后各种指导原则关注的焦点。

7.7 非全身吸收的给药途径

现在还没有关于不常见的给药途径应如何考虑毒代的指导原则，特别是药物不被全身循环系统吸收时。对皮肤制剂、直接作用于大脑、留存于胃肠道的诸如抗生素、治疗肠易激综合征（IBS）和结肠炎的药物，应测量哪些参数？同样需要研发一种实用的方法，通过正常的毒代取样方法测定全身药物暴露的程度（如果有的话），并能在必要时尝试测定药物和代谢产物在作用部位的水平。然而，阴性结果是很难证明的，并且可能需要使用非肠道途径（例如静脉内）进行额外的毒性试验，以获得鉴定靶器官毒性所必需的暴露。

7.8 各项安全性试验的毒物代谢动力学：应用的时机

7.8.1 体外研究

指导原则文件没有涉及体外的毒代学，现在看来是一个疏忽，而且在工作组内也没有深入地讨论过。指导原则也没有提及测定体外试验时的培养介质，因为它假定新加入介质的浓度和整个试验期间的浓度是一致的；也没有考虑溶解度、药物的化学和代谢稳定性、仪器上的吸附和与基质的结合，而这些都会造成实际浓度和标准浓度的巨大差异。像 Ames 和体外微核试验这类遗传毒性试验，用大鼠的组织匀浆肝 S9 激活代谢系统并产生代谢产物，然后测试其毒性；同时，用于评估 QTc 潜在变化的 hERG 电生理筛选或浦氏纤维测定法所采用的体系，不可能广泛地代谢母体化合物。显然，当同时培养大鼠肝 S9 时，我们希望发生代谢但不用测定培养介质，当然这只是设想而非事实。这也回避了为什么用大鼠肝 S9 的问题，特别是在存在着明显的物种差异，而且有更合适的 S9 人体代谢物的情况下。Rueff 等（1996）的确曾研究过其他代谢系统，发现许多不同化学品类的化合物激活后变成了毒性物质，包括在大鼠肝脏的 S9 介导化验中呈阴性的致癌物质。最近在巴塞尔举行的国际遗传毒性试验研讨会（2009 年）上，讨论了关于使用不同的细胞系以减少假阳性的问题。得出的结论是，p53 - 敏感细胞系可以与肝癌细胞系的 HepaRG 细胞一样使用，因为它们比这一领域常用的其他细胞更有可能发生 I 相及 II 相代谢，还不需要用 S9 组织匀浆去激活。这一发现也已在人体的 HepG2 转化中得到证实，这一转化系统可以更好地预估人体内的毒性（Hashizume 等，2010）。因此，经过这一演进过程，大鼠肝 S9 就可能不再是 S2B（1b）指导原则（原 S3 指导原则）中所称的最适合的激活系统了，但是在就替代系统达成共识以前，测定培养介质可能是确保正确解读试验结果的最好办法，并可在将来加入指导原则中。

7.8.2　安全性药理试验

S3A 指导原则中没有提到是否要在安全性药理试验中做毒代学试验，因为这个概念来自特定的辅助药理学。在之后的安全性药理试验指导原则 ICH S7A 中仍然没有提到是否需要做相关的毒动学试验。在实践中，如果该剂量的药动学方程不变，给药途径又和安全性药理试验基于同一物种，那么除非需要进一步研究试验结果，都不再做更多的毒代学试验。但是，如果不能做药动学试验或结果是非线性的，那么就必须考虑做毒代学试验。在解读这些试验的结果时，必须留意 PK 和 PD 的关系以及在游离血浆水平基础上的人体安全裕度。以上是一般情况，但至少有一个例外，就是发生 QTc 延长这类心率变化时。这些都没有收录进 S3 文件的原文，但是在关于 QTc 变化的 S7B 指导原则中提出，检测血药和代谢物的血浆水平有助于理解 QTc 变化，并且可以为后面的试验方案引入合适的模型。现在看来，"有助于"应该改为"决定性因素"，因为人体全面 QTc 研究中最重要的就是监测血浆水平。

7.8.3　短期和长期毒性试验

指导原则最重要的一点，也是工作组共同关注的一个焦点，就是在安全性试验中特别是在关键点上，是否一定要尽量地测定暴露量。在研究和遴选物种时尤其应该试探性地做动物的药动学试验，但可不遵循 GLP 标准。但是，一旦为了了解药物的毒性而开始了一项符合 GLP 标准的安全性试验，那么其毒代学试验就应同样遵循 GLP 标准而无论其是否为"关键点"。在对此作出规范以前，这是一个灰色地带，即由研究团队自己决定做不做毒代学试验。指导原则也强调：任何研发阶段的结果如果是完善的，就应能从总体规划、给药频率、取样时间、选择分析物和试验时间方面有助于设计后续试验。指导原则还强调，在试验的开始和终止点测定到最小值，这已成为业内的规范。

7.8.4　生殖与生殖力试验

编制指导原则的初稿时，因为对毒代学在生殖和生殖力试验中的作用没有普遍共识，曾多次讨论在这一研究中应该做哪些毒代学试验。现在普遍认为，特别是对于家兔，应该初步地测定暴露。目的是确认给定剂量的药物在这类其他安全性试验不常用的动物体内得以吸收并发生了暴露。FDA 的生殖指导原则 S5A 也如此主张。然而，当动物实际受孕或处于哺乳期时，因为无法确定应该在研发周期的哪一阶段做这项分析，所以认为可以不做这项试验。指导原则的初稿建议，试验期间一般不需要毒代学监测，特别是毒性低的药物（7.6.1 节）。但是这个建议是有缺陷的，因为直到试验结束才会了解药物的毒性，而此时再做毒代学试验为时已晚。在实践中，卫星组动物可以在与主实验组同样的环境下给药，然后在孕期多次取样测定暴露量，特别是已证实怀孕会影响药物的毒代学数据和随后的毒性试验时，这点尤其重要（Miida 等，2008）。最近的生殖期指导原则（FDA 指导原则 -

生殖和发育毒性 – 实验结果综述 2011 年 9 月）的确强调了要详细对比动物和人体血浆的药物暴露数据，并用以下公式定义风险：≤10 倍安全裕度比值，要给予关注；≥25 倍安全裕度比值，可接受。

　　但是最近的指导原则没有提及胎盘转运，S3 指导原则也没有明确是否要做胚胎 – 胎儿的胎盘转运试验。它宣称"毒代学研究应评估母体、胚胎胎儿、新生儿的暴露"，同时加注说明，尽管考虑进入胚胎 – 胎儿室的物质转运很重要，但是在各项试验中，胎儿暴露这一参数经常通过另行研究预以评估。不过，作者的观点是应该用卫星组法研究胎盘转运，可以更充分地解读繁殖试验的数据。因为如果没有发现毒性反应，就必须证实胎儿确实发现了与药物和/或代谢物的暴露；而如果发现了毒性反应，就必须知道导致毒性的物质及其浓度。除非有原因（试验结果不同）要求在兔子身上做试探性试验，否则一般只会在大鼠上做这个试验，从而推断到兔子及人体。S3A、S3B 或其他指导原则都没有提及生殖试验里是否要通过测定母乳中的药物含量来观察后代是否大量吸收了与药物有关的物质。最初决定不把此类建议作为普遍原则推荐，是因为不同物种的母乳成分差别很大，与人体母乳的相关性更是个问题。这可以用理化参数（pK_a 和 Log P）和体外的人母乳蛋白结合表示。如果不能用这些参数表达，那么关于母乳转运的任何安全性问题都只能留给研发后期关于哺乳母体的小型研究来解决了，这些试验可以提供更多的数据和信息。

7.8.5　遗传毒性的体内试验

　　指导原则很简明地指出，如果体内试验（例如大、小鼠的骨髓微核试验）呈阴性，那么就应该有全身或指示剂标识组织（例如骨骼）的证据。遗传毒性的指导原则 S2B 进一步阐述了这一点。在一般情况下，药动学试验以两种形式完成，一是独立的试验；二是毒代学试验，使用的剂量是安全性试验所使用的相关性更高的剂量。除非是要通过测定特定器官的摄取值以评价其毒性的暴露，否则不再重复药动学试验。

7.8.6　致癌试验

　　指导原则直截了当地要求在致癌试验中做毒代学试验，特别提示为：所用的细胞株在药代学方面可能有差异，特别是小鼠，因此在选择长期致癌试验的细胞株之前，应做独立的药代学试验。当通过饮食而不是灌胃等方式给药时，必须通过药代学试验确认达到了药物的充分给予（注 13）。整个试验期间，应在不同时期从卫星组的动物中取样，因为在给药的 18 ~ 24 个月的末期时，药物水平和给药初期完全不同。以大鼠为例，它们是按照 mg/kg 给药的。在整个试验期间，雄性大鼠的体重不断增加。如果药物的分布体积不大，那么导致血浆水平上升的原因不在于药物清除机制，而仅是给药量加大。相反，雌性大鼠在试验期间进入了更年期，激素变化对药物清除造成了不可预测的影响。S3 文件的原文没有详细说明怎样用毒代试验评估致癌试验的剂量，但是 ICH S1C（R2）ICH（1995a）作了详细的阐述，特别是大剂量的情况，指导原则对于游离药物或代谢产物，根据全身暴露

（AUC）计算至少 25 倍的安全裕度是可以接受的。指导原则也列出了附带条件：毒代和试验物种的细胞株要相同；适当的时间长度；动物和人体代谢产物的差异；确定哪部分是活性基团；蛋白质结合的差异；在建议最大日剂量下人体毒代试验的差异。指导原则还提出啮齿动物不必在致癌试验的同时进行毒代试验，毒代的数据应从另外的亚慢性试验取得，从而节约动物和资源。然而，这会导致一个问题，就是如果不论什么原因，没有执行活体的致癌试验，那么将无从评估实际暴露。

7.9 毒代 - 毒效分析：使用安全的生物标记物

虽然很久以来都认为血药浓度只是活性的一个替代指标（Peck 等，1994），尽管安全性分析提供了大量数据，仍然很少有人尝试做毒代 - 毒效学试验。显示特定组织受累的特异性毒性生物标记物越来越多（Muller 和 Dieterle 2009），做毒代 - 毒效学试验因此日渐方便。值得注意的是，越来越多的文献从环境方面评估人体的首次用药剂量，特别是金属中毒和抗癌药物（Batra 1995），而很少见到从其他方面的评估。最近，Hoshino - Yoshino 等（2011）用毒代 - 毒效学评估方法研究了多种酪氨酸激素酶抑制剂；Zhong 等（2000）将毒代 - 毒效学评估用于一种抗焦虑药，观察到该药导致呼吸抑制并表现出一条陡峭的药物暴露 - 响应曲线，表明在一个小剂量范围内发生了毒副作用，药物研发因此终止。在另一项研究中，Campbell（1995）在许多物种包括非人灵长类上用毒代 - 毒效学方法分析了脑酚氟拉明水平及其活性代谢物，以 5 - HT 脑水平的变化作为毒性指标。把这些数据与治疗剂量下人体的 MRI 数据对比，显示 5 - HT 水平没有变化。Peterson 等（2011）最近回顾了以往通过 MRM、PET、SPECT 和超声波等非侵入的影像学技术（NIN）在小型动物上测定的病理学变化。这些技术可以实现实时的功能和形态学的最终评价，并且可以实现在临床前试验动物模型和人类患者之间生物标记物的换算，从而将其与适当的生物基质的浓度相关联。这些新技术短期内还不会成为常规的操作流程，但是当需要深入分析某些特定、关键的数据时可以考虑使用。

限制使用这些技术的可能原因之一是在生物标记物的鉴定和批准方面发布了过多的指导原则（行业指导原则：药物基因组数据的提交 2005；美国食品药品监督局生物标记物鉴定试点流程 2007；生物标记物的鉴定：给申请者的指导原则 2008a；EMEA/FDA/VXDS 联合试点小组就批准肾毒性标记物的经验的最终报告 2008b；工业化生物分析法的批准指导原则 2001；研发和批准生物标记测定法的适当方法 2006）。简而言之，一种生物标志物只有通过充分的验证后才可以作为活性或毒性指标，而且最重要的是通过直接与临床前或临床试验的指标建立联系，方可作为活性或毒性指标。最近，一个由监管者、学者、制药学家组成的协会［可预测的安全性试验协会（PSTC）］发现，某些肾毒性生物标记物可以在临床前模型上无创地检测肾毒性，还能在临床上监测肾病的发展。随着未来越来越多地使用和接受这类生物标记物，加上毒代 - 毒效学建模，将会让人们更好地理解动物体内药物暴露水平和毒性的关系，还会有利于将动物数据转换成人体数据，从而提早发现疾病。

7.10　组织分布试验

虽然组织分布试验完全独立于经典的毒代学试验（ICH 命名为 S3A），ICH 还是在同一时间（1994 年 10 月）发布了重复给药的组织分布试验指导原则［ICH 命名为 S3B（ICH，1994）］，随后被美国、欧洲和日本采用。从此，人们就希望能把这两个指导原则联系起来。制定重复给药的组织分布指导原则旨在确定在毒理学试验中，应在什么情况下做组织分布试验。日本研究人员因为历史原因对人体的放射性试验特别谨慎，所以相比欧美的研究者，他们非常重视这项试验。指导原则提出要考虑四种情况，用的词是"考虑"。但是实际上除非有很充分的理由，一般都不做这项试验。总结做试验的理由如下：

1. 受试化合物和/或代谢产物在组织和器官里的表观半衰期长于在血浆中的表观半衰期，而且大于毒理学试验给药周期的两倍以上。

2. 在重复给药的毒代学试验中测得的药物、代谢产物的稳态浓度远高于从单次给药试验得出的预测值。

3. 发生了短期毒性试验和其他单次给药试验未能预测到的对安全性评价非常关键的组织病理学上的变化。

4. 研发针对特定作用部位的靶向药物。

开始组织分布试验前，必须谨慎地制定试验目标，并特别留意得到的数据是否能解决问题。另外，要同样慎重地设计试验方案，例如测量哪些指标：药物相关的总物质、母体化合物、代谢产物、总化合物还是游离化合物？通过重复给药还是恒速注入，以单次给药还是稳态条件试验？

虽有很多可行的方案，但是常用的都是给予放射性药物后切除组织，用液体闪烁法计数或者磷酸发光的定量全身放射自显影法（QWBA）测定总辐射量。这些研究组织分布的传统方法很难成功地预测靶组织的毒性，因为大多数组织分布试验只测定总药物和/或代谢产物，而普遍接受的观点是，只有游离的药物才能与受体、酶或其他生物分子相互作用。像之前讨论过的长期使用的药物，这些试验应在稳态下进行，此时系统处于真正的平衡状态、靶组织中平均游离药物的浓度和血浆中相同。但是如果系统不处于稳定的状态，那么就只有微量透析这类技术才能测定游离化合物了，因为这些技术只对游离化合物敏感。还有一种方法是把研究的组织切除后制成匀浆，然后用超滤或平衡透析法测定匀浆内的游离成分。这类方法很少使用，但是平衡透析法已经来测定过多种上市药物在脑和血浆中的游离成分，这些药物的理化性质与外向转运蛋白（P – gp）亲和力存在差异（Kalvasse 等，2007）。另一个问题是，什么时候做组织分布试验呢？S3B 指导原则（ICH，1994）建议在药物研发的早期也就是第一阶段进行组织分布试验。指导原则的作者认为，除非有某些问题要解决，通常组织分布试验可以在进行了设想的临床试验的验证试验之后再做，但是要在人体的放射性标记试验之前，因为测量放射剂量需要这些数据。

7.11 药代分析、建模和统计

ICH 的毒代学指导原则 S3 特别提出："数据应该允许用代表性药物的暴露毒性评价来表达，因为个体内和个体间的动力学参数可能有很大差异以及毒代数据来自于有限数量的动物，所以试验数据在统计学意义上的精度不用太高。"因此，大多数毒代学分析主要依靠统计学指标（平均值 ± SD 和/或中位数）。这些主要指标包括 C_{max}、T_{max} 和 AUC_{0-24h}，ICH S3A 指导原则将其中的 C_{max} 和 AUC 列为主要的参数。半衰期可用于计算末次剂量，虽然在毒代学中一般不予考虑，但是也会计算它。根据毒理学试验的持续时间，毒代学试验一般收集首次剂量、末次剂量的数据，对于长期试验（例如 3 个月以上），常常还需要加一次中等剂量的数据。但是指导原则没有解释用什么方法获取毒代学数据，而是将其留给个人决定，因而导致结果各异。

不幸的是，毒代学试验日趋变成一个黑箱试验。只要把血浆浓度输入经过验证的、常用的软件包，类似 WinNonlin（Pharsight，加利福尼亚）和 SAS（SAS 研究所，北卡罗莱纳州），就可以自动生成数据，而且已编制成可以直接插入报告的表格。毫无疑问，输入到程序和输出到报告的数据一定是受到分析数据的科学家和质量控制部门严格管理的，但是有多少人思考过这些数据是如何得出的？计算过程对于受试的药物是否是最好的方法？

以一个毒代学取样方案为例。这个例子中的血浆药物浓度不是实际测量的，而是经口服给药根据公式（7.2）预估的，而无双指数下降前的滞后时间。这个方程也可用于计算真实的 AUC_{0-24h}：

$$血浆浓度 = 9000e^{-2.0t} + 594e^{-0.139t} - 9594e^{2.67t} \qquad (7.2)$$

其中 t 是时间。

首先假设毒代学试验草案用的是典型取样方案：给药前 1 个时点和给药后 5 个时间点。通常其中一个时间点在给药后的 24 小时，因为一般计算的是 24 小时时的药物暴露。另外 4 个时间点根据之前的药动学数据或剂量范围的试验结果分布在给药的当天内。为便于分析，取一个时间点靠近 C_{max}、一个时间点取在工作日结束时（例如 8 小时）、另两个时间点取在这两者之间。在此例中，拟设时间点如：0.5、1、4、8、24 小时五个时间点，然后通过五个点的毒代学数据和模拟的血浆药物水平，在血浆曲线上应用经典的非线性梯形法则和不常用但统计学上更准确的线性梯形法则计算上升段、对数梯形法则计算下降段，得出 AUC_{0-24h}。

用指数方程积分求得曲线的实际 AUC_{0-24h} 是 5028 ng h/ml，但是用毒代学试验的典型时间点和线性梯形法则求得的值是 5869 ng h/ml，系统性高估了 17%。另一方面，用线性梯形法则计算曲线的上升段、用对数梯形法则计算下降段可以得到更准确的 AUC_{0-24h}（5157 ng h/ml），只有 2.6% 的系统性高估。这是一个随机的例子，非线性梯形法则导致的系统性误差受血浆曲线的形状和采样密度的影响。既往的经验表明，很容易就可以达到 20% 以上的系统性误差（Ings 1989）。这似乎是矛盾的：花了那么多时间和资源，经过了校准、GLP 审核、QC 和 QA 各个环节去降低试验和生物分析的误差，可是我们又接受了一个本可以轻易避免的系统性计算误差。可惜指导原则的原文和后续版本都没有描述计算药物暴露的方法，将来应该予以考虑，何况这是很容易解决的。

上述方法的数据要么来自单只动物的平均值，要么是在某些情况下来自动物群体数据。其中的一个难点是在使用小鼠或大鼠等小型动物时，必须设置卫星组，因此得不到毒理学主试验组动物的真正数据。如果有动物出现了毒副作用，没有办法测定该动物个体的暴露情况，因为为了避免干扰毒理学试验的数据，一般都不从毒理学试验组广泛采血。但是，只要对毒代学方案做一点小改动，就可以解决这个问题，从而用混合效应（总体）建模（Aarons 和 Graham 2001；Hing 等，2002；Ingwersen 等，2002）、微量取样和 DBS 法测定毒理学主试验组的药物暴露。改动后的方案还是设有一个卫星组，以获取大量的数据和为建模提供框架。因为是在整个毒理学试验和给药间期的时间点上取样，所以从主试验组取的血样很少。血样少的缺点影响极小，因为多数生物分析法只需要很少的几毫升血液或血浆，而且每只动物的取样量也极少，所以不会影响毒理学的最终试验。将毒理学主试验组的少量数据和卫星组的大量数据相结合，就可以用混合效应建模（例如 NONMEM，加利福尼亚旧金山大学）得到可靠的模型参数。用这些参数和 Bayesian 反馈法可以预估毒理学主试验组里动物个体的完整药代学轮廓。此外，根据药物的不同，可以不设卫星组或大大减少其数量，从而减少试验动物的总量。

本节开头已经指出，虽然平均值（中数或中位数）和某些偏差度的指标（标准偏差或范围）很重要，但是 ICH 指导原则还是宣称数据在统计学意义上的精度不必很高。这两类数据都可以通过动物个体的多样本取样或用混合效应模型法得到，但是用破坏性取样方法时，因为取样后动物将被处死，取得这类数据就很困难了。在这种情况下常用 Bailer 法（Bailer 1988）预估偏差度。但是需注意，它有赖于一系列独立参数，而这些参数仅在每只动物取样一次时有效。从同一只动物体多次取样时，Bailer 法并不是严格有效的，所以像眼部取样这类多次取样的毒代学试验更应该用混合效应建模法。

用简单扼要的统计学方法算出的数据一般都是可用的。除非需要做一些特殊比较时，为了能充分证明假设是无效的，才要用比平常多的试验动物。也许毒代学数据的统计学评价的唯一用途是分析不同剂量下毒代学的线性度。这些先进的采样和数据分析方法虽然还未写入现在的指导原则，但是将成为修订指导原则的基础，就像现在的代谢产物安全性测定（MIST）和验证方面的指导原则那样。

7.12　报告的书写

这部分未纳入指导原则的原文里，但是解答了报告毒代学试验结果时常常会出现的问题。在报告生物分析和毒代学数据时，尽管数据来自不同的实验室，但是将每一个单独的贡献者都列在主要毒理学报告附录里，可以给作者和审稿人带来些方便。毒理学主报告应简短地列出毒代学的主要发现，并在附录中回顾整个毒代学报告。毒代学报告应完整引用物种基质的批准证书、分析方法、所做的统计分析（例如剂量的线性度）、试验方案导致的所有偏差。充分利用图表展示数据，包括分别的浓度－时间数据、动物个体的毒代学参数、描述统计学的数据（例如平均值 $\pm$ SD、中位数和范围）。要向读者展示在无明显不良反应水平（NOAEL）下达到稳态时，末次给药的暴露数据汇总表（C_{max} 和 AUC_{0-24h}）。读者和审稿人都希望能快速、便捷地找到数据，所以要合理地编排数据，并且表达要简洁。要逐个给出每个数据，以便评审人确定变异性、找出异常值，看它是否与毒理学试验的发现有关。评审人甚至会用报告中的方法和其他替代方法重新分析数据以做对比，所以所有的数据都应组织成表格的形式（表7.3），以便于评审人评价。

　　毒代学报告要尽量少用解释性的文字，并且仅限于和报告有关的内容（例如药代学的线性度或积累度）。但是如果用毒代学来研究毒理学物种在多次给药时的药代学参数，那么报告中除常规地给出药物及其代谢物的 C_{max}、T_{max}、AUC 外，还应给出累积比、峰谷比、末次给药的终末半衰期、测出的每次给药的线性度。但是，需注意，不要过度解读数据。试验最重要的结果是安全范围，取决于报告外的包括临床等试验的数据，而这些数据只有在给出最终临床剂量的情况下才有意义。这些数据会在研发药物的过程中变化，所以最好让以后负责监管各种摘要文档的人来处理，例如美国的 IND 和 NDA、欧洲的 IMPD 和 MAA，以及研发手册等文件的作者。

表7.3　在毒代学数据的生物分析报告和毒代学报告中建议提供的数据（但不限于此）	
生物分析报告	**毒代学报告**
第一研究人的声明和签署	第一研究人的声明和签署
质量保证声明（若适用）	质量保证声明（若适用）
研究主要参加人	研究主要参加人
目录	目录
摘要	摘要
缩写词	缩写词
方法——引用的标准和基质制备 　　——试验样本的制备和分析 　　——分析环境 　　——验收准则	方法——试验设计的概述 　　——毒代学分析，包括计算和统计学方法

续表

生物分析报告	毒代学报告
结论——分析方法的概述 　　——试验样本的数据 　　——校准的数据 　　——质量控制样本的数据 　　——重复性分析 　　——如果适用，样本的再分析（ISR）	结论——母体化合物的毒代学的描述统计学参数 　　——代谢物的毒代学的描述统计学参数 　　——其他的统计学分析
讨论（简短，和报告中的数据相关）	讨论（简短，和报告中的数据相关）
数据存档	数据存档
参考文献	参考文献
表格——运行总结 　　——试验样本的数据 　　——校准曲线的参数 　　——质量控制样本的数据 　　——如果适用，样本的再分析 　　（ISR）数据	表格——每次给药和每个取样日，母体化合物和代谢物的 　　　　个体毒代学的描述统计学参数（若适用） 　　——附加的统计分析（例如动力学的线性度） 　　——每次给药和每个取样日，个体血浆的浓度的描述 　　　　统计学数据（若适用，母体化合物和代谢物）
图——校正曲线 　——代表性色谱图 　——包含空白	图——母体化合物和代谢物个体的血浆药物分布，涵盖各 　　　个给药点，包括首次、中间、末次 　——带有变异性数据的母体化合物和代谢物的平均血浆 　　　药物分布，包括首次、中间、末次给药 　——动力学的线性度

　　因为编写这些文件概要需汇总不同来源的数据，所以在编写过程中必须审慎。安全范围一般用（7.3）计算，化合物的暴露时间一般是 24 小时，半衰期很长的化合物（例如单细胞抗体）的时间会更长一点，但是计算方法本质上是相同的。

$$安全裕度 = \frac{稳定状态\ C_{max}\ 或\ NOAEL\ 水平的\ AUC_{0-24h}}{稳定状态的临床\ C_{max}\ AUC_{0-24h}} \qquad (7.3)$$

　　计算小分子的安全裕度时，要重点考虑是用总药物浓度还是游离（未结合）药物的浓度。理论上，只有游离态的药物能产生毒性反应，因此 ICH 指导原则也指出，理论上应根据游离浓度计算药物暴露。然而，因为血浆蛋白结合很容易饱和，特别是在毒性试验的高浓度下，所以要注意血浆蛋白结合应以血浆蛋白结合和根据分别的毒性和临床试验测得的浓度范围为基础。否则算出的安全裕度会有严重的误差，特别是血浆蛋白结合程度高的化合物，误差尤其严重。

　　在一些已经测定过体外毒性的试验中，例如特异性受体（$5HT_2B$ 与心脏的结合）或与转运蛋白的结合（例如 hERG），毒性物质 ED_{50} 或 ED_{20} 与稳态下游离最高治疗血浆水平的比值可以作为评估安全裕度的另一个指标。虽然解读这些数据时会受到不明确的蛋白结合和组织摄取的干扰，但是这个方法还是有助于决定安全剂量的。

安全范围取决于药物的治疗范围、风险收益比和毒性的类型。例如，死亡率比肝肿大重要得多，但是一般经验认为 30~50 倍的安全度过高了；一般 10 倍是最小值；对于致命疾病而言，也可以小于 10。如果药物治疗的是致命疾病而替代物又没有或很少，安全裕度可以再低一点。对后一类而言，安全裕度可以是 10 倍或更低。实际上，以脂肪诱发型高血糖症（FIH）为例，起始剂量是根据最大推荐起始剂量（MRSD）而不是毒代学试验计算的；早期人体试验的最大剂量是根据在最恶劣条件下、NOAEL 最低点的数据计算的，而不管 C_{max} 或 AUC、结合还是游离。但是如果人体的耐受力比安全性试验中的动物强，那么这个剂量可以更高，此时安全裕度会小于 1。

7.13 结论

16 年前出版的 S3A 指导原则原文某种程度上融合了当今的科研成果、制药企业的实践和监管的需求，第一次建立了用评估动物的药物暴露取代对比动物与人体的剂量的研究框架。结果在三个区域间就工作的类型、范围达成了一致，由此产生了一份简单、实用的指导原则，迈出了当时的一大步。指导原则强调其关注的重点是关键安全性试验中的毒代动力学试验，从而减少动物药代学试验的数量，但是分析方法应当达到满足 GLP 认证的标准。指导原则指出什么时候测定什么分析物、应记录哪些毒代数据，以及如何利用这些数据来设计安全性试验。由于日本对人体的放射性试验持有可以理解的谨慎态度，制定放射性试验的时间、放射性的人体和动物组织分布试验的准则都不太容易，因此又制定了 S3B 指导原则。但它强调除非试验中有发现证实，否则应在第一期前做这些试验，这是有问题的。虽然 S3A 指导原则是一个很好的起点，但是现在认为还是有很多内容需要进一步澄清。M3 指导原则认为毒代学在确定人体初始剂量时可能作用有限，其结果是我们还是得拿动物剂量去换算。原则上，临床试验的最大剂量应该用 NOAEL 的最低点和根据副作用得出的安全剂量计算，但是指导原则没有提到这一点，也没有说什么情况下剂量可以提高一点。这个问题仍然有待临床试验去解决。还有代谢产物的问题，什么时候测定、测定什么、怎么处理测定的数据？尽管对如何测定"暴露"的百分比仍有争议，代谢产物安全性测定（MIST）的指导原则某种程度上还是反映了这些问题。但是对是否适用仍有疑问，因为通常反应代谢产物有毒性、生命周期短、在血液循环系统中的含量低（小于 10%），而且实际上很难测定其在尿液中可能的最终产物的含量。

在最近几年里，在建立毒代和毒效学的联系方面少有进展。而这一联系是理解药物含量与毒性的关系在物种间的差异，进而推算人体数据的关键。最近在肾毒性的生物标记物上达成的一致有望使更多的毒性标记物得到认可，并可能发布新的指导原则；还有望在实时评估组织毒性的非侵入方法，建立药物暴露和毒性的联系同时，在临床试验中改善病情的双重目标方面有更多的解译研究。就生物分析和试验方法的认证问题已经进行了多次极深入的讨论，甚至连 AUC 的"简单"的测定方法都受到了关注。WinNonlin 和 SAS 这类动力学分析软件因其简便而广泛应用，但是因为使用者不精通动力学理论，所以会误用、误解分析数据。LS - MS/MS 提高了分析方法的灵敏度，据此研发出了新的采样方法。组合采样、自动采样、血浆分离的微量采样、干血斑试验（DBS）分析以及大数据方面的新研究一定程度上实现了 ICH 的关键目的：通过对啮齿类动物的平行随机采样，减少试验动物的用量。但是，干血斑试验（DBS）在得到监管认可前必须通过与湿法分析的对比进行额外的验证，在整个研发过程中已经普遍采用这一做法。干血浆分析法也许能解决因体内试验中血液红细胞（RBC）与血浆的比值未知而带来的诸多问题。解读数据时遇到的其他一些在指导原则的原文中没有提及，但是将来需要考虑的问题有：在体外试验时，测定药物和代谢产物的水平是否应成为常规，例如：诱变性、细胞毒性、hERG、浦氏纤维等其他细胞或组织的安全性指标？在记录的 NOAEL 上做蛋白质结合，然后将其与人体的治疗水平相对比，从而确定人体可接受的最大剂量的精确值，这是否应成为常规？是否可以在活体外做？如何处理手性药物和它所产生的手性代谢产物？在解读长期安全性试验中各物种的药物暴露数据时，是否应计入该动物的寿命？在大鼠体内超过 6 个月（寿命的 25%）的累积 AUC 药物暴露是否与人类同一时期（寿命的 4%）的相同，是否应补偿这一差异？我们在小分子有机化合物上的工作与大分子的蛋白质和单细胞抗体有什么关系？

S3A 指导原则显然并不完善。但是它在当时建立了急需的、概念性的、基础的框架，而且还像美国宪法一样，在使用和理解的过程中不断地阐明其基本原则。我们已经看到了一些重大进展，而且还可以继续期待在生物制药等领域的更大进步。但是，在新药研发中还是要谨慎地维持受益与风险的平衡。我们能否承受日益严格的监管导致的新药研发停滞、患者无法从新药受益的风险？在 MIST 遮蔽我们的双眼、延缓了我们的发展之前，是否真的还有什么更大的问题存在？

参 考 文 献

[1] Aarons L, Graham G (2001) Methodological approaches to the population analysis of toxicitydata. Toxicol Lett 120：405 - 410

[2] Bailer AJ (1988) Testing for the equality of area under the curves when using destructive measurement techniques. J Pharmacokinet Biopharm 16：303 - 309

[3] Baillie TA, Cayen MN, Fouda H et al (2002) Drug metabolites in safety testing. Toxicol Appl Pharmacol 182：188 - 196

[4] Baranczewski P, Stancazak A, Sundberg K et al (2006) Introduction to in vitro estimation of metabolic stability and drug interactions of new chemical entities in drug discovery and development. Pharm Rep 58：453 - 472

[5] Barr JR, Maggio VL, Patterson DG et al (1996) Isotope dilution - mass spectrometric quantification of specific proteins：model application with apolipoprotein A - I. Clin Chem 42：1676 - 1682

[6]　Barter ZE, Bayliss MK, Beaune PH, Boobis AR, Carlile DJ, Edwards RJ, Houston JB, Lake BG, Lips-comb BC, Pelkonen OR, Tucker GT, Rostami – Hodjegan A (2007) Scaling factors for the extrapolation of in vivo metabolic drug clearance from in vitro data: reaching a consensus on values of human micro-somal protein and hepatocellularity per gram of liver. Curr Drug Metab 8: 33 – 45

[7]　Batra VK (1995) Toxicokinetics/toxicodynamic correlations: goals, methods, and limitations. Toxicol Pathol 23 (2): 158 – 164

[8]　Beharry M (2010) DBS: a UK (MHRA) regulatory perspective. Bioanalysis. Aug; 2 (8): 1363 – 1364

[9]　Boxenbaum H (1982) Interspecies scaling, allometry, physiological time and the ground plan of pharma-cokinetics. J Pharmacokinet Biopharm 10: 201 – 227

[10]　Buchanan JB, Burke LT, Melnick L (1997) Purpose and guidelines for toxicokinetic studies withinthe national toxicology program. Environ Health Perspect 105: 468 – 471

[11]　Buscher BA, Gerritsen H, van Scholl I, Cnubben NH, Brull LP (2007) Quantitative analysis of Tenecte-plase in rat plasma using LC – MS/MS as an alternative for ELISA. J Chromatogr B Analyt Technol Bi-omed Life Sci 852: 631 – 634

[12]　Campbell DB (1990) The development of chiral drugs. Acta Pharm Nord 2 (3): 217 – 226

[13]　Campbell DB (1995) The use of toxicokinetics for the safety assessment of drugs acting in thebrain. Mol Neurobiol 11 (1 – 3): 193 – 216

[14]　Carrera G, Mitjavila S, Lacombe C, Derache R (1976) Toxicocinetique d'un pesticide du groupedes thio-quinoxalines: L'oxythioquinox. Toxicology 6: 161 – 171

[15]　CDER/FDA (2006) Guidance for industry bioanalytical method validation; Fit for purpose method devel-opment and validation for successful biomarker measurement

[16]　CDER – CBER – CDRH – FDA (2007) Guidance for industry: pharmacogenomics data submission

[17]　CHMP/EMEA (2008a) Biomarker qualification: guidance to applicants

[18]　CHMP/EMEA (2008b) Final report on the Pilot Joint EMEA/FDA/VXDS experience on qualification on nephrotoxicity biomarkers

[19]　Cody RB, Laramee RB (2005) Versatile new ion source for analysis of materials in open air under ambi-ent conditions. Anal Chem 77: 2297 – 2302

[20]　Cooks RG, Ouyang Z, Takats Z, Wiseman JM (2006) Ambient mass spectrometry. Science 311: 1566 – 1570

[21]　Crawford E, Gordon J, Wu J – T, Musselman B, Liu R, Yu S (2011) Direct analysis in real time cou-pledwith dried spot sampling for bioanalysis in a drug – discovery setting. Bioanalysis 3: 1217 – 1226

[22]　Dahlem AM, Allerheiligen SR, Vodicnk MJ (1995) Concomitant toxicokinetics: techniques for and in-terpretation of exposure obtained during the conduct of toxicology studies. Toxicol Pathol 23: 170 – 178

[23]　Dedrick RL (1973) Animal scale – up. J Pharmacokinet Biopharm 1: 435 – 461

[24]　Dong JQ, Salinger DH, Endres CJ, Gibbs JP, Hsu C – H, Stouch BJ, Hurh E, Gibbs MA (2011) Quantitative prediction of human pharmacokinetics for monoclonal antibodies. Clin Pharmacokinet 50: 131 – 142

[25]　EMEA (2011) Guideline on bioanalytical method validation

［26］　Ezan E，Bitsch F（2009）Critical comparison of MS and immunoassays for the bioanalysis of therapeutic antibodies. Bioanalysis 1：1375 - 1388

［27］　Fast DM，Kelley M，Viswanathan CT，O'Shaughnessy J，King SP，Chaudhary A，Weiner R，DeStefano AJ，Tang D（2008）Workshop report and follow - up - AAPS workshop on currenttopics in GLP bioanalysis：assay reproducibility for incurred samples - implications of crystalcity recommendations. AAPS J 11：238 - 241

［28］　FDA（2001）FDA guidance for industry：bioanalytical method validation. FDA，Washington，DC

［29］　FDA（2005）FDA guidance for industry：estimating the maximum safe starting dose in initial trials for therapeutics in adult healthy volunteers. FDA，Washington，DC

［30］　FDA（2008）FDA guidance for industry：safety testing of drug metabolites. FDA，Washington，DC

［31］　FDA（2009）FDA Guidance for Industry：M3（R2）Nonclinical safety studies for the conduct of human clinical trials and marketing authorization for pharmaceuticals，2010；ICH Topic M3（R2）Non - clinical safety studies for the conduct of human clinical trials and marketing authorization for pharmaceuticals. FDA，Washington，DC

［32］　FDA（2010a）FDA guidance for industry：nonclinical safety studies for the conduct of human clinical trials and marketing authorization for pharmaceuticals. FDA，Washington，DC

［33］　FDA（2010b）FDA guidance for industry：S9 Nonclinical evaluation for anticancer pharmaceuticals. FDA，Washington，DC

［34］　FDA Guidance（2011）Reproductive and developmental toxicities - integrated study results to access concerns

［35］　Garner RC，Lappin G（2006）The phase 0 microdosing concept. Br J Clin Pharmacol 61：367 - 370

［36］　Geber SA，Rush J，Stemman O，Kirschner MW，Gyqi SP（2003）Absolute quantification of proteins and phosphoproteins from cell lysates by tandem MS. Proc Natl Acad Sci USA 100：6940 - 6945

［37］　Griffini P，James A，Roberts AD，Pellegatti M（2010）Metabolites in safety testing：issues and approaches to the safety evaluation of human metabolites in a drug that is extensively metabolized. J Drug Metab Toxicol 1：102

［38］　Grouzmann E，Cavadas C，Grand D，Moratel M，Aubert JF，Brunner HR，Mazzolai L（2003）Blood sampling methodology is crucial for precise measurement of plasma catecholamines concentrations in mice. Pflugers Arch 447（2）：254 - 258

［39］　Hashizume T，Yoshitomi S，Asahi S，Uematsu R，Matsumura S，Chatani F，Oda H（2010）Advantages of human hepatocyte - derived transformants expressing a series of human cytochrome p450 isoforms for genotoxicity examination. Toxicol Sci 116（2）：488 - 497

［40］　Hing JP，Woolfrey SG，Greenslade D，Wright PMC（2002）Distinguishing animal subsets in toxicokinetic studies：comparison of non - linear mixed effects modeling with non - compartmental methods. J Appl Toxicol 22：437 - 443

［41］　Hoshino - Yoshino A，Kato M，Nakano K，Ishigai M，Kudo T，Ito K（2011）Bridging from preclinical to clinical studies for tyrosine kinase inhibitors based on pharmacokinetics/pharmacodynamics and toxicokinetics/toxicodynamics. Drug Metab Pharmacokinet 26（6）：612 - 620

［42］　ICH（1995a）ICH Topic S1C（R2）：Dose selection for carcinogenicity studies of pharmaceuticals

CHMP/ICH/383/95

[43] ICH (2009) ICH Topic M3 (R2): Non – clinical safety studies for the conduct of human clinical trials and marketing authorization for pharmaceuticals

[44] ICH (1994) Pharmacokinetics: guidance for repeated dose tissue distribution studies S3B

[45] ICH (1995b) Note for guidance on toxicokinetics: the assessment of systemic exposure in toxicitystudies S3A

[46] Ings R (1989) Pharmacokinetics and its application to drug development. In: Illing HPA (ed) Xenobiotic metabolism and disposition: the design of studies on novel compounds. CRC, Boca Raton, FL

[47] Ings R (1990) Interspecies scaling and comparisons in drug development and toxicokinetics. Xenobiotica 20: 1201 – 1231

[48] Ings R (2009) Microdosing: a valuable tool for accelerating drug development and the role of bioanalytical methods in meeting the challenge. Bioanalysis 1: 1293 – 1305

[49] Ingwersen SH, Kiehr B, Iversen L, Andersen MP, Petersen Y, Rytved KA (2002) Non – linear mixed effects modeling of sparse concentration data from rats: application to a glycogen phosphorylase inhibitor. Eur J Drug Metab Pharmacokinet 27: 203 – 212

[50] Ji QC, Rodila R, Gage EM, El – Shourbagy TA (2003) A strategy of plasma protein quantitation by selective reaction monitoring of an intact protein. Anal Chem 75: 7008 – 7014

[51] Kalvass CJ, Maurer TS, Pollack GM (2007) Use of plasma and brain unbound fractions to assessthe extent of brain distribution of 34 drugs: comparison of unbound concentration ratios to in vivo P – glycoprotein efflux ratios. Drug Metab Dispos 35: 660 – 666

[52] Khor SP, McCarthy K, Dupont M, Murray K, Timony G (2000) Pharmacokinetics, pharmacodynamics, allometry and dose selection of rPSGL – Ig for phase I trial. J Pharmacol Exp Ther 293: 618 – 624

[53] Kippen AD, Cerini F, Vadas L, Stocklin R, Vu L, Offord RE, Rose K (1997) Development of an isotope dilution assay for precise determination of insulin, C – peptide and proinsulin levels innon – diabetic and type II diabetic individuals with comparison to immunoassay. J Biol Chem 272: 12513 – 12522

[54] Kurawattimath V, Pocha K, Thanga Mariappan T, Trivedi RK, Mandlekar S (2012) A modified serial-blood sampling technique and utility of dried – blood spot technique in estimation of blood concentration: application in mouse pharmacokinetics. Eur J Drug Metab Pharmacokinet 37 (1): 23 – 30

[55] Lavé T, Chapman K, Goldsmith P, Rowland M (2009) Human clearance prediction: shifting the paradigm. Expert Opin Drug Metab Toxicol 5 (9): 1039 – 1048

[56] Li F, Zulkoski J, Fast D, Michael S (2011) Perforated dried blood spots: a novel format for accurate microsampling. Bioanalysis 3 (20): 2321 – 2333

[57] Mahmood I (2007) Application of allometric principles for the prediction of pharmacokinetics in human and veterinary drug development. Adv Drug Deliv Rev 59: 1177 – 1192

[58] Miida H, Arakawa S, Shibaya Y, Honda K, Kiyosawa N, Watanabe K, Manabe S, Takasaki W, Ueno K (2008) Toxicokinetic and toxicodynamic analysis of clofibrate based on free drug concentrations in nagase analbuminemia rats (NAR). J Toxicol Sci 33 (3): 349 – 361

[59] Muller PY, Dieterle F (2009) Tissue specific, non invasive toxicity biomarkers: translation from preclinical safety assessment to clinical safety monitoring. Expert Opin Drug Metab Toxicol 5 (9): 1023 – 1036

［60］ Obach RS, Baxter JG, Liston TE, Silber BM, Jones BC, MacIntyre F, Rance DJ et al (1997) The prediction of human pharmacokinetic parameters from preclinical and in vitro metabolism data. J Pharmacol Exp Ther 283: 46 - 58

［61］ Peck CC, Barr WH, Benet LZ et al (1994) Opportunities for integration of pharmacokinetics, pharmacodynamics, and toxicokinetics in rational drug development. J Clin Pharmacol 34 (2): 111 - 119

［62］ Peterson RA, Gabrielson KL, Allan Johnson G, Pomper MG, Coatney RW, Winkelmann CT (2011) Continuing education course #1: non - invasive imaging as a problem - solving tool and translational biomarker strategy in toxicologic pathology. Toxicol Pathol 39 (1): 267 - 272

［63］ Rowland M, Benet LZ, Graham GG (1973) Clearance concepts in pharmacokinetics. J Pharmacokinet Biopharm 1: 123 - 136

［64］ Rueff J, Chiapella C, Chipman JK et al (1996) Development and validation of alternative metabolic systems for mutagenicity testing in short - term assays. Mutat Res 353 (1 - 2): 151 - 176

［65］ Shah VP (2007) The history of bioanalytical method validation and regulation: evolution of a guidance document on bioanalytical methods validation. AAPS J 9: E43 - E46

［66］ Shah VP, Midha KK, Dighe SV et al (1992) Analytical methods validation: bioavailability, bioequivalence and pharmacokinetic studies. Pharm Res 9: 588 - 592

［67］ Shah VP, Midha KK, Findlay JW et al (2000) Bioanalytical method validation - a revisit with adecade of progress. Pharm Res 17: 1551 - 1557

［68］ Shin BS, Kim DH, Cho CY et al (2003) Pharmacokinetic scaling of SJ - 8029, a novel anticancer agent possessing microtubule and topoisomerase inhibiting activities, by species - invariant time methods. Biopharm Drug Dispos 24: 191 - 197

［69］ Smith C, Skyes A, Robinson S, Thomas E (2011) Evaluation of blood microsampling techniques and sampling sites for the analysis of drugs by HPLC - MS. Bioanalysis 3 (2): 145 - 156

［70］ Vogel JS, Turtletaub KW, Finkel R, Nelson DE (1995) Accelerator mass spectrometry. Anal Chem 67: A353 - A359

［71］ Wong P, Pham R, Bruener B, James C (2010) Increasing efficiency for dried blood spot analysis: prospects for automation and simplified sample analysis. Bioanalysis 2: 1787 - 1789

［72］ Wsol V, Skalova B, Szotakova B (2004) Chiral inversion of drugs: coincidence or principle. Curr Drug Metab 5: 517 - 533

［73］ Zhong WZ, Williams MG, Branstetter DG (2000) Toxicokinetics in drug development: an overview of toxicokinetic application in the development of PNU - 101017, an anxiolytic drug candidate. Curr Drug Metab 1 (3): 243 - 254

第 8 章

动物急性和慢性毒性试验的周期
（ICH S4A 和 S4B）

Per Spindler，Herman Van Cauteren

摘要

　　药物上市前要求在啮齿和非啮齿动物体内进行急性和慢性毒性试验，以保证药品的安全性。ICH 三方于 1991 年对啮齿动物急性（S4A）和慢性毒性实验（S4B）的周期达成一致意见，当时非啮齿动物实验周期的协调程序刚刚启动。美国食品药品监督管理局（FDA）最初要求研究周期至少为 12 个月，但日本和欧盟的研究周期为 6 个月，后者经认可成为 ICH 的标准。本章介绍了 ICH 指导原则 S4B 关于非啮齿动物重复剂量毒性试验周期的制定背景，并对以往的经验教训进行了总结。自 1997 年指导原则发布以来，诸如欧洲立法用语以及用于支撑临床研究的非临床研究的技术要求，在 ICH 指导原则 M3 中均有所体现。因此我们考虑采用一些手段（如前瞻性评估、生物标志物为基础的机理研究、毒代动力学以及支持进一步联合行动的循证医学的应用）在全球范围内协调非啮齿动物毒性实验的周期研究。

缩写

　　CMR：医药研究中心［现为：管理科学创新中心（CIRS）］

P. Spindler (✉)
Biopeople，Faculty of Health and Medical Sciences，University of Copenhagen，Copenhagen，Denmark
e – mail：pesp@biopeople.ku.dk
H. Van Cauteren
Pharmaparacelsus LLC，Gierle，Belgium

CRO：医药研发合同外包服务机构

ECVAM：欧洲替代方法评价中心

EFPIA：欧洲制药工业和协会联合会

EMEA：欧洲医药评价署［现为：欧盟医药管理局（EMA）］

EU：欧洲联盟

EWG：专家工作组

FDA：美国食品和药品监督管理局

ICH：人用药物国际协调会（译者注：现改名为"人用药物注册技术要求国际协调理事会"，简称为"国际协调理事会"）

JPMA：日本制药工业协会

MHW：日本健康福利省［现为：厚生劳动省（MHLW）］

NIH：国立卫生研究院

PhRMA：美国药物研究和制造商协会

8.1　背景

第一届国际协调理事会（ICH）于 1991 年在布鲁塞尔召开，会议的目标是通过协调实验要求，节约日本、美国和欧盟在研发新药时的资源。其中一个主要需要协调的领域就是啮齿动物和非啮齿动物急性毒性和长期毒性实验的研究，尤其是非啮齿动物。美国食品药品监督管理局（FDA）于 1996 年发布了指导原则（FDA 1996）。急性毒性研究（S4A）作为前瞻性试验就是"快速制胜"，剂量范围探索可取代全套 GLP 单剂量毒性试验，并且一致认为，啮齿和非啮齿动物的 LD_{50} 测定可以用两种啮齿或一种啮齿加一种非啮齿动物精确的耐受性试验所取代（Hayyashi 1993；Casciano 1995）。为确保临床使用安全，这些成套实验的修改内容建议对确凿的I期临床试验安全性数据也提供了进一步支持（Spindler 等，2000）。

20 世纪 80 年代中期，也就是举办 ICH 之前，慢性毒性实验的周期在不同国家和地区是不同的，分别有 6 个月、12 个月、18 个月等。ICH S4 指导原则创建的历史过程如表 8.1 所示。

表 8.1　ICH S4 指导原则创建的过程，用于急性和慢性毒性试验（S4A 和 S4B）

1991 ICH 第一届会议（ICH 1），布鲁塞尔，欧盟
● 单剂量毒性试验写入章程，LD_{50} 测定被废除（ICH S4A）
●慢性啮齿动物的研究时间从 6 个月、12 个月统一为 6 个月
●没有达成任何协议，对进一步的数据分析进行讨论（S4B）
1993 ICH 第二届会议，奥兰多，美国

1995 ICH 第三届会议，日本横滨
1996 ICH S4B 步骤 1 指导原则发布
1996 S4B EWG 会议
1997 S4B EWG 监管评估组，哥本哈根 ● 根据数据的评估选取 9 个月期限为佳
1997 ICH S4B 步骤 2 指导原则发布
1997 ICH 4，布鲁塞尔，欧盟
1998 ICH S4B 步骤 4 指导原则发布
1999 ICH S4B 步骤 5 – 指导原则在 ICH 区域执行

1988 年，日本制药工业协会（JPMA）针对慢性毒性实验对其成员公司进行了一次问卷调查（Igarashi 1993）。问卷询问了在为期 12 个月的重复剂量毒性研究中，新发现了哪些毒性反应。接受问卷的 50 个公司总共提交了 124 项长期毒性实验资料（研究周期为 12 个月及以上），实验对象包括大鼠、犬和猴，实验完成时间均为 1983 年以后。FDA 和药物研究中心（CMR）也做过调查。

通过比较，FDA 评估了近 30 个案例，包括为期 6 个月和 12 个月的非啮齿动物毒性实验。FDA 声称在某些案例中，根据 6 个月的实验结果，完全就能够确定药物使用说明，能够改变剂量 – 严重毒性反应关系，进而改变药物在临床的安全范围。在研究新药（IND）过程中，如果 6 个月和 12 个月实验结果之间出现了差异，那么就会更改临床实验和/或暂时中止临床实验（DeGeorge 等，1999）。

CMR 在不同的制药公司进行了一项自愿的调查，要求提供 6 个月和 12 个月非啮齿类动物毒性研究的评估结果（DeGeorge 等，1999；Parkinson 1992）。在 100 多项为期 6 个月和 12 个月的毒性研究中，在 12 个月的实验研究中，发现了两项值得关注的毒理学研究新结果（药品发展的结果）。

在 ICH 探索的阶段，区域之间没有统一对非啮齿类动物毒性研究周期。日本和欧盟认为 6 个月的周期更合适。而 FDA 认为，根据（5 或）6 个已公开的案例，可能需要 12 个月的研究时间。欧洲制药工业协会（EFPIA）的专家们认可上述的一些案例，一些专家建议对这 6 个案例进行了前瞻性研究。然而，这种研究可能需要 2 百万美元甚或更高的成本。此外，制药工业内部针对这一点并没有达成共识，在 ICH1 之后（1991），FDA 公布了他们的案例（Contrera 等，1993 年）。

在 ICH 会议上，参会者同意对啮齿类动物进行为期 6 个月的慢性毒性研究。能达成这种共识主要是因为，6 个月的研究周期基本上已经覆盖了啮齿类动物生命中的重要时期。对啮齿动物需进行 2 年的致癌性研究，而这个过程中，为期 1 年的啮齿类慢性毒性试验，与 6 个月慢性毒性试验及 2 年的致癌性研究一样，并未发现显著的毒性差异。

在筹备布鲁塞尔 ICH 1 会议时，其他专家工作组之间成立了安全评估的 S4B 专家工作组（S4 EWG）。S4B 专家工作组第一次会议于 1992 年召开，对 FDA、CMR 和 JPMA 数据库中的信息进行了严格审查；讨论很快结束，因为 FDA 对他们的数据进行解释，申明为期 12 个月的犬实验将继续进行，通过尝试设计前瞻性研究，评估对比 6 个月的研究，是否需要 12 个月或 9 个月的研究。但是，由于缺乏对这项研究价值的共识和运行它所需要的资源，尝试失败了。

ICH 3 会议于 1995 年 12 月在横滨召开，ICH 指导委员会在会议上继续修订 S4B 的主题，同时准备 1997 年 ICH 4 会议的主要议题（斯特兰德，1995 年）。各地区维持原状，大家一致认为解决这个问题还是有价值的，而且 6 个月和 12 个月的毒性研究中又补充了一些可供分析的数据，可进一步推进该问题的研究。会议还讨论了上文所述的另一种方法，以确定是否改变研究期限能够解决 FDA 所关注的问题，并可能为所有缔约方所接受。

正如之前所报道的，20 世纪 90 年代初的报刊上刊登了 FDA 的数据库中的 5 个特殊案例/药物（Contrera 等，1993），关于新的前瞻性研究问题，FDA 重新评估了他们的数据库，并发布了一份有 16 例案例的讨论文件。FDA 提出 9 个月的研究周期相对于 6 个月和/或 12 个月的合理性。在分析中，他们从存活动物以及早期死亡的动物中发现有足够的数据并得出以下结论：给药 6 个月得出了结论是不充分的，而给药 12 个月也是没有必要的。

1996 年，来自 6 个 ICH 合作伙伴（FDA，MHW，EU，EFPIA，JPMA，PhRMA）的专家们在维也纳举行了专家工作组会议。会议对 16 个案例重新评估方法进行讨论，企业也表达了提供案例的意愿（专栏 8.1）。这些案例主要是对非啮齿类动物给药 6 个月和 12 个月得出了不同结果，其中大多数是犬实验（表 8.2）。

可靠性被重新分析，以明确它们对所涉及药品安全性的潜在影响。来自日本（MHW）、美国（FDA）和欧盟三大机构的监管专家对其进行重新评估，由欧洲医药产品评估机构（EMEA）进行协调。最关键的是，大家达成共识只使用药物的代码及其药物类别，无论是药物的名称还是公司的名称都将保密。因此，再评估不会对特定药物的开发和市场状况产生任何潜在影响（专栏 8.1）。1997 年 1 月，监管部门在哥本哈根再次会面并对 16 例案件进行重新评估，审查案件并起草 ICH 4 第二步文件。值得注意的是，美国要求 12 个月的重复剂量毒性试验要与临床试验要求和授权接轨，尽管它可能需要长期临床试验。但是在日本和欧洲 6 个月的重复剂量毒性试验已经用于市场授权。同时，对 9 个月周期的协调方案将继续被探讨。表 8.3 列出非啮齿类动物毒性研究在协调后的最长试验期的潜在的优缺点。

表8.2　16 种药物评估
毒性：

　　抗抑郁药

　　抗老年痴呆药

　　镇静药

　　非甾体抗炎药

　　β–受体阻滞剂

　　钙通道阻滞剂

　　抗高血压药和其他

　　抗雄激素药

　　抗凝药

　　抗骨质疏松药

　　重组蛋白

专栏8.1　16 例 6 个月、9 个月和 12 个月重复剂量毒性研究的评估标准

公司对 16 个案例复审所要求的材料：

（a）"非啮齿类动物重复剂量毒性"报告的全文，对有或没有个体数据的犬（或其他非啮齿类动物）进行 6 个月和 12 个月的研究，以及 1 个月和/或 3 个月研究。

（b）对药品简单概况，包括适应证和临床安全信息作简要说明。

（c）公司的观点（专家报告等），如：与人安全性相关联的犬试验结果的登记文件。

EWG 监管机构专家同意用科学方法评估 16 例案件，并在汇报过程中包括以下信息：

1A：所研究的或计划研究的化合物用于什么适应证。

1B：服用药物的方式（如：终身服药、按年服药、按月服药）或用药间断形式（欲使用时间/间隔时间）。

2A：主要观察首次给药后的毒性反应和发生的时间（周/月，哪个比率发生多少次）。尤其观察给药 6 个月，9 个月，12 个月后的反应，包括第 1 个月和/或第 3 个月的数据。

2B：尽管主要的反应发生在 12 个月之后，但 6 个月后或 6~12 个月之间已经可以观察低频率发生的小变化。再记录反应发生的模式。

3A：在 12 个月时，是否有新的变化。

3B：比较 6 个月和 12 个月的数据，在某些效应方面，是否有剂量–反应曲线移动。

3C：根据这些研究，这些差异是否导致风险评估改变。

4：是否有观察到变化的可逆性指标。

方案	可行性分析	优点	缺点
9 个月 在日本、美国和欧洲	在日本和欧洲并不易实现（因为 6 个月是公认的）。 进一步的系统研究尚未被公认。 在美国不被接受。	动物福利——估计节省 25%~30% 的费用。 一项研究代替了两项研究。 没有国际性的差异。 推进多地区临床试验项目的进展。	如果没有足够的科学数据支持，只能妥协。 需要建立一个新的历史性管理数据库。
9 个月 在日本、欧洲 12 个月 在美国	简单。 如果日本和欧洲不愿让步，FDA 很可能撤回其协调性的提议。	大部分为 ICH1 准备的回顾性数据中的科学证据都是至关重要的。 未协调的都在维持现状。	动物福利。 同一目标却需进行两项研究。 在区域间可能存在安全界限的差异，从而引起产品标签的不同。 限制科学进程。 仅仅复制重复的剂量试验可能产生新的差异。

表8.3　非啮齿类动物毒性试验周期在协调后的优缺点

1997 年 1 月，在哥本哈根召开的会议上，三方监管机构达成了共识。非啮齿类动物的重复剂量毒性研究的周期差异是 ICH 努力协调的一个主要问题，这个主题与临床试验密切联系，涉及非临床研究安全性试验的周期。在这些领域无法达成一致，将违反 ICH 的一个主要目标——减少实验动物的数量和缩短实验时间。在 1995 年 ICH3 全体会议闭幕式上得出结论：当前的目标是获取迄今发现的所有 16 种问题药物的数据，不管是出自何方（EFPIA，JPMA，FDA，CMR）。三个区域的监管部门分析这些数据，然后举行三方会议，就非啮齿动物重复剂量毒性研究的研究周期提出一致的方案（Strandberg 1995）。但是关于某些案例的 6 个月和 12 个月研究中的可比性设计和研究结果评估的差异方面，监管部门未能达成一致。在不同周期研究的结果不同，引起的关注程度也不同。但是在这 16 个问题药物数据资料中，为期 9 个月的研究所获得的长期毒性结果被认为证据充分。因此，考虑了所审核的数据，认识到以下几点：（1）加快发展安全有效的药品；（2）通过部分重复研究，消除动物和资源的浪费；（3）有一个国际公认的标准，即在每个监管区域内能够充分保护公众。EWG S4B 的监管机构成员提出一个周期为 9 个月的非啮齿类动物研究方案（照片 8.1）。在讨论中指出，虽然 12 个月研究周期是不必要的，但 6 个月的研究周期也并不能完全发现所有毒性，因此，这可能与临床需求无法达成一致。而 9 个月的试验期将促进全球发展平衡，提高新药的可获得性，同时保持对新药监管措施，保护人类健康。通过避免区域之间不必要的重复实验，预计对非啮齿类动物的需求将减少约三分之一。例如，预计在新候选药物的非临床研究试验中，两个重复剂量毒性试验将取代三次试验

（Van Cauteren 和 Lumley 1997）。

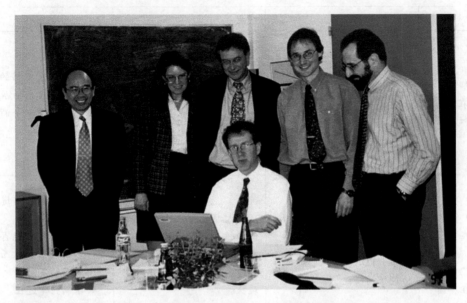

照片 8.1　在 1997 年 1 月 14 日的哥本哈根，ICH S4B EWR 监管机构将非啮齿类动物重复剂量毒性研究试验期统一为 9 个月 [从左到右依次为：Drs. Mishihito Tachahashi（MHW）, Laraine L. Meyers（FDA）, Klaus Olejniczak（EU）, Per Sjöberg（EU）, Per Spindler（EU）和 Joseph DeGeorge（FDA）]

在欧盟，根据理事会指令 75/318/EEC，经修订后表示可以采纳非啮齿类动物 6 个月试验期。考虑到欧盟法规的立法权对抗"建议性"指导原则，CPMP 最终没有同意将持续实验时间从 6 个月增加到 9 个月，此外，日本也认为 6 个月研究周期已经足够。尽管欧洲和日本的观点缺少正当依据，但是，在全球范围内都旨在避免重复研究，因此，美国把周期从 12 个月调整到 9 个月的行为可以被视为一次改善，是迈向统一的一步。ICH 三方制药工业合作伙伴（JPMA，PhRMA，EFPIA）、日本当局（MHW）及欧盟支持将实验周期统一为 9 个月。美国以外的其他地区，更长周期的研究如果已经开展，6 个月的研究已经不必要进行。1997 年，有人向 ICH4 提议最长时间为 9 个月的非啮齿类动物研究应该得到 ICH 各方认可（Sjöberg 1997；McClain 1997）（照片 8.2）。

这个指导原则特别排除了 ICH 主题 S6 所涵盖的所有生物衍生药物。ICH M3 指导原则也是参照 ICH S4B 中，毒性试验周期并经过讨论以及交叉对比所得出。

ICH S4B 指导原则草案向公众公开征询意见，意见稿中表明了对美国 FDA 的特别关注。在某些情况下，关于仅 6 个月与 12 个月实验周期是否存在差异性结果的实验设计和评估的可比性，监管部门之间没有完全达成一致（FDA 1997）。第二阶段 ICH 意见征求稿中特别强调，12 个月周期的研究通常是不必要的，科学上能够证明短于 9 个月可能已经足够了。

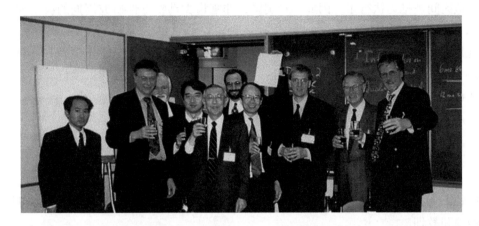

照片 8.2　国际合作！在 1997 年日本成田市，监管部门和制药工业专家很高兴地庆祝关于动物（啮齿类和非啮齿类）毒性试验时间的 ICH S4A 内容最终定稿。专家工作小组成员有 Jens S. Schou（EU，汇报人），H. van Cauteren（EFPIA），Mishihito Takahashi（MWH），T. Igarashi（JPMA），Joseph DeGeorge（FDA）和 Gregory S. Probst（PhRMA）[转载经编辑 Jens S. Schou 许可。Pharmacol Toxicol，1999，84：1 - 2]

　　1998 年，美国 FDA 表明了它的立场，大多数药品经过 9 个月的非啮齿类动物的毒性研究是可以上市销售的；但是，在特定情形下，为期 6 个月和 12 个月的毒性研究也是可以的。6 个月的研究适用于短期间歇暴露的临床适应证，或满足其他慢性试验，例如，大多数细菌感染、偏头痛、勃起功能障碍、疱疹；或危及生命的疾病适应证，已经获得长期人体临床试验的安全性数据，如：晚期癌症或辅助的癌症化疗药。

　　FDA 认为，12 个月的研究可能适用于短期临床数据批准的长期使用的药物，例如，在艾滋病的治疗上，长期临床试验经验是有限的。另一方面，12 个月的研究，在临床经验有限的具有长期毒性可能性的新药的分类上也是有用的，例如，在一个新类别里的第一个药物。FDA 还认为，很大一部分患者，包括预期拥有正常寿命的儿科患者，他们一生的大部分时间长期和连续地使用药物，例如，癫痫症患者、镰状细胞贫血症患者和哮喘患者，当没有大量的市场经验时，12 个月的研究评价也许是更合适的。目前这些言论仅在美国适用。

　　1998 年 9 月，ICH 的第五步指导方针实施。在欧盟，这个指导原则于 1998 年 11 月由 CPMP 通过（CPMP/ICH/300/95）（欧洲药品 1999；CPMP 2000；ICH 1998），1999 年 4 月由 MHLW 通过（lyaku - sin 655 号），并由 FDA 在联邦纪事发表（FDA 1999）。在日本和欧盟（欧洲药品 1999b）的 ICH 最终指导原则认为，持续 9 个月的重复剂量毒性研究是可行的。为了避免潜在的重复研究，解释如下：在进行为期 6 个月以上的长期毒性试验时，不需再遵守 EU 理事会第 75/318 号指令，再进行 6 个月的研究。在实践中，FDA 认为试验需要超过 9 个月，特别是针对新药品种（FDA，1999），拟订为为期 9 个月研究周期的决议在三个地区间被推迟执行了。因此，在美国，非啮齿类动物毒性研究周期的决定权，交还给 FDA 各司进行个别咨询。

这是 ICH S4 的最后一个主题，与 1990 年代有关的这一概览，由于更新和修订了 ICH M3 准则（M3R2，1999），在新千年的下一个十年中将有一些重要的后续行动；关于更新的慢性毒性试验信息将在下一部分系统说明。

8.2　经验和教训

回顾 1991—1999 年 ICH S4B 的协调工作，考虑到当前的科学观点和实践，可以得出一些经验和教训。

8.2.1　对案例的再认识

对 FDA 审查过的病例进行回顾性分析（Contrera 等，1993），有些病例可以重新认识。我们认为其中的每个案例在今天都可以有新的解读。

8.2.1.1　对 13 号案例的再认识

第 13 号案例是 DeGeorge 等用 5 - 羟色胺再摄取抑制剂治疗抑郁症的案例（1999）。该案例在 12 个月重复给药的安全性试验中给予高剂量时，犬出现了死亡，而在之前的 6 个月的试验中未见死亡。后来有资料显示，慢性毒性试验中的死亡率与 QTc 延长有关，而这个延长主要是由犬体内强大的甲基代谢所导致。重新分析 12 个月试验的心电图也证实了这个观点（详情可查询美国药典）。

在患者体内，这种代谢相对弱得多，QTc 间期也没有延长。6 个月和 12 个月试验的死亡率差异可能是由于 12 个月的试验中试验设备使犬处于压力较大的环境所致。

按目前的观点和做法来看，这种药物导致的犬死亡的指标被认为是没有必要的。现在体外和体内的安全性试验（ICH S7A 和 S7B）能准确地评估单次给药后的心血管安全性（如 QTc 延长）。后来，在一次人体的全面 QTc 试验中监测了给药后患者的 QTc 细节，结果是阴性。常用重复给药（1、3 个月以上）试验来确认单次给药时犬的 QTc 延长，但是，从监管和伦理的角度，都不应引发与 QTc 相关的犬的死亡。重要的是，在这种条件下，在讨论了 S4B 后编写了 QTc 的指导原则。同样要注意的是，评价心电图的变化要先通过重复给药试验获取安全性数据。

用这样的方法评价 QTc 延长不用作慢性毒性试验；但是因为 6 和 12 个月的试验是用此药物完成的，所以 1997 年的三方监管机构工作组对此案的重新评估就很重要了。1997 年，这个案例支持了"在 12 个月试验期间，第 9 个月之前就已经发生了死亡"的结论。

8.2.1.2　对 15 号案例的再认识

另一个案例是 DeGeorge 等的非甾体抗炎药（NSAID）15 号案例（1999）。该案例做了犬的两个不同周期的重复给药试验：一个持续 6 个月；一个持续 12 个月，其中有 6 个月期间死亡的案例。

Contrera 等（1993）和 DeGeorge 等（1999）记录了治疗 6 个月后的死亡率。但是，没有发表的事实是：3 只犬在治疗 3 个月时因为胃溃疡死亡或处死，其中一只的组织病理学显示间质性肾炎；治疗 7 个月时处死的第 4 条犬也发现了轻度的间质性肾炎。从公开发表的角度来看，FDA 综合性文件里没有提到这些细节，所以似乎死亡只会在 12 个月的慢性毒性试验中发生，6 个月试验则不会。

从发病机制来看，这些犬由于致命或非致命的胃溃疡导致了肾和全身的局部或整体感染，试验中发现的轻度肾毒性则是在高毒性剂量下发生和 NSAID 有关的胃溃疡毒性的次要因素。

FDA 的综合性文件中也没有纳入尿液分析，但是尿液的显微分析明确显示，在第 3、6 和 12 个月时，透明质酸钠呈现轻度增加。如今，具有预测能力和更特异的生物标记物可用于周期性的尿液分析，提高了肾毒性分析的灵敏度。

FDA 文件中涉及的患者肾毒性报告更具有急性的特质，很可能和肾脏排泄尿酸受到竞争性抑制有关（Vaughan 和 Tucker 1987；Rossi 等，1988；Harter 1988）。但是，在 Beagle 犬中不存在这一机制，从而质疑了上述 12 个月试验中肾毒性的整体相关性。

8.2.2　前瞻性评估

一般情况下就预测能力而言，案例的回顾分析不如只有一个变量（给药持续时间）的前瞻性（队列）研究。在这些研究中，所有其他变量，例如时间，批次，公式，实验室，检测设备，犬的来源、管理都是相近的。通过制药工业努力很难实现用这样的方法再次测试关键案例，最终也没能实现过。考虑到 ICH 合作方对此有赞成和反对两派，连制药工业组织内也是如此。如果选择了前瞻性评估，那么就必须把制药工业代表等方面提出的新案例（Van Cauteren 等，2000）考虑在内。

8.2.3　"公共认知"

在过去十年中，以循证医学的认可，也就是用最佳可用客观评估的知识，取代权威意见的决策过程已经取得进展。在药品安全性的科学评估方面，药品监管部门和工业各方可从学术界最近的其他相关活动中获益，如"循证医学"衍生的"循证毒理学"。

毒理学研究者的难处是在无法提交足够证据时不得不依赖于权威意见而不是循证结论（Guzelian 等，2005）。这个观点已在替代方法欧洲研究中心（ECVAM）和国际循证毒理学论坛等处讨论过，也做过一些尝试，例如在提高体外试验的预测能力方面（Guzelian 等，2009）。将来也可以在毒理学的体内试验中用这个方法。

在这方面，另一个经验是从策略和心理学的角度来说，对某一方观点的"公共认知"并非 ICH 的最好、最理想的。FDA 公布的五个案例（Contrera 等，1993）无论其科学价值如何，都可能导致其他五个 ICH 参与方难以在试验的最长持续时间上达成共识。

8.2.4 临床前毒理学试验的动物福利和伦理

国际间药物毒性试验指导原则的协调有助于改进和减少动物使用。在单次给药毒性试验方面，ICH S4 指导原则首先放弃了 LD_{50} 试验而用渐增剂量试验取而代之；在重复给药毒性试验方面，三方经过协调把啮齿类动物慢性毒性的试验期定为 6 个月而不再是 12 个月；非啮齿类动物的慢性毒性试验期也接近达成一致：除某些药物外，可以定为 9 个月。但是，FDA 在 1997—1999 年起草的指导原则中，仍然坚持 12 个月的试验期（FDA 1999）。如前所述，经过协调后，ICH S4 指导原则可能可以把动物的用量减少三分之一，这是一个很大的进步（Van Cauteren 和 Lumley 1997）；有些案例可以只做 1 和 9 个月的非啮齿类动物试验，显著减少了动物的用量（Broadhead 等，2000）。

8.3 21 世纪下一步工作和未来展望

1997—1999 年 ICH S4 指导原则完成后，新药研发就受到 FDA 的观点的影响，非啮齿类动物的慢性毒性试验期为 6 或 12 个月、6 或 9 个月不等。

进入新世纪，人类基因组的发表，提高了基因组学和蛋白质组学的价值。基于机制的生物标记物提高了动物毒性试验的灵敏度，也提高了临床试验中患者的疗效和安全检测。在从细胞层次理解靶组织的毒代学试验方面有了重大的进展，包括在重复给药期间评估毒代学线性度、饱和现象、细胞毒性的累积。此外，经过协调，在 2000 年的 ICH5 期间，一批安全性药理学试验引入了更多的跨物种功能性试验和短期毒性试验，例如限定渐增剂量试验。

2001 年，欧洲发布了新的指令 2001/83/EC，谈到了重复给药毒性试验的试验期（框架 8.2）。原文是："非啮齿类动物的重复给药毒性试验期一般是 3~6 个月"，也不再排除 9 个月。这个新的指令比 1975 年的理事会指令（75/318/EEC）更灵活，后者强制要求非啮齿类动物的重复给药试验期最长的为 6 个月。

现在的制药工业大多数都是采用 9 个月的试验期，符合发表于 2009 年第 4 步的 ICH M3 的修正案（ICH 2009）。经修订的 ICH M3 指导原则提出了给临床前研究的建议，支持为取得销售许可而进行的临床前试验和临床试验：非啮齿类动物的重复给药毒性试验期明确建议为 9 个月，但是在脚注中注明在三个地区也允许 6 个月。

框架 8.2 欧盟法律中关于重复给药理研究的文本

欧洲议会和 2001 年 11 月 6 日理事会关于人类药用产品的欧盟法规的 2001/83/EC 号指令：

（4.2.3.b）重复给药的毒性：重复给药毒性试验的目的是通过试验，揭示由给予的活性物质或化合物所导致的生理和/或病理学变化，并且确定这些变化和剂量的关系。一般进行一个 2 到 4 周的短期试验和一个长期试验。长期试验的试验周期取决于临床用药的情况。试验的目的是记录可能的副作用，提示临床试验中须注意。试验期由该机构发布的指导原则决定。

ICH M3 R2（ICH 2009）建议啮齿类动物的毒性试验的试验期一般应和临床试验相同，但最少 2 周、最多 6 周。另外，修订前的指导原则指出，非啮齿类动物的试验期，根据试验场地所在地区不同，选择 9 或 12 个月。ICH M3（R2）协调的一个重点是是否给非啮齿类动物设定 9 个月为最长试验期，以便于进行临床试验和取得使用慢性治疗的销售许可。这个变化会促进取消非啮齿类动物的试验，因为现在可以很方便地附加一个 6 个月试验或在一个 9 个月试验的第 6 个月提交一份中期报告，以此取代直到一个 9 或 12 个月的重复给药毒理试验结束后才能开始的长期临床试验。

ICH M3 修订期间未公开的讨论曾指出：犬和灵长类动物的慢性毒性试验的新案例提供了证据，显示在给药的 7 个月内可以检测到毒性，但是不会超过 9 个月。初看来这个证据支持 9 个月的试验期，但是新的案例或证据必须经过科学和监管部门的深入审查，才能确定其与非啮齿类动物重复给药毒性试验的关联。

事实上，在过去 10 年里，非啮齿类动物的慢性毒性试验是"自然"协调的，逐渐建立了 9 个月重复给药毒理试验的科学依据，通过长期给药增加对毒理机制的理解。

显然，重启 ICH S4B 主题可能需要行业和监管机构的支持。起点应该是收集和评估自 1997 年以来的 6、9、12 个月的试验，首先是向监管方和工业界分别提出调查表。调查表的评估部分应该包括：对潜在重复的试验及母体化合物和代谢物的毒代学的分析。可以想象得到，重新审阅 ICH S4B 主题要组织起利益相关方和三个地区的庞大合作关系，合作和筹资方案，可以在欧洲的创新药物行动组织和/或下一个组织计划（Horizon 2020），美国 NIH 和国家科学院的未来计划中考虑。

致谢：感谢我们的合作者 Emeritus Jens S. Schou 教授、Steven Spanhaak 博士、Per Sjöberg 博士参与了本章的审查和讨论。

参 考 文 献

[1] Broadhead CL, Betton G, Combes R, Damment S, Everett D, Garner C, Godsafe Z, Healing G, Hey-wood R, Jennings M, Lumley C, Oliver G, Smith D, Straughan D, Topham J, Wallis R, Wilson S, Buckley P (2000) Prospects for reducing and refining the use of dogs in the regulatory toxicity testing of pharmaceuticals. Hum Exp Toxicol 19: 440.

[2] Casciano DA (1995) Progress since ICH 2. In: International conference on harmonization of technical requirements for registration of pharmaceuticals for human use (ICH 3 1995), Proceedings of the third international conference on harmonization, Yokohama, pp 205 – 211

[3] Committee for Proprietary Medicinal Products (CPMP): Note for guidance on repeated dose toxicity CPMP/SWP/1042/99 corr., 27 July 2000

[4] Contrera JF, Aub D, Barbehenn E, Belair E, Chen C, Evoniuk G, Mainigi K, Mielach F, Sancilio L (1993) A retrospective comparison of the results of 6 and 12 months non – rodent toxicity studies. Adverse Drug React Toxicol Rev 12 (1): 63 – 76

[5] DeGeorge JJ, Meyers LL, Takahashi M, Contrera JF (1999) The duration of non – rodent toxicity studies for pharmaceuticals. Toxicol Sci 49: 143 – 155

[6] European Medicines Agency (1999a) ICH topic S 4 Duration of chronic toxicity testing in animals (rodent and non rodent toxicity testing) Step 5. Note for guidance on duration of chronic toxicity testing in animals [rodent and non rodent toxicity testing (CPMP/ICH/300/95)]

[7] European Medicines Agency (1999b) CPMP/SWP/1042/99 Rev 1 Corr. Guideline on repeated dose toxicity

[8] Food and Drug Administration (1996) Single dose acute toxicity testing for pharmaceuticals: revised guidance; availability. Fed Reg 61 (166): 4392 – 4393

[9] Food and Drug Administration (1997) International conference on harmonization: Draft guidance on the duration of chronic toxicity testing in animals (rodent and nonrodent toxicity testing); availability. Fed Reg 62 (222): 61513 – 61515 [Docket No. 97D – 0444]

[10] Food and Drug Administration (1999) International conference on harmonization; guidance on the duration of chronic toxicity testing in animals (rodent and nonrodent toxicity testing); availability. Fed Reg 64 (122): 34259 – 34260 [Docket No. 97D – 0444]

[11] Guzelian PS, Victoroff MS, Halmes NC, James RC, Guzelian CP (2005) Evidence – based toxicology: a comprehensive framework for causation. Hum Exp Toxicol 24: 161 – 201

[12] Guzelian PS, Victoroff MS, Halmes C, James RC (2009) Clear path: towards an evidence – based toxicology (EBT). Hum Exp Toxicol 28: 71 – 79

[13] Harter JG (1988) Acute flank pain and hematuria: lessons from adverse drug reaction reporting. J Clin Pharmacol 28: 560 – 565

[14] Hayyashi Y (1993) Report on progress since ICH 1: single – dose toxicity, repeated – dose toxicity and carcinogenicity. In: International conference on harmonization of technical requirements for registration of pharmaceuticals for human use (ICH 2 1993), Proceedings of the second international conference on harmonization, Orlando, pp 31 – 33

［15］　ICH harmonised tripartite guideline: duration of chronic toxicity testing in animals (rodent and non – rodent toxicity testing) S4, Current Step 4 Version, dated 2 Sept 1998

［16］　Igarashi T (1993) A review of the Japanese Pharmaceutical Manufactures' Association database currently established to examine retrospectively the value of long term animal toxicity studies. Adverse Drug React Toxicol Rev 12 (1): 35 – 52

［17］　International Conference on Harmonization (2009) ICH Guideline M3 (R2): Guidance on nonclinical safety studies for the conduct of human clinical trials and marketing authorization for pharmaceuticals

［18］　McClain M (1997) Panel discussion session 3: Timing of non – clinical studies. In: International conference on harmonization of technical requirements for registration of pharmaceuticals for human use (ICH 4 1997), Proceedings of the fourth international conference on harmonization, Brussels, pp 309 – 316

［19］　Parkinson C (1992) Twelve month non – rodent studies debated at international forum. CMR News 10 (2): 1 – 3

［20］　Rossi AC, Bosco L, Falch GA, Tanner A, Temple RT (1988) The importance of adverse reaction reporting by physicians. Suprofen and the flank syndrome. J Am Med Assoc 259 (8): 1203 – 1204

［21］　Sjöberg P (1997) Maximum duration of non – rodent toxicity studies: regulatory perspective. In: International conference on harmonization of technical requirements for registration of pharmaceuticals for human use (ICH 4 1997), Proceedings of the fourth international conference on harmonization, Brussels, pp 289 – 292

［22］　Spindler P, Sjöberg P, Knudsen L (2000) First exposure in man: toxicological considerations. Pharmacol Toxicol 86: 8 – 12

［23］　Strandberg K (1995) Overview of the outcome of the safety symposium. In: International conference on harmonization of technical requirements for registration of pharmaceuticals for human use (ICH 3 1995), Proceedings of the third international conference on harmonization, Yokohama, pp 554 – 556

［24］　Van Cauteren H, Lumley CE (1997) Harmonization of international toxicity testing guidelines for pharmaceuticals. Contributions to refinement and reduction in animal use. EBRA Bull: 4 – 9

［25］　Van Cauteren H, Bentley P, Bode G, Cordier A, Coussment W, Heining P, Sims J (2000) The industry view on long – term toxicology testing in drug development of human pharmaceuticals. Pharmacol Toxicol 86 (Suppl I): 1 – 5

［26］　Vaughan DP, Tucker GF (1987) Suprofen toxicity. Pharmaceut J 9: 577 – 578

第 9 章

生殖毒性试验早期纳入
ICH 指导原则并快速取得成功的缘由

Rolf Bass, Yasuo Ohno, and Beate Ulbrich

摘要

沙利度胺（反应停）这一灾难性事件发生后，未来医药产品对生殖及生长发育过程中的毒性常规评价的需求日益显著。这一建立新法律的需求导致世界各地推行不同的实验方案。当在世界范围实现这一目标时，出现了无意义的实验堆砌以及过度重复动物实验。

ICH 生殖毒性试验的这一主题得益于涵盖 ICH 各方面的成熟运行的专家网络。凭借其科学性和六方的支持，这份指导原则草案被提出并获得支持，它提出注重早期胚胎发育、器官发育和出生后发育三项最重要的实验，而且把对男性生殖功能评价也完美地融入其中，并得到 ICH2 的认可。

9.1 指导原则的目的

所谓三方指导原则的目的是通过在动物（或非动物）中进行的科学实验来支持和指导

R. Bass（✉）
Pharmaceutical Medicine, University of Basel, Basel, Switzerland
Pharmacology and Toxicology, Charité, Berlin, Germany
BfArM, Bonn, Germany
Boelckestrasse 80, 12101 Berlin - Tempelhof, Germany
e-mail: rolf_bass@web.de
Y. Ohno
National Institute of Health Sciences, Setagaya, Tokyo, Japan
e-mail: ohno@nihs.go.jp
B. Ulbrich
BfArM, Bonn, Germany
BFR, Berlin, Germany

医药产品成分对生殖潜在影响的研究。ICH 首先是协调迄今为止偏离的试验设计思想，其次是协调试验操作本身。就任何其他 ICH 第一代指导原则而言，对 ICH 范围内实验结果（或评价）的协调仍然备受关注，并超越三方指导原则的创建本身。

"对生殖的影响"应当被理解为综合亲代和子代毒性表现检测的最低共同特性，且不考虑施加的毒性效应的种类和强度类型。因此，对生殖的影响在各种指标都可以看到，似乎很难以在单一实验中测试。

通过协调，将确立如下许多共同目标：

● 统一试验要求（不试图影响高层次区域立法）：鉴于协调前申办人需要遵循 ICH 三个区域各自的医药产品检测要求、规则和指导原则，但部分偏离的技术要求将被废止。注：ICH 开始时，医药产品试验在区域内部也有差别，如：欧盟各成员国之间。

● 试验的协调（针对药品）将会影响其他领域：制药领域需要检测的活性物质的协调一致也将支持化学品、农药和日用品检测的协调一致（参见经济合作与发展组织，OECD）试验的统一。注：ICH 刚开始时，通过生物技术手段产生的药品还处于初期，本来就没有解决。

● 要求和试验的一致：在 ICH 地区之外提供统一的指导（也是 WHO 的要求）。注：WHO 的积极参与将东欧的专家引入 ICH。WHO 还引荐欧洲自由贸易联盟（EFTA）成员国家的加入，如瑞士。

● 结果判定的一致：认识到这些领域/问题尚未与未来统一方法协调一致的需要（如根据 ICH 指导原则得出的结果的评估，以及他们对风险 - 利益平衡的判断），最终目标是检测最可能的生殖损害，以及当这类药品最终被用于人类时对潜在相关性的判断（非常显著）。注：早期的 ICH 指导原则发展的缺陷已经得到承认和补救。

同时，必须承认 ICH 开始协调申办者的检测要求的实验性执行，以支持所有 ICH 的主管部门就新药品上市授权做出最佳决定。而那些以瞄准上市许可的临床开发的临床前研究要求并不是 ICH 第一位的议程。

9.2　简介

9.2.1　非进化的变革

生殖毒性实验是实验毒理学设计中唯一有严格要求的领域，沙利度胺事件之前没有严格的实验标准和条件的要求，而之后就有了，可见沙利度胺事件的重要影响：这称之为变革。毒性实验法规中的其他领域的要求随着时间的推移，已经逐渐发展起来：这称之为进化。很多事物在其变革期间可能出现错误，就像生殖毒性试验一样，同时，在世界不同地区建立类似的意向，当然，这其中也包含了各种重要的细节。

9.2.2　沙利度胺的灾难：变革前后

沙利度胺的开发最开始是用于睡眠问题的治疗。相比巴比妥类药物，它更好，更可靠，而且无成瘾性。曾经，它是可用于严重睡眠障碍治疗的唯一的化学物质，而且具有无毒的特性（而巴比妥类药物具有肝脏毒性，而且还有潜在的服药过量引起死亡的可能性），这是一个多么巨大的进步！不出意料，沙利度胺很快就被推荐用于治疗妇女妊娠早期经常遇到的呕吐和睡眠问题。

将沙利度胺作为医疗产品用于人类，市场的成功是基于 20 世纪 50 年代工业技术革命：在沙利度胺事件出现前，医药产品法规并没有生殖毒性研究的要求，因此这样的试验并非常规试验。1957 年 10 月，含沙利度胺的药物产品在德国和其他欧洲及非欧洲国家作为专用药品注册。不久之后，越来越多的典型的畸形婴儿出生，较多涉及四肢畸形（发展自肢芽），从完全缺如到手指或脚趾畸形，几乎所有的畸形都可以发生，这取决于妊娠早期接触沙利度胺的确切时间点和时程。1961 年 10 月左右，当反应停撤出市场时，德国畸形的发生率达到顶峰（与大约 8 个月前反应停最高摄入量相对应，即一个妊娠期减去大约 6 周的这段时间是致胚胎中毒和致胚胎畸形的敏感时期）。反应停的结构如图 9.1。德国 Widukind Lenz 和澳大利亚 William Mc Bride 两位医生在好奇心的驱使下进行研究，并坚持采取行动，使畸形婴儿数降至 1961 年峰值数量的四分之一，即便如此，也已经大大高于了基线率。当畸形率很快被控制住时却发现，虽然采取了必要的行动，受影响的新生儿数量仍在一个孕期陡增，这是一件糟糕的事。病例报告引发了系列猜想和研究，此后进行的流行病学研究证实反应停是罪魁祸首。

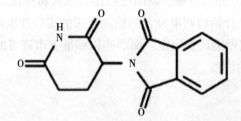

图 9.1　沙利度胺（反应停）的化学结构，（CAS No 50.35 – 1；
MW 258，2），两个手型结构 +/ – 在人体自由转换/复原

再后来，在一次回顾性研究中，人们试图找到一种能够模拟并能确认人类胚胎中具有胚胎毒性作用的动物模型，结果发现，通常的试验动物物种，如小鼠和大鼠，不适合用于检测在明确定义的怀孕敏感期服用了反应停的母亲所育胎儿受到的有害影响；然而，兔子却在高剂量的反应停下表现出了某些类似的畸形和其他的不正常现象；显而易见，这些对家兔的观察本该引起对反应停在孕妇中的使用的进一步质疑和/或预防。这些实验测试结果推翻了啮齿类动物就足以用于检测任何化学物质的毒副反应（包括生殖系统）的假设。

注：反应停在成人体内的神经毒性作用在上市前实验中没有被发现，这很难推导出它具有致畸、胚胎毒性、胚胎致死的作用。德国受到的影响最大，诞生了成千上万的反应停婴儿，这些孩子天生具有轻重不一的多种典型畸形特征。关于反应停悲剧的细节，它的影响和作用机制的研究，请参见 Jöicke 和 Neubert（2004）。当 Gruenenthal 公司（开发沙利度胺并将其作为反应停在德国销售的公司）被告上法庭时，Neubert 是最早认真调查沙利度胺致畸作用可能机制的人中的一个，而他的一个学生 Rolf Bass 于 1965/1967 成为了一名医生。1980 年，我与 Francis Kelsey 在她的 FDA 办公室会见之后，我对于规范生殖毒性及其检测的兴趣日益坚定。她是 FDA 的技术官员，基于对药物安全的担忧，她不批准含沙利度胺的药物，以阻止沙利度胺进入美国市场，当然，这又是一个漫长的故事。

9.2.3 损害影响测试要求的细节

沙利度胺在人类妊娠初期的治疗性使用与严重致畸被证实有因果关系，即与胚胎发育高分化率的短期特定易感性相关联。紧随此后，除了制药业，卫生部门和监管当局也在为自己辩护，不得不回答是否本可以防止这种灾难发生的指责性的问题，也要回答当时如何防止类似事件发生的问题。这导致了全球药物立法的重大改变，要求在新药批准上市许可之前，通过合理的实验研究来避免诸如此类的潜在的危害。其目的是编写和提供科学合理的实验规范，从而有助于药物的管理，即通过物种特异性、物质特异性、剂量特异性以及毒性效应的特异性实验来再现这些危害，从而处理和解决生殖毒性的问题。完全可以理解，世界各地的卫生部门和当局都被迫采取适当的改变，这种改变有些偶然，没有适当地考虑统一的试验。结果是，未来 ICH 的三个地区和其他国家对生殖毒性进行的检测，在一般方法和实验细节上都有所偏差。所以说一旦开始协调，所有的大门都是敞开的。

9.2.4 没有一个适合所有情况的实验方法

可以理解的是，涵盖广泛的生殖方面潜在影响所需的多项实验细节导致了一些重叠的实验和实验设计。没有一个适合所有情况的实验方法可以应付面临的巨大困难。指导原则必须依据新的立法要求，同时也必须建立在科学的基础上。发达国家很快就如何开展生殖毒性试验达成了自己的想法——通常是针对药物/药品中使用的活性物质。然而，国际上将这些化合物开发成药品的公司很快开始抱怨这只是为同样的目的而进行的无用的重复试验，并没有真正提高药物的安全性。

9.2.5 关于协调的早期设想

在欧洲，欧洲经济共同体（EEC）成员首次通过立法（导则 65/65/EEC，此后多次被修改）开始一致性协调，接着通过制定指导原则（根据指导原则 75/318/EEC），推荐申请者使用。这种 EEC 指导原则需要国家实施，欧洲自由贸易联盟国家和其余西方发达国家采取类似的行动，但是都独立行事。在经济互助委员会（COMECON）的东方国家由于经济原因也开展了类似的行动，以开发自己的（或复制版的）药品，增加出口或从昂贵的进口中获得利润；他们参与 WHO 的活动，希望保护包括第三世界国家在内的患者。注：请注意，欧盟药品法规已经改变，扩大并最终在多种编号体系下进行编纂。

9.2.6 必要的实验要求的协调

在这样的背景下，国际上活跃的制药公司可能出现许多种不同指导原则要求，各种活动最终演变成趋向于科学合理的协调。这些活动的情况将在下面具体说明。研发公司不愿意进行越来越多的研究以符合不同国家的政策需求，而监管部门也不得不科学地捍卫自己的要求。国际协调由此诞生。

9.3 ICH 之前的协调工作

经合组织（OECD）很久以前已经制定基于长期暴露体的指导原则（例如，工作场所可能接触了化学物质的工作人员，通常剂量相当低）。动物实验研究通常是构建模型来模拟一个暴露的环境：长期治疗的动物通常在尽可能吸入高剂量的药物。为了研究生殖毒性，经合组织指导原则要求进行生殖毒性联合实验（通常用大鼠和家兔进行产前毒性研究 [OECD414（1981）]，用大鼠进行一代研究 [OECD415（1983a）] 和二代研究 [OECD416（1983b）]）。

患者的药品暴露具有特殊性，以诊断或治愈为目的给药，给药周期有限，而且剂量相对较高，这个剂量往往根据药理学和药代动力学数据为参考来确定，所以经合组织的方法并不总是恰当而正确的试验。治疗过程必须选择合适的暴露途径（口服，胃肠外，局部等）。特别是在胎儿发育期的药物暴露，是为了寻找敏感治疗时期，而这不同于重复给药毒性试验。因此，在生殖毒性研究中，这种活性药物暴露的实验场景已经非常专业化。反应停事件之后，在欧盟、美国、加拿大、日本等地区的相关指导原则中都已阐述了这些问题。

欧洲共同体成立了工作组以描述生殖毒性试验的科学性基础和需要，且并不涉及到产品的使用及相关具体立法。这项基础研究工作的发表将支撑未来所有的协调工作（Sullivan 等，1993）。Rolf Bass 和 Beate Ulbrich 都曾是这个工作组的成员。

在 ICH 之前，Rolf Bass 发起了自己的私人协调活动。起初，对于 CPMP 欧洲共同体安全工作组修订先前指导原则的明确需求，Rolf Bass 代表德国并提出自己的意见。

接着 Rolf Bass 又把这些协调活动推向美国和日本。在这两个国家，Rolf Bass 通过面对面会议和随后书面的沟通介入了药品生产商协会（美国的 PMA 和日本的 JPMA）以及相关部门（美国的 FDA 和 EPA 及日本的 MHW）。欧盟也作出了贡献，它提出的协调方案于1991 年出版（选自不断演变的国际指导原则第 12 号：R. Bass 和 B. Ulbrich）。

随后，日本、欧洲和美国的专家所争取的国际共识也已取得一定成果，同时，更为成熟的药品生殖毒性检测的指导原则草案也在筹备当中（Bass 等，1991）；这项草案将由所有作者承担（这份草案与著名的国际指导原则 17 号草案相符合，很多铭记国际发展真实过程的人都曾提到它）。

最后，该指导原则草案被提交至汇聚了全球生殖毒性专业知识的科学界平台，即由澳大利亚、欧洲、日本和美国组成的畸胎学会（国际畸胎学会联合会，IFTS）。1990 年在悉尼举办的联合会议，提出、讨论并支持了该指导原则。在 1991 年 6 月 IFTS 会议上，IFTS 科学计划支持进一步地宣传和讨论该指导原则的协调活动。

这也以出版发行的形式得到了国际毒理学杂志的支持（已故的 M. S. Christian，1992），并且使得协调工作提升到了另一层次，即达成了全世界科学界的共识。因此，参与生殖毒性研究的试验和评估的监管机构和科学家原则上同意一条适用于涵盖所有可能的试验需求情况的指导原则。该指导原则作为早期 ICH 活动一致性检测的需求的高级提案而引入。对于上述草案的第 17 条中只强调药品的未来共同指导原则，实现了从 IFTS/SOT 向 ICH 的转型。ICH 指导原则发展迅速，1991 年从 ICH 代表处以各种不同的角度、立场和缺点被提交到 ICH 1，最终于 1993 年在美国举行的 ICH2 会议上被通过，并作为第一个 ICH 步骤 3/4 的指导原则被采纳（ICH，1993）。

出于医药产品协调的愿望和需要，为了达到预期的目的，即给予世界各地的患者同等的保护，最终导致了 ICH 的创建。Rolf Bass 成为 ICH 安全领域生殖毒性试验特别工作组的领导人。"目前仍未有一个关于生殖毒性评估试验的项目是详细记录在案的，欧洲、日本和北美地区的情况也令人堪忧"（Bass 1994）。基于以上依据，ICH 已经接受了这个主题。

9.4　关于 ICH

9.4.1　欧洲经济共同体（EEC）中 ICH 的原状（1）

与专利药品中物质有关

第 65/65/ EEC 号指令首次引入了要求在申请上市许可时记录质量、安全性和有效性的要求。这一要求是沙利度胺事件的后果，其他要求：

第 4 条规定：

> 申请须附下列细节资料和文件：
>
> 5. 结果：……药理和毒理测试……以便可以按照规定完成授予上市许可的程序。
>
> 第 4b 条指出：
>
> 此外，主管部门应对药品的分析和药理毒理试验结果和临床试验结果进行评估报告和评论。只要有新的信息，评估报告就应该随时更新。因为这对药品的质量、安全性或疗效的评估至关重要。

75/318／EEC又具体提出：

…授权将专利药品投放市场的申请书，应当提交有关于产品测试和临床试验结果的详细资料。

指令附件陈述内容：

第二部分毒理学试验和药理学试验

根据指导原则65/65/EEC第四条第二款第八点的要求，提交的申请上市许可的详细资料和文件应符合指导原则第一章和第二章的如下规定：

第一章试验实施

A. 前言

毒理学试验和药理学试验必须表明：1. 产品的潜在毒性及拟定的人用情况下可能发生的任何危害（作用）或不良毒性反应；根据相关病理状态的严重性评估这些情况；……所有试验结果都必须是可信的，并且具有普遍适用性。

B. 毒性

C. 胎儿毒性试验

这项研究应包括毒性表现，尤其是受试药物在妊娠期女性在用药后的致畸作用。虽然至今这些试验在预测药物施用于人体后的作用结果仍具有一定的局限性，但是它们仍被认为提供了重要的信息，如提供关于药物对吸收的影响及其他异常结果。试验需在至少两种动物体上进行：对致畸物质敏感的兔子、大鼠或小鼠（指定品种），或者其他适当的物种。试验的细节（动物数量、给药量、给药时间和对结果的评估标准）取决于提出申请时的科学知识的状况，并且试验结果必须达到显著性水平。

D. 生殖功能试验

如果其他试验结果提示对子代或男性/女性生殖功能有任何不良影响，都需要进行适当的试验研究。

根据欧洲实施程序，这些要求需转入各成员国的国家药物立法和行政程序。这就要求在国家监控下，临床试验前或临床试验中需要进行研究以满足规定的要求，且相关的文献资料也需要与申请材料一并提交以获得EEC成员国的上市许可。这些研究被称为解决上述问题的第1、2和3部分。ICH合作伙伴日本和美国也已经引进了此类研究。

第75/319/EEC号指令提供了管理和监管细节，要求不仅要有实施实验的专业知识，而且需要专业知识的说明和文件。

接下来，欧盟CPMP安全专家组制定了评估指导原则。经被CPMP采用后，由欧盟实施（首发于欧盟立法Eudralex第三卷）

指导原则上的内容因为沙利度胺法案的确立而有了新的改变。这就意味着，在欧盟国家中，必须在单独的指导原则中编写关于胎儿毒性和生殖功能的准则。尽管相同指导原则被分成的各部分的科学缺陷是非常明显的，例如生殖毒性实验中药物的整体作用，但必须立法并正确执行立法。该指导原则内容主要适用于那些希望能够在EEC成员国内获得上市许可的专利药物开发商，和审查获得这种上市许可的研究和数据的有用性和充分性以及生殖毒性的相关性的监管机构。申请和使用明确表明，预测到的缺陷也在实践中存在，因而有必要改进。日本和美国也有类似的经验。

在 ICH 前，在欧盟理事会与美国和日本的官方双边协商中，欧洲指导原则的用途首次被提出并讨论。美日监管者都在临床前会谈中表现出对修订生殖毒性实验要求的兴趣。当 ICH 创立时，生殖毒性试验这一主题也就随之产生了。欧洲对于 ICH 的主要贡献就在于 17 号草案以及 IFTS 议案确立，以及通过了 ICH 安全性 5 号主题，以实现生殖毒性试验检测要求的统一。

9.4.2　欧洲经济共同体中 ICH 的原状（2）

关于化学品的毒理学问题，位于卢森堡隶属于欧盟委员会就业、劳资关系和社会事务健康与安全局总局认为有必要制定评估生殖毒性的指导原则。为此，自从 1985 年，Marie–Therese van der Venne 和欧盟委员会的 Alexander Berlin 建立了一个由 Diether Neubert 指导的特别工作小组。他们的工作在 1993 年出版了专题论著（生殖毒性评估的指导原则：F. M. Sullivan 等，eds）。有趣的是：

> 工作小组的任务是描述评估化学物质生殖毒性各方面的最先进水平。这些评估与被研究的化学物质商业使用的来源和区域无关。因此，关于如何评估生殖毒性的描述也应该覆盖不同类型的化学物质和它们的潜在用途。

注意，这个科学指导原则不仅有化学物质的试验和评估，还有专利药品中包含的活性物质，但是不被 75/318/EEC 的限制和定义所约束。关于这一指导原则今后还将有更详细的描述和介绍。

9.4.3　欧洲经济共同体中 ICH 的原状（3）

（从 Sullivant 等 1993 年的谈话和出版物内容中截取）

欧洲特别工作小组基于繁殖与物种的延续有关的事实，制定了生殖毒性实验和评估的指导原则。所有哺乳动物的繁殖过程都大体相似，但每个物种都存在与物种生态多样性互补的微妙的变化。我们可以以此作为一个起点，预见跨种属模拟对物种繁殖的毒性效应，并假设在受试动物和目标人类中发生类似的作用（无论是发生毒性还是明显的无毒性）的许多困难。此外，处理种属特异性的方法也存在差异，这些差异有利于进一步促成跨物种外推效应中的巨大困难，并且这些困难不仅限于生殖毒性效应。

生殖包括一系列事件，为了更好地理解，可以将其作为一个循环，在任何时候都可以导致毒性，并且生殖毒性在任何阶段都可能出现。

可以从以下开始：

（一）生殖前受孕；

（二）受孕着床；

（三）植入至腭闭合；

（四）腭闭合至怀孕/生育期限；

（五）出生到断奶；

（六）断奶到性成熟。

而以上所有步骤涉及到的不仅仅是一代（参见表 4 测试策略：Bass 1991）。

可以理解为人们希望对贯穿整个生殖过程每一步的暴露的潜在作用尽可能地进行评估。考虑到可行性，用于评估毒性作用的周期和时间点尽量合理地减至最少的组合，这可以通过实验来解决，而且涉及药物的暴露活性物质。因此，将生殖周期分成三个阶段，这可以代表给药的周期，尤其是对所给药物敏感，并且能提供何时是实验终点的信息。这些是目前公认的给药周期，该周期被评定为生育力（1：对生殖系统的影响），从着床到器官形成（2：胚胎、胎儿毒性）和胎儿到出生后的发育（3：围产后期毒性）。需要记住母体毒性对生殖的影响。显然，这些可能看起来是任意的，并不适合在实际条件下表示药品的暴露风险。因此，一个完整周期甚至更长时间的药物暴露，以及对同一个实验各种终点的评估，构成了另外的方法（该方法很少用于药物）。总体而言，在这个过程中任何一个点的损害都可能对后代产生深远的影响。沙利度胺灾难性的例子，让我们把注意力集中在生殖部分，在器官形成期引起的损害，但是新的药用化合物的常规研究也必须在争论和/或实验中讨论上述的其他暴露期。生殖的所用过程都会受到较轻或较大的影响，其影响可能是直接或间接诱发的。在快速发育的时期可能会较其他时期更容易受影响或损害，但不会有排他性。

生殖毒性领域的试验和评价的标准化，是毒性试验最困难的领域之一。即使构成生殖毒性的精确定义仍是困难的，因为根据情况同一类型的反应可能是期望的（如药理学）或不是期望的（如毒理学）。在各种生殖毒物中可以看到，对于繁殖的影响可能占主要地位，或者在大大低于引起其他（成人/亲本）毒性的暴露时发生，或者可能由于主要的亲本毒性而被隐匿。这暗示了可能需要对在实际治疗中发生的全部暴露加以研究。

选择研究还是组合研究的合理选择取决于所采取的方法和偏好，以及研究者和监管者的需要，如图 9.2 所示。

然而，每个生殖阶段都是易受影响的，其中某些阶段比其他阶段更敏感。因此，生殖毒性实验常被错误地理解为致畸性，这会导致将多种生殖毒性等同于肉眼可见的畸形。对正常发育过程频繁的早期干预行为可能产生损伤（甚至产后死亡）。对人类而言，大约 2%~3% 的新生儿存在主要结构畸形（其中 1% 的新生儿畸形显著，必须通过外科手术才能存活）。8% 的儿童在 5 岁时出现形态学或功能的紊乱症状。实验室检查确定的不良反应的类型如下（其中包括药物引起的毒性的时间点和靶标）：

- 成人毒性（如：对性欲、交配、配子功能的影响）
- 母体毒性（如：对哺乳功能的影响）
- 发育毒性，分成（包括阐述常规生殖毒性的实验方法）：
  ——胚胎植入前和植入（影响如受精、着床）

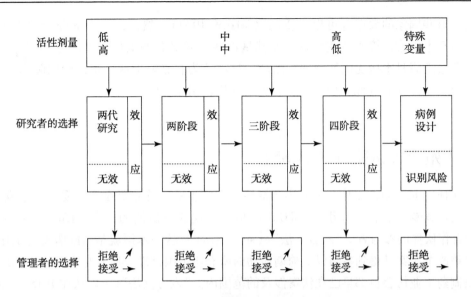

图 9.2　生殖毒性研究：合理选择研究

图 9.2 生殖毒性研究：合理选择研究。以预期治疗作用的活性和剂量作为区分给药周期两个因素。大多数情况下，研究人员会选择最受欢迎的选项（见文本）。鉴于有许多其他因素会影响实验设计，这些因素可能会导致采用完全不同的方案来研究怀孕时药物带来的风险，从而满足研究者和监管机构的要求（R. Bass, ICH 1 会议记录，第 2 页，第 288 页）。

——胚胎发育（影响如器官发育、生长和存活）

——胎盘的发育（影响如生长和器官功能）

——胎儿发育（影响如生长、分化和发育及存活）

——产后发育（影响如激素和免疫功能，中枢神经系统和外围神经系统、性功能、存活）

考虑到这一点，很明显，由此产生的个案需求和对数据的解释相当依赖申请者个人的专业知识水平和监管机构评估者的知识和技能。长期以来，人们已经知道建立不同的试验要求和结果的判断。正如上文对于欧洲所描述的（日本和北美也类似），ICH 之前的事件和各项活动使这一主题得到了及早解决，并且撰写了生殖毒性试验 ICH 指导原则，允许最先进的试验，这远远超越了其区域性的先决条件。

9.4.4　ICH 在日本

在沙利度胺悲剧事件后，日本发布了生殖毒性指导原则。它在给药周期、最高剂量的设置、一些评估参数的设置等方面与其他国家不同，并且造成了妨碍采纳外国数据的问题。因此，日本厚生省（现称厚生劳动省）发起了这些差异性对生殖毒性影响的研究。结果表明，在日本、美国、英国、欧共体和加拿大药物的给药周期和最高剂量的差异是微不足道的，这些国家的数据是可以接受的（MHLW 1989）。然而，因为部分参数不满足要求，所以日本仍难以接受这些数据，尤其是那些差异显著的啮齿类动物Ⅱ类试验。同样的，这仍会阻碍日本接受国外数据。因此，日本认为有必要形成生殖试验国际指导原则，并要求日本专家在 ICH 组织中与欧盟和美国的代表相互合作。

9.5 生殖毒性试验（ICH S5）

对于任何 ICH 协调工作，未来协调指导原则的主题，首先要在指导委员会达成共识。ICH 安全领域专家联合工作组（EWG）承担了实现这一协调的任务。EWG 的成员来自 ICH 的合作伙伴的参与者。"六方立法"（six - pack）这一术语就是由欧盟安全工作组提出的，该改革法案已得到参与以上前期活动的所有成员国批准。所有与之相关的地区监管机构及制药工业协会也都早已在法案涉及的范围内。"六方立法"可以从在 IFTS 层面上实现的协调开始。1993 年 6 月，官方专家签署了第三阶段的指导原则，发起人包括美国 FDA 药品审评和研究中心（CDER）及生物制品评价与研究中心（CBER）的 Alan Taylo（后由 Judy Weissinger 接替）和 Joy Cavagnaro、日本厚生省（MHW）的 Yuzo Hayashi 和欧共体的 Rolf Bass。在提交给指导委员会之后，EWG 声称已经实现了指导原则协调的第一步（有待三个地区监管机构的正式实施）。

在科学水平上实现的协调需要转化为 ICH 的指导原则。虽然为争取协调的努力一直在继续，但是 ICH 三方指导原则不允许与这三个地区的立法相矛盾。（例如，EC 规定药品需分别进行胎儿毒性试验和生殖功能影响试验，而 USA 和日本还另设有其他特殊要求）。指导原则的完善和发展需要一个到多个地区对其药品管理法规进行修整，不然指导委员会也无法实现其任何方面的推进。

因此，需要制定生殖毒性试验的分段方法。图 9.3，9.4 和 9.5 原则上将 1，2 和 3 段描述为处理时段和评估时间点（尽管根据实验设计、动物种类和受试物的药动学特征的差异有所调整）。不同的颜色代表不同的时间段，其中：黑色表示 ICH 指导原则认可的最佳方案；红色和黄色表示给药时间需要参考对试验物质的一些认识和信息而进行延长，体现了治疗细分方法的灵活性。显然，即便不是生殖毒性试验方面的专家也能看出，监管机构的倾向、受试物的特性以及其他一些因素的影响都可能延长或缩短每个阶段治疗期的跨度，甚至将其分割成较短的治疗期（例如观察像沙利度胺畸形的典型反应）；并且还易于形成较高或较低的剂量方案，因而导致试验结果与首选方法或协调方法有细微差别。必须对实验需求（比如实验结果或实验指标）和可供选择的设计方案有科学的认识。虽然靶器官毒性的概念对生殖毒性同样适用，但此概念还包括了观察致突变和致癌的作用部位和实验指标，所以靶器官毒性涉及的作用范围更广、机制更多。

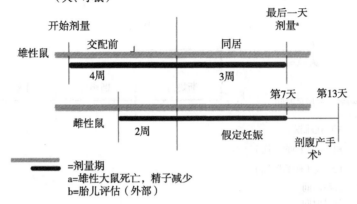

图 9.3　生殖毒性（第一阶段研究）：根据最佳方案（详见正文），━━表示对雌、雄动物（大鼠）处理时程为交配前至雌鼠推测妊娠的第 7 天，并在推测妊娠的第 13 天进行剖腹取子术。▨▨▨▨表示根据图 9.2 的描述的条件将处理时间延长 [修改自 Christian（2001）和 Peters and Garbis – Berkvens（1996）]。

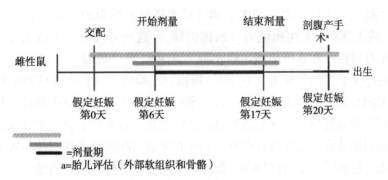

图 9.4　生殖毒性（第二阶段研究）：根据最佳方案（详见正文），━━表示对雌性动物（大鼠或小鼠）处理时程是推测妊娠的第 7 天到第 17 天；━━表示处理时间稍有延长；▨▨▨▨则涵盖了交配期。推测妊娠的第 20 天剖腹取子。其他物种（兔子，非人灵长类动物）的处理时间需作相应调整。处理时程的选择应符合图 9.2 描述的条件

[修改自 Christian（2001）和 Peters and Garbis – Berkvens（1996）]。

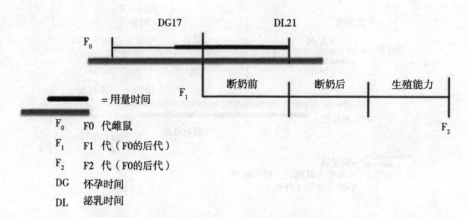

生殖毒性：第三阶段研究
出生生长的前后处理研究
（大、小鼠）

图9.5 生殖毒性（第三阶段研究）。作为首选方案（见正文），雌性动物的治疗始于（大鼠或小鼠 – F0 代）器官形成期一直持续到正常分娩（蓝色），起始时间可能会延长（红色），可能持续到断奶时，F1 代有待研究及跟进，可能还会评估 F2 代的生殖能力。应当选择给药周期以便适应图9.2 所示的条件
[修改自 Christian（2001）和 Peters 和 Garbis – Berkvens（1996）]。

9.5.1 第一阶段研究（图9.3）

对于这些研究，在妊娠前和妊娠早期（日本措辞）施以测试物质，以评估生育能力（美国措辞）或生育和一般生殖能力（欧洲措辞）。这些分歧看似平淡无奇，但它们却联系着不同的治疗过程：在整个孕期和哺乳期（美国），整个妊娠期（EEC），在大鼠妊娠的第7天以及在小鼠妊娠的第6天（日本）。所以，实验终点（检测这些指标的日期）也各不相同。在美国和欧洲经济共同体中，有一半的雌性动物要在怀孕中期被处死，而日本所有的动物要到分娩进行分析，这会影响可评估的参数。日本除了测试生育能力和成功怀孕之外，还必须对胎儿成长发育进行研究，而这在美国和欧洲经济共同体的研究中却是以不同的方式解决。这些研究是可以协调一致的，但还需要一些时间（当然，在这样的重复剂量研究中获得的结果将引发类似于 ICH 之前的地区性规范的更具体的研究）。

9.5.2 第二阶段研究（图9.4）

尽管在这项研究中，美国的措辞有些不同，但日本和欧洲经济共同体除在使用动物的数量上有差异外，并没有很大的差异，而且研究指标也十分相似。但日本对后代（F1 代）出生后也要进行评估，而这不包括在美国和欧洲经济共同体的研究之内。在这三个区域，

这项研究对于发现和评估胚胎和胎儿的损害很重要。

9.5.3 第三阶段研究（图 9.5）

在这项研究的主题中，围产期/产后期（美国）子代的发育阶段得到阐释（这相当于欧洲经济共同体的围产期和日本的围产期和泌乳期）。尽管对给药周期的说法有所不同，使用动物数也不同，但目的却是十分相似的。对于实验指标的阐述，日本和欧洲经济共同体包括更多的产后检测和后代的繁殖表现。另一方面，美国（国家毒理学研究中心，NC-TR）发起一个合作研究，以便更好地了解行为学分析在围产后期的价值（注：在这项研究的实验室中，德国管理局的 Beate Ulbrich 实验室被列为唯一的非美国网站）。这表明，这三个区域的第三阶段研究的意图类似，这在现在统一的 ICH 指导原则中非常明显。令人惊讶的是，为了更好地理解正常产后发育和偏差，在检测方法和试验指标的多种观点并未影响这种积极的态度，相反它促进了协调。

9.5.4 跨越并超越阶段研究

非常明显，根据各地区目前的要求，前面三个阶段研究的实施可能会或可能不足以解决问题。可能需要不同的分段设计；与阶段研究不同的给药周期研究也将成为必需。在生殖和发育领域以外的研究可能成为弥合数据/效应的桥梁，或者成为了解物种之间动力学和效应学的必要桥梁。所以，开展这样的研究有足够的机会，但必须是科学合理的，这里不能详细描述（可以在 ICH S5 导则中找到）。区域监管协议将提出完整的评价和机制以解决因跨地区而产生的不一致的科学考量（Lumley 1991）。这些虽然不能可靠地预测和规定在指导原则文件上，但它们必须在实际应用中出现。

9.5.5 一步一步前进的 ICH

医药协会强调过，原有的区域要求常常导致大量重复的实验设置，如欧盟接受的阶段 1，2 和 3 需要日本部分的补充；日本接受的阶段 1，2 和 3 需要欧盟与美国的阶段 1 和欧盟的阶段 2 和 3 的补充；美国接受的阶段 1，2 和 3 需要辅之以日本的阶段 1 和 2。所以，对于任何试图设计严谨的可重复的动物毒性试验的人来说，这肯定是一场灾难（详细信息参见 5.5.3 节）；监管机构不得不正视这些差异的存在。由三个地区指导原则产生的几个次佳方案，应被根据受试物质所设计的最佳方案所代替，在开发过程中收集关于受试物质的特性和信息（在这一基础上，可做出与试验相关的决定）。完全可以理解，需要将灵活性纳入协调准则下的试验策略，比如已经在早期阶段，要求核心组合实验来支持参与临床试验的女性，而不是早期 ICH 活动的对象。

监管部门对三个地区现行方案有足够的认知和信心来接受基于科学价值的研究，并按照其他地区的要求进行研究。这种灵活的态度将有助于在当前的需求和未来协调的指导原则之间架起一座桥梁。

毫不奇怪，在 ICH 指导原则的发展过程中，地区性制药工业倾向于捍卫其所在地区的特定要求，甚至于监管机构可能会提出回归以前的规范。尽管如此，在免责声明和一些谨慎措辞下，六方协定终于统一。试验的灵活调整可能会造成三个阶段的分别试验，这些需要得到解决。但是，涵盖许多试验物质相关要求的三个阶段的方案却是可以接受的。显然，以前许多导致重复试验的要求可以被打破了。

理解研究设计的科学合理性是一个巨大的进步，准确地确定每个试验过程（如 1，2 或 3 阶段试验）能够并且回答一系列有关试验的问题。

在 ICH 1 会议结束时，明确了在三个地区中现行指导原则中的差别会导致研究重复和冗余，无助于安全性评价。因此，建议尽快采用协调一致的指导原则。与此同时，即使不能依照相关地区的规定执行，职能部门也应该开放，相互接受研究。

9.5.6　ICH 协调指导原则

- 从互相接受研究到协调研究。

在 ICH 1，S. Takayama 指出，根据美国食品和药物管理局（FDA）或日本的指导原则来进行的研究结果通常被欧共体接纳，而在美国，甚至在日本更频繁的研究必须重复。由此他根据以下事实和意见提出了他的观点，这些观点和意见在 ICH 过程中都被纳入 ICH 2：

1. 欧共体、FDA 和日本的指导原则总的来说包括了所有的生殖和发育历程（虽然对阶段的分配有些不同意见）。

2. 从 1981 年到 1990 年世界上销售的近 500 种药物中，不到 10% 的药物出现了影响生殖和发育的副作用，通过动物的数据来预测药物对人类生殖能力影响的相关性很差。由孕期不用药开始，人类怀孕时用药的安全性问题才被提出来。

3. 基于动物数据的人类致畸的过度预测导致了对人类的充分保护（排除了药物在人类怀孕期的使用）。关于第 4 点和第 5 点，请见下文。

这说明必须达成共识。在 ICH 以前的各种活动和实现指导原则协调一致的共同愿望得到了支持，促进了越来越多的地区接受本地区之外进行的研究，以及各地区之间研究结果的相互接受，根据协议除了在国内制定的准则之外的准则来执行新的共同和协调准则，这将包括来自三个地区的方法。1991 年，在 ICH 1 上进行了雄心勃勃的展示（Takayama 1991；Weissinger 1991；Diener 1991；Bass 1991；van Cauteren 1991，都是 ICH 1 成员），并最终达到了 ICH 2，同意并签署了统一的生殖毒性试验指导原则，并向 ICH 指导委员会提交，作为接受 ICH 程序第三步、预备启动第四步（R. Bass，ICH 2）的理由。

- 从协调研究到统一提交一揽子实验计划以便在三个地区获得上市许可。

现今为了达成一个统一的指导原则，引入了科学合理的理念，制药工业希望从指导原则的实施中获益，例如将商定的指导原则纳入试验：管理部门接受依据指导原则进行的研究并将其作为申请上市的申请材料，即药品可被安全地用于人类的孕期，但并不给出无生殖毒性的充足证据。然而事实不是这样，由于目前仍然缺乏人类数据，还是不建议孕妇服用药物，或对孕妇服用药物进行劝阻。所以，上市许可并不包括在孕期的应用，但会介绍软性或严格的禁忌证。无论在美国还是欧洲，这个指导原则使得一些类型的药物从可以使用到禁止使用，这些超出了 ICH 的工作范围。然而，可以在 ICH 中发现这些分类的理念，从而形成了后来的临床准则。而对于有生育能力的女性和在孕早期和哺乳期的女性，必须进行一些基础研究来阐释生殖毒性。

　　研究男性和女性生殖能力实验过程中，日本的同行指出，已有的数据显示，在重复剂量研究中接近 20% 的男性生殖能力损害无法检测到。尽管这六种物质中没有任何一种具有对男性生殖功能明显的不良反应，但在接受重复剂量研究以检测男性生育能力障碍之前，进一步的讨论被认为是必要的。日本对进一步研究以解决这个问题抱有很大的兴趣。因此，Takayama 等人（1995）进行了一项研究，以更好地理解大鼠 4 周给药作为检测男性生育障碍的有效性，得出结论如果检查加上详细的形态学研究包括精液分析，4 周的治疗周期对于检测雄鼠的生育影响是较为合理的。根据这些数据 ICH 协调指导原则于 1995 年作为 S5（R1）修订。

　　另一方面，在讨论与临床试验有关的非临床试验的时间点的过程中，在三个区域中存在几点明显的区别，其中包括生殖试验的领域。其中包括支持首次进入人体的毒性研究以及对育龄妇女进行生殖毒性研究的建议。我们来自三个 ICH 地区的监管机构和制药工业专家承诺为 ICH - M3 指导原则（1997）的进一步协调而努力。因为日本的专家不认可 2 周重复剂量毒性研究可以充分评估对男性和女性生殖器官的影响，日本推荐在临床实验开始前进行 4 周的毒性实验。在 M3 条例达成一致后，日本做了两个单独的验证，以确认 2 周重复剂量毒性研究的有效性。

　　第一个研究是协作性工作，通过使用已知对男性生殖器官具有毒性作用的多种药物和化学品（24 种物质和 30 种不同的方案），对大鼠进行为期 2 周的重复剂量毒性研究，评估雄性生殖器官的毒性（表 9.1）。在协作研究中，进行了 2 周和 4 周的重复剂量毒性研究，和详细的男性生殖器官组织病理学检查。这项研究已于 2000 年完成。可以得出结论，如果精确地进行精子分期分析，与雄性生殖器官毒性的 4 周研究相比，在适当的剂量设定下，2 周研究具有相同的作用（Sakai 等，2000）。随后，在 II 期临床研究中，日本同意进行雄性生殖器官的超过 2 周的临床研究，不需要雄性生殖功能分析，这些被包括在 ICH S5 条款中：S5a - 男性生殖毒性 [1995 年步骤 4，2000 年进行了修正：S5（R1）和 S5（R2）]。最后在 2005 年，这个条款被修正并重新命名：药物的生殖毒性检测和男性生殖毒性检测 [S5（R2）]。它显示了 ICH 对实现和执行的影响：通过纳入重复剂量毒性研究，男性生育能力可以通过最可能的选择进行检测。

　　第二项研究是通过雌性大鼠使用 17 种对雌性生殖器官有明确影响的化学物质的重复剂量和生育能力研究评估卵巢毒性的协作研究。这项工作在 2009 年完成，结果显示，卵巢毒性可以通过细致的组织病理学来检测（表 9.2；Sanbuissho 等，2009）。除了细胞毒性化合物如烷化剂之外，2 周剂量周期对研究卵巢毒性应该是足够的。这些结果反映了在 ICH - M3（R2）指导原则（2009）中将女性生育潜能纳入 II 期临床研究之前，删除了日本对女性生育力研究的要求。

J. Weissinger（1991）在 ICH1 指出，在这三个地区中有六个完全不同的领域来评价生殖毒性：（1）阶段 1 里动物的处死时间；（2）适当的母亲/父亲毒性水平（只有）在生病的动物上观察；（3）不跨阶段给药丢失信息的可能性；（4）雄性生殖功能试验的交配前期时间间隔；（5）药动学和代谢数据对研究设计的影响；（6）需要进行行为毒性研究时的情景规范。

表9.1 协作工作总结								
化合物	给药途径	剂量水平 [mg/(kg·d)]	动物品系	动物数/组数	结果	评价	公司	参考
（1）激素类药物及其拮抗剂								
苯甲酸脂雌二醇（Estradiol benzoate）	皮下注射	5, 20, 50 μg/kg 给药 2 周；100 μg/kg 给药 4 周	Slc：SD	6	2 及 4 周组的生殖器官重量减少；初级精母细胞退化或者坏死；睾丸间质细胞萎缩。	2 周研究是可能的	Teijin	Hata 等
炔雌醇（Ethinylestradiol）	口服	3, 10 给药 2 周；3 给药 4 周	Crj：CD（SD）	6	2 及 4 周组的生殖器官重量减少；4 周组的圆精细胞凋亡，生精小管萎缩；2 周组的精细胞滞留。	2 周研究是可能的	Toray Industris	Miyamoto 等
炔雌醇（Ethinylestradiol）	皮下注射	0.3, 3.0 给药 2 周及 4 周	Crj：CD（SD）	6	2 及 4 周组的生殖器官重量减少；睾丸间质细胞萎缩；粗线期精母细胞退化或者坏死。	2 周研究是可能的	Zeria Pharmaceutical Co.	Kinomoto 等
法倔唑（Fadrozole）	口服	30, 60 给药 2 周和 4 周	HanIbm：WIST	6	2 及 4 周组的精囊、前列腺和附睾的重量下降，但不是睾丸；观察到粗线期精母细胞的变性/坏死，但精子检查无变化。	2 周研究是可能的	Novartis Pharma	Kawashita 等
氟他胺（Flutamide）	口服	60 给药 2 周；200 给药 4 周	Crj：CD（SD）	6	2 及 4 周组的生育器官重量减少和睾丸间质细胞的增殖；精子的数量和活动力明显下降。	2 周研究是可能的	Santen Pharmaceutical Co.	Okahara 等

续表

化合物	给药途径	剂量水平 [mg/(kg·d)]	动物品系	动物数/组数	结果	评价	公司	参考
（2）中枢激素调节剂								
氟哌啶醇（Haloperidol）	口服	30，60，80 给药 2 周；30，60 给药 4 周	Crj：CD（SD）	6	2 及 4 周组的生育器官重量减少，睾丸间质细胞萎缩和粗线期精母细胞坏死。	2 周研究是可能的	WelFide Corporation	Kohge 等
利血平（Reserpine）	皮下注射	0.05，0.1，0.2 给药 2 周；0.05 和 0.1 给药 4 周	Crj：CD（SD）	6	精子的数量和生殖器官重量并没有受影响。4 周组的组织病理学检查显示，19 阶段精细胞滞留；2 周组的精母细胞凋亡。	2 周研究是可能的	Fujisawa Pharmaceutical Co.	Yamauchi 等
利血平（Reserpine）	皮下注射	0.05 给药 2 周；0.1 给药 4 周；	Crj：CD（SD）IGS	4～12	4 周组的前列腺重量下降；2 和 4 周组的组织病理学显示，19 阶段精子细胞滞留，包括对照组。	2 或 4 周组没有有明确的病变	Aventis Pharma	Kawamura 等
（3）核酸调节剂								
阿霉素（Adriamycin）	静脉注射	1，2 mg/kg/week 给药 2 周；1mg/kg/week 给药 4 周	Slc：SD	8	2 和 4 周组的睾丸重量明显下降，在组织学检查发现精原细胞减少；2 周组的阶段分析显示精原细胞数显著下降。	2 周研究是可能的	Tanabe Seiyaku Co.	Adachi 等
阿霉素（Adriamycin）	静脉静注	2，6 单剂量	Crj：CD（SD）	10	2 和 4 周组的睾丸重量均显著下降，生精上皮细胞消失。	单次给药可能性	Nippon Boehringer Ingelheim Co.	Tsunenari 等
白消安（Busulfan）	口服	30，100，300 mg/kg	Crj：CD（SD）	3	初步研究中，动物在 5 天内死亡，尸检无异常。	主要研究未执行	Mitsubishi-Tokyo Pharmaceutical Co.	无发表物

化合物	给药途径	剂量水平 [mg/(kg·d)]	动物品系	动物数/组数	结果	评价	公司	参考
化合物 C（铂络合物）Compound C (platinum complex)	静脉注射	10，20 给药 2 周，10 给药 4 周，40，80 单剂量	Slc：SD	5	由于 20 mg/kg 组体重显著下降，给药周期缩短至 1 周；2 和 4 周组的组织病理学检查显示，曲细精管扩张、生精上皮变性/坏死；单次给药也引起睾丸病变。	单次或 2 周研究是可能的	Chugai Pharmaceutical Co.	Misawa 等
环磷酰胺（Cyclophosphamide）	口服	5，10，20 和 40 给药 2 周；2.5，5 和 10 给药 4 周	Crj：CD（SD）	5	在给药阶段 40 mg/kg 组动物全部死亡。2 及 4 周组的生殖组织重量无明显变化。定量分析揭示 2 和 4 组的睾丸损伤。	2 周研究是可能的	Kowa Co.	Watanabe 等
环磷酰胺（Cyclophosphamide）	口服	单个剂量 100 mg/kg	Crj：CD（SD）	5	对生殖组织重量无影响。病理组织学检查，观察到精原细胞和细线前期精母细胞减少。	单剂量给药是可能的	Otsuka Pharmaceutical Co.	Matsumoto 等
依托泊苷（Etoposide）	静脉注射	5，10 给药 2 和 4 周	Crj：CD（SD）	6	4 周组的睾丸重量减少，2 周组的没有。病理组织学检查，在每个给药组中生殖细胞都减少/缺少。睾丸中精原细胞和精母细胞呈现明显的组织病理学变化。	2 周研究是可能的	Nikken Chemicals Co.	Kawaguchi 等
甲基甲磺酸盐（Methyl methanesulfonate）	口服	20 和 40 给药 2 周，20 给药 4 周	Crj：CD（SD）	10	2 周和 4 周组的生殖器官的重量减少，生殖细胞减少，生殖细胞表皮剥落，Sertoli 细胞空泡变性。	2 周的研究是可能的	Kissei Pharmaceutical Co.	Ozawa 等

续表

化合物	给药途径	剂量水平 [mg/(kg·d)]	动物品系	动物数/组数	结果	评价	公司	参考
（4）细胞分裂抑制剂								
卡莫氟 （HCFU）	口服	200 给药 2 周和 4 周	Jcl：SD	5－15	2 周组中，由于过量死亡，给药周期缩短到 11 天。2 个给药组的生殖器官的质量都明显降低。组织病理学显示：2 个给药组都可以观察到 Sertoli 细胞空泡变性，圆形精细胞表皮剥落。	2 周研究是可能的	Mitsui Pharmace-utical Co.	Furukawa 等
E7010 （氨苯磺胺抗癌抗菌剂） E7010 （a sul-fonamide antitumor agent）	口服	50 和 75 给药 2 周；单剂量为 50	Slc：SD	5	2 周组的生殖器官的质量均下降，输精管上皮细胞减少/损失。单剂量组的圆形精细胞减少。	单剂量或 2 周研究是可能的	Eisai Co.	Hayakawa 等
5－氟尿嘧啶 （5－Fluoro-uracil）	口服	20，30 给药 2 周，20 给药 4 周	Slc：SD	5	所以给药组睾丸的重量均下降。2 和 4 周组的组织病理学显示，分别观察到睾丸生精上皮的变性，附睾管里的生精细胞的退化。	2 周研究可能的	Nippon Roche	Inomata 等
（5）其他药物								
依诺沙星 （Eno-xacin）	口服	3000 给药 2 周	Jcl：SD	5	附睾重量明显下降，精细胞并精母细胞的退化，呈现 19 阶段精细胞滞留及多核巨细胞的形成。	2 周研究可能的	Toyama Chemical Co.	Kizawa 等

续表

化合物	给药途径	剂量水平 [mg/(kg·d)]	动物品系	动物数/组数	结果	评价	公司	参考
呋喃西林 (Nitro-fura-zone)	口服	50，100 给药 2 周，50 给药 4 周	Crj：CD (SD)	10	所有给药组睾丸的重量明显下降，睾丸生精小管呈现严重萎缩，精细胞完全丧失，精母细胞变性及脱屑。	2 周研究可能的	Yamanouchi Pharmaceutical Co.	Ito 等
乙胺嘧啶 (Pyri-metha-mine)	口服	12.5，25，50 给药 2 周，6.25，12.5，25 给药 4 周	Slc：SD	5	生殖器官的重量、附睾中精子的数量和活力没有变化。50 mg/kg 给药 2 周（而不是给药 4 周后的任一组），组织病理学显示粗线期精母细胞缺少/变性。	2 周研究可能的	Wyeth Lederle Japan	Murakami 等
可可碱 (Theo-bro-mine)	口服	250，500 给药 2 周和 4 周	Slc：CD (SD)	6	2 周及 4 周组中，生殖器官的重量下降，组织病理学显示精细胞和精母细胞退化/坏死及蜕皮。	2 周研究可能的	Dainippon Pharmaceutical Co.	Funabashi 等
茶碱 (Theo-phy-lline)	口服	300，600 给药 2 周，100，200 给药 4 周	Crj：CD (SD) IGS	4～5	初步研究中，单剂量给药（300，600 mg/kg）大多动物死亡。给药 4 周后，未发现睾丸的重量及精子的数量发生改变。	无主要研究执行	Wyeth Lederle Japan	无出版物
茶碱 (Theo-phy-lline)	口服	150，20，300 给药 2 周，300 给药 4 周	Crj：CD (SD)	5	初步研究中，生精小管膨胀无剂量依赖性。	主要研究未执行	Taiho Pharmaceutical Co.	无出版物

续表

化合物	给药途径	剂量水平 [mg/(kg·d)]	动物品系	动物数/组数	结果	评价	公司	参考
（6）普通化学制品								
硼酸（Boric acid）	口服	125，250，500 给药 2 周及 4 周	Crj：Wistar	6	未发现生殖器官重量发生变化。4 周的研究（但不是 2 周研究）中精子数和活动精子比率降低。病理组织学检查，2 周和 4 周组中呈现 19 阶段精子细胞滞留。	2 周研究可能的	Kyorin Pharmaceutical Co.	Kuto 等
硼酸（Boric acid）	口服	300，500 给药 4 周	Jcl：Wistar	6	2 周及 4 周组中，睾丸重量降低，圆形精细胞剥脱，19 阶段精细胞滞留。	2 周研究可能的	Takeda Chemical Industries	Fukuda 等
二溴乙酸（Dibromoacetic acid）	口服	5，50，250 给药 2 周；5，50 给药 4 周	Crj：CD（SD）	6	所有组中的睾丸重量均未发生改变，但 250 mg/kg 组中附睾重量显著降低。组织病理学显示 250 mg/kg 组中，19 阶段的精子出现明显不规则的残留体。所有的 50 mg/kg 组中，19 阶段精细胞滞留以及非正常精子增加。	2 周研究可能的	Mitsubishi - Tokyo Pharmaceuticals	Tsuchiya 等
1,3 - 二硝基苯（1,3 - dinitrobenzene）	口服	25，50，75 给药 2 周；25，50 给药 4 周	Crj：CD（SD）	4~5	在 2 周和 4 周研究中，生殖器官重量减轻，精子数量减少，精子上皮退化/坏死和巨细胞形成。	2 周研究可能的	Taiho Pharmaceutical Co.	Irimura 等

续表

化合物	给药途径	剂量水平 [mg/(kg·d)]	动物品系	动物数/组数	结果	评价	公司	参考
乙二醇单甲醚 (Ethy-lene-glycol monome-thyl ether)	口服	100, 200 给药 2 周; 100 给药 4 周	Crj: CD (SD)	6	在 2 周和 4 周研究中, 生殖器官重量减轻, 生精小管萎缩以及多核巨细胞形成。	2 周研究可能的	Asahi Chemical Industry	Watanabe 等

表9.2 雌性生殖能力和一般毒性研究中无明显副作用剂量水平（NOAEL）和卵巢毒性之比较（Sanbuissho 等，修订）

药物		2周一般毒性试验	4周一般毒性试验	生殖毒性试验
甲羟孕酮醋酸盐 (Medroxypro-gesterone Acetate)	卵巢毒性无明显副作用剂量水平 (NOAEL)	<0.4 mg/kg	<0.4 mg/kg	2.0 mg/kg
	卵巢或生殖毒性指标	增加闭锁的大卵泡数量/目前减少的/之前的黄体	增加闭锁的大卵泡数量/目前减少的/之前的黄体	延长交配前平均发情周期
	卵巢毒性或者生殖毒性是否被检测	是	是	是
米非司酮 (Mifepristone)	卵巢毒性无明显副作用剂量水平 (NOAEL)	4 mg/kg	4 mg/kg	4 mg/kg
	卵巢或生殖毒性指标	增加黄素化囊肿, 增加闭锁的大卵泡数量	增加黄素化囊肿, 增加闭锁的大卵泡数量	在完全不发育动物中, 持续发情期及缩短性交前的时程
	卵巢毒性或者生殖毒性是否被检测	是	是	是

续表

药物		2 周一般毒性试验	4 周一般毒性试验	生殖毒性试验
他莫昔芬 （Tamoxifen）	卵巢毒性无明显副作用剂量水平（NOAEL）	0.03 mg/kg	0.005 mg/kg	<0.005 mg/kg
	卵巢或生殖毒性指标	间质细胞增生，增加闭锁卵泡，体积增大，当前黄体缺少	间质细胞增生，增加闭锁卵泡，体积增大，当前黄体缺少	增加无发情期雌性数量，植入前丢失
	卵巢毒性或者生殖毒性是否被检测	是	是	是
4 - 乙烯基环乙烯二环氧化物 （4 - Vinylcyclohexene Diepoxide）	卵巢毒性无明显副作用剂量水平（NOAEL）	20 mg/kg	5 mg/kg	20 mg/kg
	卵巢或生殖毒性指标	减少小卵泡	减少小卵泡	增加植入前丢失
	卵巢毒性或者生殖毒性是否被检测	是	是	是
白消安 （Busulfan）	卵巢毒性无明显副作用剂量水平（NOAEL）	2.5 mg/kg	0.5 mg/kg	0.5 mg/kg
	卵巢或生殖毒性指标	无值得注意的发现	减少小卵泡	增加植入前丢失
	卵巢和生殖毒性是否被检测	否	是	是
顺铂 （Cisplatin）	卵巢毒性无明显副作用剂量水平（NOAEL）	0.5 mg/kg	0.125 mg/kg	0.25 mg/kg
	卵巢或生殖毒性指标	增加大中型卵泡闭锁，大卵泡和新形成的黄体减少	增加大中型卵泡闭锁，大卵泡和新形成的黄体减少	增加植入前丢失
	卵巢和生殖毒性是否被检测	是	是	是
环磷酰胺 （Cyclophosphamide）	卵巢毒性无明显副作用剂量水平（NOAEL）	20 mg/kg	10 mg/kg	<5 mg/kg
	卵巢或生殖毒性指标	无值得注意的发现	黄体萎缩	增加植入前丢失
	卵巢和生殖毒性是否被检测	否	是	是

药物		2 周一般毒性试验	4 周一般毒性试验	生殖毒性试验
阿那曲唑 (Anastrozole)	卵巢毒性无明显副作用剂量水平(NOAEL)	1 mg/kg	0.1 mg/kg	0.01 mg/kg
	卵巢或生殖毒性指标	大闭锁卵泡及囊状卵泡增加	大闭锁卵泡增加	发情周期不规律,增加植入前丢失
	卵巢和生殖毒性是否被检测	是	是	是
己二酸二(2-乙基己基)酯 Di(2-ethylhexyl)adipate	卵巢毒性无明显副作用剂量水平(NOAEL)	200 mg/kg 发情期	200 mg/kg	200 mg/kg
	卵巢或生殖毒性指标	大闭锁卵泡增加	大闭锁卵泡增加	增加发情周期及植入前丢失
	卵巢和生殖毒性是否被检测	是	是	是
邻苯二甲酸(2-乙基己基)二酯 Di(2-ethylhexyl)phthalate	卵巢毒性无明显副作用剂量水平(NOAEL)	1000 mg/kg	300 mg/kg	1000 mg/kg
	卵巢或生殖毒性指标	大卵泡闭锁增加	大卵泡闭锁增加,新形成的黄体减少	延长发情周期
	卵巢和生殖毒性是否被检测	是	是	是
乙二醇单甲基醚 (Ethylene glycol mo-nomethyl ether)	卵巢毒性无明显副作用剂量水平(NOAEL)	30 mg/kg	30 mg/kg	<30 mg/kg
	卵巢或生殖毒性指标	肥厚的黄体,闭锁卵泡增大	肥厚的黄体,闭锁卵泡增大	发情周期不规律
	卵巢和生殖毒性是否被检测	是	是	是
吲哚美辛 (Indome-thacin)	卵巢毒性无明显副作用剂量水平(NOAEL)	1.3 mg/kg	1.3 mg/kg	1.3 mg/kg
	卵巢或生殖毒性指标	黄体化未破裂卵泡	黄体化未破裂卵泡,增加闭锁卵泡	未评估 4.0 mg/kg: 死亡 8/10 1.3 mg/kg: 没有变化
	卵巢和生殖毒性是否被检测	是	是	—

续表

药物		2 周一般毒性试验	4 周一般毒性试验	生殖毒性试验
化合物 X（ Compound X）	卵巢毒性无明显副作用剂量水平（NOAEL）	<4 mg/kg	<4 mg/kg	4 mg/kg
	卵巢或生殖毒性指标	大卵泡闭锁增加	大卵泡闭锁增加	黄体，植入和活的胚胎减少
	卵巢和生殖毒性是否被检测	是	是	是
阿特拉嗪（Atrazine）	卵巢毒性无明显副作用剂量水平（NOAEL）	30 mg/kg	30 mg/kg	3 mg/kg
	卵巢或生殖毒性指标	大卵泡闭锁增加，当前形成黄体丢失，以前形成的黄体减少，之前的肿胀减少	先前黄体肿胀的大卵泡闭锁增加	不规律发情期增加
	卵巢和生殖毒性是否被检测	是	是	是
溴隐亭（Bromo-criptine）	卵巢毒性无明显副作用剂量水平（NOAEL）	0.08 mg/kg	0.08 mg/kg	0.08 mg/kg
	卵巢或生殖毒性指标	黄体增加	增加绝对卵巢重量，黄体增加	怀孕动物减少
	卵巢和生殖毒性是否被检测	是	是	是
盐酸氯丙嗪（Chlorpro-mazine hy-drochloride）	卵巢毒性无明显副作用剂量水平（NOAEL）	3 mg/kg	3 mg/kg	3 mg/kg
	卵巢或生殖毒性指标	大闭锁卵泡增加	大闭锁卵泡增加	发情周期不规律
	卵巢和生殖毒性是否被检测	是	是	是
舒必利（Sulpiride）	卵巢毒性无明显副作用剂量水平（NOAEL）	<1 mg/kg	<1 mg/kg	1 mg/kg
	卵巢或生殖毒性指标	卵泡囊肿，大闭锁卵泡增加	卵泡囊肿，大闭锁卵泡增加	发情周期不规律
	卵巢和生殖毒性是否被检测	是	是	是

· ICH 生殖毒性指导原则中提出的方法的灵活性

尽管采用三阶段试验设计通常可以满足筛选的需求，但它仍然是个案的方法，需要平衡所有其他可能的设计：（1）治疗周期，从单一天的治疗到几代（一次性）的治疗周期。（2）从完全无毒到父代、母代和子代或亲子代都要出现严重的毒性的剂量选择十分重要，可能需要 3 个以上的剂量组。（3）深入研究受试物质在成年和发育中的生物物种的药效学和药动学特征可能成为必要。（4）在发现、归纳以及证实实验指标的环节中，想象力可能是最重要的。这当然不可能解决每种药品的所有问题。科学的好奇心和专业知识将有助于指导原则采取最好的方法来理解生殖毒性。

- 第一个 ICH 指导原则的重点

"选择的研究组合应该包括成熟的成年动物从受孕到性成熟的所有发育阶段。为了能够检测到暴露的即时和潜在影响，研究应该在一个完整的生命周期连续观察，例如从这一代的胚胎到下一代的胚胎"（如指导原则所言）。关于阶段的描述允许设立分部研究以解决以下的问题：预孕至受孕，受孕至植入、植入到硬腭关闭、硬腭关闭到妊娠结束，出生到断奶，断奶到性成熟。

考虑到所有可用的数据（相关物质的药理学、药动学和毒理学的试验数据），最可能的结论通常是试验是充分的，这可以等同于如下研究的组合：

第 1 段：生育能力和早期胚胎发育。

第 2 段：胚胎 - 胎儿发育。

第 3 段：产前和产后的发育，包括产妇功能。

参照图 9.3，9.4 和 9.5。

这些观点已于 1993 年被 ICH 2 接受并已成功地应用至今。

尽管男性生育能力的研究仍然需要在独立的一组动物中进行，但是科学的推动力是将这项研究纳入重复剂量研究（只有在此重复剂量研究发现可疑之处时，才重新进行特殊的男性生育能力研究）。

- 从第一个统一的三方指导原则到完整的生殖毒性试验协调一致

Takayama 讨论的延续：

4. 任何不包含在欧洲的 1 阶段和日本版本的第 2 和 3 阶段组成的核心一揽子内容中的研究都是浪费金钱、时间和动物。

5. 常规的要求对于筛选来说是恰当的，但出现的任何问题都需要更详尽的阐述。

然而第一版 ICH 指导原则第 1 部分关于生殖毒性试验的常规方法和测试方面仍然缺乏完整的统一，日本正在进行的数据评估将在以后形成共识：在正常情况下，包括男性生育力测试进入重复剂量研究现已成为可能（已经具备实现的条件）。当日本同事获得数据时，生殖毒性实验的两个三方指导原则（第二个只针对生育）将合成为一个。

其他领域的实验方法使用了备选动物（啮齿类动物如小鼠和大鼠，非啮齿类动物如兔子，其他非人类物种如猪和非人类灵长类动物）：非完整动物体系（使用器官、组织和细胞培养），比如小鼠胚胎干细胞测试（EST）。虽然早期人类生殖发育的过程可以在体外被模仿，顺序复杂的步骤却是不能再现的。

9.5.7　结束语

随着将男性生育能力评价增编入指导原则中，生殖毒性领域的统一终于在 2000 年完成了。虽然在 1991 年已经实现了科学立场的统一，但是对男性的生育能力的试验进行统一仍花费了 2 年的时间，并最终在 7 年后彻底解决了这个问题。ICH 的未来前景有两个方向：一是，研究将体外模型纳入常规检测中的可能性。这一观点在最近的研讨会报告中进行了详细描述（van der Laan 等，2012）。这份报告详述了在使用更少的动物的情况下力求获取更有效信息的科学努力以及所要面对的困难。二是，扩大协调的范围，从一致的市场准入条件，到继续以健康志愿者、患者（包括有生育能力的女性及繁殖能力的男性）为研究对象，启动和延续临床试验，这需要的不仅是科学推论，还有政治的作用，应尽早让女性和男性享有被列入早期临床试验的平等权利，从而尽早受益于新的治疗方法。这不仅需要修改先前的 ICH S5（R2）生殖毒性试验的指导原则，也需要折中方案的介入；Sjöberg 和 David 描述了目前的状态（2013）。

参 考 文 献

［1］　Bass R（1991）Proposal for the development of a uniform tripartite guideline. In：D′Arcy and Harron（eds）Proceedings of the fi rst international conference on harmonization, Brussels, pp 279 – 288（discussion：289 – 293）

［2］　Bass R（1994）Report on progress since ICH 1：Safety（2）, Development of the reproductive toxicology guidelines to become one of the first to complete the ICH process. In：D′Arcy and Harron（eds）Proceedings of the second international conference on harmonization, Brussels, pp 33 – 38

［3］　Bass R, Ulbrich B（1991）Draft guideline on detection of toxicity to reproduction for medicinal products – Draft No. 12. Adverse Drug React Toxicol Rev 9（3）：127 – 141

［4］　Bass R et al（1991）Draft guideline on detection of toxicity to reproduction for medicinal products – Draft No. 17. Adverse Drug React Toxicol Rev 10（3）：143 – 154

［5］　Christian MS（1992）Harmonization of reproductive guidelines：perspective from the International Federation of Teratology Societies. J Am Coll Toxicol 11（3）：299 – 302

［6］　Christian MS（2001）Test methods for assessing female reproductive and developmental toxicology. In：Wallace Hayes A（ed）Principles and methods of toxicology, 4th edn. Taylor & Francis, Philadelphia, PA, pp 1301 – 1381

［7］　Council Directive 65/65/EEC（of 26 January 1965）On the approximation of provisions laid down by law, regulation or administrative action relating to medicinal products. OJ L 22：369

［8］　Council Directive 75/318/EEC（of 20 May 1975）On the approximation of the laws of the Member States relating to analytical, pharmaco – toxicological and clinical standards and protocols in respect of the testing of proprietary medicinal products. OJ L 147：1 – 12

［9］　Diener RM（1991）Timing and utility of behavioural studies in developmental toxicology. In：D′Arcy PF,

Harrison (eds) Proceedings of the first international conference on harmonization, Brussels, pp 273 – 279

[10]　European Union (EU) – Legislation: EUDRALEX: Volume 3: Scientific guidelines for medicinal products for human use: see now EMA Web site

[11]　ICH S5 (R2) (2000) Safety guidelines: detection of toxicity to reproduction for medicinal products and toxicity to male fertility. In: ICH Web site (IFPMA)

[12]　ICH S5a (1993) Harmonised tripartite guideline on detection of toxicity to reproduction for medicinal products.

[13]　ICH S5a (R1) (1995) Toxicity to male fertility, an addendum to the ICH tripartite guideline on detection of toxicity to reproduction for medicinal products

[14]　Jödicke B, Neubert D (2004) Reproduktion und Entwicklung. In: Marquardt, Schäfer (eds) Lehrbuchder Toxikologie, chap 21, 2nd edn. Wissenschaftliche Verlagsgesellschaft, Stuttgart, pp 419 – 544

[15]　Lumley CE (1991) Proposal for international guidelines for reproductive and developmental toxicity testing for pharmaceuticals. Adverse Drug React Toxicol Rev 10 (3): 143 – 153

[16]　M3 (1997) Non – clinical safety studies for the conduct of human clinical trials for pharmaceuticals

[17]　M3 (R2) (2009) Guidance on nonclinical safety studies for the conduct of human clinical trials and marketing authorization for pharmaceuticals. In: ICH Web site (IFPMA)

[18]　MHLW (1989) Notification: Report of review of the guideline for the detection of influence of pharmaceuticals on reproduction. Yakushin No 118 (1989. 9. 11)

[19]　OECD (1981) Guidelines for testing of chemicals. Sect 4: Health effects. Guideline No. 414: Teratogenicity. OECD, Paris

[20]　OECD (1983a) Guidelines for testing of chemicals. Sect 4: Health effects. Guideline No. 415: One generation reproduction toxicity study. OECD, Paris

[21]　OECD (1983b) Guidelines for testing of chemicals. Sect 4: Health effects. Guideline No. 416: Two generation reproduction toxicity study. OECD, Paris

[22]　Omori Y (1991) Principles and guidelines – a review of recommendations (on detection of toxicity) in the three regions. In: D′Arcy PF, Harrison (eds) Proceedings of the first international conference on harmonization, Brussels, pp 256 – 266

[23]　Peters PWJ, Garbis – Berkvens JM (1996) Methods in reproductive toxicology. In: Niesink RJM et al (eds) Toxicology: principles and applications. CRC, Boca Raton, FL, pp 949 – 974

[24]　Sakai T et al (2000) Collaborative work to evaluate toxicity on male reproductive organs by 2 – week repeated dose toxicity studies in rats. J Toxicol Sci 25 (Spl Issue): 1 – 21

[25]　Sanbuissho A et al (2009) Collaborative work on evaluation of ovarian toxicity by repeated – dose and fertility studies in female rats. J Toxicol Sci 34 (Spl Issue): SP1 – SP22

[26]　Sjöberg P, David RJ (2013) Non – clinical safety studies for the conduct of human clinical trials for pharmaceuticals – ICH M3 and M3 (R2). In: van der Laan JW, DeGeorge JJ (eds) Global approach in safety testing. AAPS advances in the pharmaceutical sciences series 5. Springer, New York

[27]　Sullivan FM, Watkins WJ, van der Venne MTh (eds) (1993) The toxicology of chemicals. Series two:

Reproductive toxicology, vol 1: Summary reviews of the scientific evidence. EUR 12029 EN 14991.

[28] Takayama S (1991) Proposal or mutual acceptance of studies. In: D'Arcy PF, Harrison (eds) Proceedings of the first international conference on harmonization, Brussels, pp 266 – 269

[29] Takayama S et al (1995) Studies on the optimal treatment period and parameters for detection of male fertility disorder in rats – introductory summary. J Toxicol Sci 20: 73 – 82

[30] Van Cauteren H (1991) Panel presentation. In: D'Arcy PF, Harrison (eds) Proceedings of the first international conference on harmonization, Brussels, p 289

[31] van der Laan JW et al (2012) Testing strategies for embryo – fetal toxicity of human pharmaceuticals. Animal models vs. in vitro approaches – a workshop report. Regul Toxicol Pharmacol 63: 115 – 123

[32] Weissinger J (1991) Commentary on proposal for mutual acceptance and proposed alternative approaches. In: D'Arcy PF, Harrison (eds) Proceedings of the first international conference on harmonization, Brussels, pp 269 – 273

第 10 章

ICH S6 的生物技术衍生药物临床前安全性评价

Joy Cavagnaro, Jennifer Sims

摘要

自从 1997 年出版以来，ICH 生物技术药物临床前安全性评价指导原则（ICH S6）在保持了多种产品的类别内与类别间检测必要的灵活性的同时，促进了一致性。产品特异性的、基于科学的和"个案的"方法的成功实施，需要评价者具有广泛的毒理学知识，并有能力整合分子生物学、药理学、生理学、药物动力学和病理学方面的数据。重要的是，"个案"方法的实施有赖于科学界的承认并被监管机构和行业所认可，这样它所反映的数据才具有科学严谨性，并且不存在某种动物实验可以准确无误地预测在人类的结果。因此，行业和监管部门之间更深入的对话早已需要进行，在某些情况下甚至要贯穿整个开发过程，以确保对产品进行测试的决策不仅满足监管机构的严格要求，而且旨在推及人类时提高预测的价值。行业和监管机构之间的对话进而由 ICH 专家工作组制定 ICH S6 的附录 [ICH S6R（1），在 2011 年 6 月第四阶段完成]，这一指导原则基于生物技术药物安全性评价在 ICH S6 完成后的 14 年经验的收集和积累。

J. Cavagnaro（✉）
Access BIO, Boyce, VA, USA
e–mail：jcavagnaro@accessbio.com
J. Sims
Integrated Biologix GmbH, Basel, Switzerland

10.1 引言

10.1.1 历史回顾

在 20 世纪 80 年代初期，无论是行业内的毒理学家，还是监管机构的科学家们，都不能确定生物药物适当的毒理学评价方案。甚至有人认为天然蛋白质本质上是安全的，因此毒性应该是最小或者没有的。1986 年生物技术工作小组在欧洲成立，专注于解决生物技术药物开发的具体问题。同年 7 月，第四届国际毒理学会议卫星会在日本东京京王广场酒店召开。此次与会者包括政府监管机构、大学以及业界的科学家和研发经理。与会者均对新兴的生物技术衍生产品的开发颇有兴趣（Giss 1987；Dayan 1987；Galbraith 1987；Finkle 1987；Zbinden 1987）。

10.1.2 关于生物技术衍生药物临床前安全性评价具体指导原则的提案

5 年后，1991 年在比利时布鲁塞尔召开的第一届 ICH 会议上，有人质疑不同地区对于生物技术药物的开发所持的不同态度，认为这个问题已经重要到需要进行一次对话。在研讨会上，大家认同"基于科学的合理方法"对于成功而迅速的开发新兴产品是至关重要的（Hayakawa 1992；Cavagnaro 1992a；Hohbach 1992）。研讨会的一个议题是，在没有正式指导意见发布的情况下，是否可以维持正在形成的共同标准和态度。研讨会给出的建议是，在短期内监管部门应在个案处理基础上保持灵活的方法进行临床前评价；同时，应该着手出台一个针对生物技术药物的国际上可接受的药物安全性评价指导原则（Kikuchi 1992）。值得一提的是，即使是在 20 世纪 90 年代早期，人们就已经认识到在全球化市场中，个案处理方法的价值完全取决于所有参与者的共识。如果没有达成这一点，国家与国家之间便始终会有要求和标准不一致的风险。

支持性的文献也质疑用传统制药的标准对生物技术药物进行临床前安全性评价的有效性（Zbinden 1990，1991；Bass 等，1992；Hayes 和 Cavagnaro 1992；Cavagnaro 1992b；Claude 1992；Terrell 和 Green 1994；Dayan 1995；Thomas 1995；Henck 等，1996）。在这期间，处于研发阶段的生物药物数量和业内的小型公司数量都在迅速增加。1993 年，在佛罗里达州奥兰多举行的第二届 ICH 会议上，尽管越来越多的人开始关注生物技术药物临床前评价的正式指导原则，但是生物技术方面的主要议题仍然集中于产品质量上。这次会议后不久，ICH 专家工作组（EWG）成立，FDA 就此提出了一份概念性文件。1995 年在日本横滨举办的第三届 ICH 会议上，发布了第二阶段前期的文件。数年之后的 1997 年 2 月，第十三届 CMR 国际研讨会为国际专家们提供了机会，以探讨基于科学的生物药物临床前安全性评价方案的经验与设计时遇到的困难。为期两天的会议汇集了 32 家制药企业和生物公司的毒理学家和临床医生，以及来自欧洲药品评价局（EMEA，现在的欧洲药物管理局，EMA）和 9 个国家（丹麦、法国、德国、意大利、日本、荷兰、瑞典、英国和美国）的监管者和监管顾问。专家工作组（表10.1）参考了本次 CMR 研讨会上提出的建议，形成 ICH S6 指导原则的最终草案，并于 1997 年 6 月布鲁塞尔举行的第四届 ICH 会议上达成最终文件，即《ICH S6 生物技术药物临床前安全性评价（1997）》。

表10.1   ICH S6 专家工作组成员

欧洲	日本	美国
Dr. Jennifer Sims（EU）	Dr. Tohru Inoue（MHW）	Dr. James Green（PhRMA）
Prof. Giuseppe Vicari（EU）	Dr. Mashiro Nakadate（MHW）	Dr. Joy Cavagnaro（FDA）（汇报人）
Dr. Jorgen Carstensen（EFPIA）	Dr. Eliji Makai（JPMA）	
Dr. Wolfgang Neumann（EFPIA）	Dr. Mutsufumi Kawai（JPMA）	

10.1.3   ICH S6 的实施

在随后的十年里，"生物技术产品"的数量、类型、复杂性和适应证都持续增长，许多新产品成功获得批准上市。相关文章为个案处理的方法策略提供了经验性的认识（Serabian 和 Pilaro 1999；Sims 2001；Ryan 和 Terrell 2002；Cavagnaro 2002；Brennan 等，2004；Buckley 等，2008）。然而，相对于 20 世纪 90 年代获得批准使用的第一代产品，具有新的结构和新的形式的第二代"生物仿制药"与"生物改良药"的新产品被广泛使用。与行业发展同步，一些重要的监管机构经历了重组，行业与监管机构之间的非正式的和正式的对话也发生了变化。这种行业与监管的变革促进了在生物药物的临床前项目方面行业与监管的共同进步。以下趋势开始出现：可疑研究数量增多；虽然生物药物已经被特别地排除在这些指导原则范围之外，但 ICH 指导原则文件却被应用于生物药物中。同时，人们也担心未来区域性指导原则的增加是否有助于对 ICH S6 的理解（Nakazawa 等，2004）。

10.1.4   更新 ICH S6 的理由

尽管有人持保留意见认为更新 ICH S6 可能引起研究增长的出现，但对于 ICH S6 指导原则的解读与应用已偏离其本意。这导致了在 2007 年 6 月召开了一系列区域性行业 - 监管科学会议，就如何应用 ICH S6 指导原则的具体议题展开讨论。这些会议的结论是，对生物药物最新的安全性检测进行评估是必要的。在此期间，在 BioSafe 的主持下，出版了一系列白皮书，其系列主题涵盖组织交叉反应性、种属选择、免疫原性、生殖毒性、致癌性，以及一篇最新最佳科学实践的综述：《生物制药的临床前安全评估：基于科学的方法促进临床试验（ICH S6R）》["Preclinical Safety Evaluation of Biopharmaceuticals: a science - based approach to facilitating clinical trials（ICH S6R）"]。这些文章的发表，为新的 ICH

S6 EWG 的审议工作提供了必要的背景（表 10.2）。

表 10.2　生物药物临床前评价的经验与最佳实践的关键论文
Duration of chronic toxicity studies for biotechnology – derived pharmaceuticals：is 6 months still appropriate?（Clarke et al. 2008）[a]
Scientific review and recommendations on preclinical cardiovascular safety evaluation of biologics（Vargas et al. 2008）
Alternative strategies for toxicity testing of species – specific biopharmaceuticals（Bussiere et al. 2009）[a]
Consideration in assessing the developmental and reproductive toxicity potential of biopharmaceuticals（Martin et al. 2009）[a]
Practical approaches to dose selection for first – in – human clinical trials with novel biopharmaceuticals（Tibbitts et al. 2010）[a]
Use of tissue cross – reactivity studies in the development of antibody – based biopharmaceuticals：history, experience, methodology, and future directions（Leach et al. 2010）[a]
Carcinogenicity assessments of biotechnology – derived pharmaceuticals：a review of approved molecules and best practice recommendations（Vahle et al. 2010）[a]
Developmental toxicity testing of biopharmaceuticals in nonhuman primates：previous experience and future directions（Martin and Weinbauer 2010）
Preclinical safety evaluations supporting pediatric drug development with biopharmaceuticals：strategy, challenges, current practices（Cavagnaro 2008a）[a]

[a] 由生物技术工业组织（BIO）的临床前安全委员会（BioSafe）特设委员会开发。BioSafe 是 BIO 健康组内的一个委员会。BioSafe 由 BIO 成员组成，致力于通过明确生物技术药物临床前安全性评价相关的科学性与监管方面的关键问题与进展，并提供相应的有科学依据的回应，为 BIO 成员与工作人员提供资源。

10.1.5　ICH S6 补充附录：ICH S6（R1）

2008 年 6 月，ICH 指导委员会通过了概念文件，目标是建立 EWG，为 ICH S6 指导原则编写附录——ICH S6R（1）附录。概念文件指出，自 1997 年 ICH S6 最终文件达成以来，各界已经积累了丰富的经验和信息，因此有必要对 ICH S6 进行澄清（或引申）。参与 ICH S2/S9/M3 的临床前安全性专家同意，最初的 ICH 指导原则中提到的灵活性和个案处理的方法仍然适用并且必须保留。根据这些讨论的结果，为了便于理解和协调运用 ICH S6 指导原则，以下主题将得到阐明：

- 种属选择
——如何证明种属选择合理性。
——明确组织交叉反应的作用。
——何时使用第二个种属。

——替代模型的使用，如转基因和同源产品等。

● 研究设计

——慢性毒性研究时间的科学依据。

——高剂量选择。

——恢复组的使用和时长。

● 生殖／发育毒性

——种属选择的依据，包括使用啮齿类或非啮齿类和使用替代模型如转基因与同源产品。

——使用灵长类的注意事项：组合的实验设计及这些研究的时间设定；如何获得生育力数据；胎盘转运的影响以及如何获取 F1 代的数据。

● 致癌性

——致癌风险解决方法的依据。

——体内模型的应用：研究时长；增殖指数的使用以及同源产品的使用。

● 免疫原性

——鉴定范围。

——中和与非中和的影响。

—— PD 标记物的作用。

——恢复组的评估。

ICH S6R（1）第四阶段最终于 2011 年 6 月完成。协调的附录文件为 S6 指导原则提供了进一步的补充指导，有助于优化目前的建议，并有望降低区域之间存在实质性差异的可能性。ICH S6R（1）附录被整合为核心 S6 指导原则（ICH S6R）中的第二部分（表 10.3）。

表 10.3 ICH S6R（1）专家工作组成员		
欧洲	日本	美国
Dr. Jan – Willem van der Laan（EU）（汇报人，从第二阶段起） Dr. Beatriz Silva Lima（EU） Dr. Jennifer Sims（EFPIA）（汇报人，至第二阶段） Dr. Maggie Dempster（EFPIA）	Dr. Yoko Hirabayashi（NIHS） Dr. KazushigeMakai（PMDA） Dr. Matusmoto Mineo（PMDA） Dr. Takahiro Nakazawa（JPMA） Dr. Atsushi Sanbuissho（JPMA） Dr. Kazuichi Nakamura（JPMA）	Dr. Ann Pilaro（FDA） Ms. Mercedes Serabian（FDA） Dr. Abigail Jacobs（FDA） Dr. David Jacobson – Kram（FDA） Dr. Ruth Lightfoot – Dunn（PhRMA） Dr. Helen Haggerty（PhRMA）

10.2　生物技术药物定义

最初的 ICH S6 指导原则旨在为生物技术药物的临床前安全性评价提供一个基本框架。生物技术衍生药物被定义为来源于特定细胞（包括细菌、真菌、昆虫、植物和哺乳动物细胞）的产品。其活性物质包括细胞因子、生长因子、融合蛋白、毒素结合物、酶、凝血因子、溶栓剂、可溶性受体、激素和单克隆抗体（ICH S6 Preclinical Safety Evaluation of Biotechnology – derived Pharmaceuticals 1997）。重要的是人们已经认识到，在同一种产品分类之中也可能存在差异。例如，这些年来，单克隆抗体制品包括鼠源抗体、嵌合抗体、人源和全人源化抗体，以及"抗体样"分子和抗体衍生物。制品将涵盖单特异、双特异或三特异变体，裸露的或结合的，拮抗剂、激动剂或催化剂，靶向内源表位的或靶向外源表位的，有单一的种属特异性或有广泛特异性，对任何"正常"的动物种属没有靶点结合或脱靶结合，或在疾病状态下仅特异性结合上调的表位。

一般认为，指导原则可能也适用于重组 DNA 蛋白质疫苗、化学合成多肽、血浆衍生制品，及从人类组织提取的内源性蛋白和寡聚核苷酸药物（ICH S6 Preclinical Safety Evaluation of Biotechnology – derived Pharmaceuticals 1997）。

10.3　生物药物与一般药物的关键区别

从分子结构的大小和复杂性上来看，生物药物与普通药物可以被看作一个连续体。然而随着产品的演化，药物属性也会逐渐模糊。为了改善药物暴露特性和给药方案，小分子可由分子拼接技术变得比之前大，诸如结合蛋白和融合蛋白。为了改善分布，降低可能的免疫原性，大分子化合物也可以变得小很多，诸如抗体片段和蛋白类似物（Cavagnaro 2010）。新型给药技术也使生物制药有了更多可选的给药途径，例如口服和吸入给药。一些产品，如寡核苷酸药物（ONs）则可能结合了不同产品的特性。例如，ONs 是合成生产的，但是它有复杂的化学结构，代谢方式也类似于某些生物药物。尽管毒性评估的设计是为了解释杂交非依赖性作用，但一些 ONs 也可以表现种属特异性，可能需要评估拟似序列的杂交依赖性作用，比如毒理学相关的增强药理学作用。因此，具体的考虑是基于影响项目设计的产品类型和产品属性。表 10.4 提供了各类产品之间的产品属性的一般性比较。尽管会有例外，但这些一般的区别为不同的临床前安全评价方法提供了依据。

表10.4　各类产品的产品属性的比较

产品属性	普通药物	寡核苷酸	生物药物
制造来源	化学合成	化学合成	生物合成（细胞培养、转基因植物、转基因动物）
成分	一般是有机化合物	修饰的核酸	蛋白质，碳水化合物
分子大小	一般小于1kDa	一般为 1~10 kDa	一般 >30kDa，可达 800kDa
纯度	均质，单一的物质，具有高化学纯度（除了外消旋混合物）	主要是单一物质，伴产物相关杂质	非均质混合物（微观不均一性，聚合物）
效价	不需确定	不需确定	要求测试。一般要求在体内，对于某些产品在体外亦可
给药途径	口服、外用以及吸入给药	注射或吸入给药	注射或靶向给药（例如心内、鞘内和关节腔内注射）
药代动力学	半衰期通常为几分钟到几小时不等	半衰期通常为几小时到几天	半衰期通常为几天到几周。PK 可受靶点的靶点介导药物处置（TMDD）作用影响
吸收、分布、代谢和排泄（ADME）	通过毛细血管迅速吸收，分布于多种器官和组织，代谢为活性或无活性代谢产物	分解为核苷酸和基于修饰的其他代谢产物，选择性组织分布	因体积大小受限分布于血浆和/或细胞外液，降解（分解代谢）为内源性氨基酸
药物之间相互作用	显著受代谢酶诱导或抑制作用影响，以及受转运体影响	不通过细胞色素酶 P_{450} 代谢	药物相互作用与附加或协同药理活性相关，代谢与 P_{450} 酶系无关
剂量反应	最大耐受量（MTD）为线性模型	最大耐受量（MTD）为线性模型	最佳生物学剂量（OBD）和最大可行量（MFD）可能符合钟型模型
靶点	胞内或配体受体	胞内与胞外	细胞-基质、细胞-细胞或配体-受体

产品属性	普通药物	寡核苷酸	生物药物
种属特异性	种属独立，通常在一种啮齿动物（通常为大鼠）和一种非啮齿动物（通常为犬类）上进行一般毒性的临床前评估	杂交特异性和非特异性评估，使用类似物/同源分子	具有不种属特异性，非人灵长类是唯一的相关种属，使用的是同源/代表分子
毒物学效应	不可预测，与作用机理（MOA）、化学和代谢产物相关	通常与化学相关	基于已知作用机理的"过度的药理作用"往往可预测。疾病动物模型常用于评估活性和安全性
免疫原性（不包括过敏反应或超敏反应）	从不	罕有	常见，可能会影响暴露和生物活性药物暴露（中和抗体）
长期使用给药间隔	每日	间歇	间歇
剂量配方	复杂	复杂，简单	简单

改编自 Cavagnaro（1992a，1992b，2002，2008a，2008b，2010）

10.4　ICH S6 考虑的关键因素

ICH S6 一个影响深远的原则是，安全性评价方案应当包括表现出药理活性的相关种属。因此，种属特异性就成了在生物药物临床前评价中的一个关键挑战。不同于普通药物的是，生物药物不能假定一个分子在两个种属体内同时有活性，如在传统上用于毒性测试的啮齿动物（大鼠或小鼠）和非啮齿动物（兔子、狗、非人灵长类动物）的两个种属。一个更大的挑战是一个产品可能具有特定的种属特异性，即只在人类身上才有药理学活性。确定生物活性需基于对体外受体占用率、亲和力、分布，以及体外和体内药理作用的了解。重要的是，不鼓励在非相关物种上进行毒性研究（ICH S6 Preclinical Safety Evaluation of Biotechnology – derived Pharmaceuticals 1997）。

一般认为，持续 6 个月的慢性给药研究时间是足够的。然而众所周知，有些情况下出于特定的考虑需要更长的研究时间，而有些情况下少于 6 个月也是可以接受的。例如，如果暴露具有显著影响，中和抗体的形成会限制长期给药的效应。

在实行 ICH S6 的期间，有一种错误概念：评估生物药物的一般毒性仅需要一个种属。然而，在 ICH S6 中明文规定了"安全评估程序通常应该包括两种相关种属，但是在某些特定、合理的情况下，一个相关种属也可以满足要求（例如，仅有一个相关种属可以被鉴定，或者该生物药的生物活性已被熟知）"。重要的是，指导原则中特意没有使用"最相关的种属"，以避免常规考虑使用更高等的灵长类动物（比如一种蛋白质或受体在黑猩猩或者狒狒中具有最高的同源性）。如何定义相关种属也是一个日益凸现的难题。

10.5　自 ICH S6 之后研究设计中的关键进展

ICH 专家工作组起草的 ICH S6 附录 ICH S6R（1）的科学讨论和指导原则是基于自 1997 年 ICH 确定以来的 14 年中积累的行业和监管机构的经验。大量文献从不同方面综述了生物技术衍生产品的临床前安全性评价（表 10.2），包括监管数据库中的匿名案例以及 2006 年英国 Tegenero 事件的影响都被加以考虑。

10.5.1　种属的数量

安全性评价所需的种属数量成为了业界日益关注的问题。大部分是因为监管机构要求使用同源产品进行啮齿类动物研究，或者非药理学相关种属的啮齿类动物毒理学研究，以满足普通药物两个种属的标准需求。因此，附录阐明，如果临床候选药物有两个药理学相关的种属（一个是啮齿类，一个是非啮齿类），这两个种属都应进行短期的一般毒理学研究。当临床候选药物仅在一个种属（通常是非人灵长类动物）具有药理学活性的时候，用一个种属完成全部毒理学研究是可行的。但是在这种情况下，非人灵长类动物是唯一相关种属，同源产物在第二个种属的研究不认为可以增加风险评估的价值，因此不建议使用第二个种属（ICH S6R）。

如果存在两个相关种属，那么推荐短期的重复给药的毒性研究。但是，如果靶器官特征在种属和（或）相近的类别中是相似的，能够观察到作用且选择的剂量在临床试验中可以接受，那么单一种属的慢性毒性研究可能是合理的。

10.5.2　相关种属的选择

在附录中阐明了对于支持选择相关种属进行安全性评价所需的科学数据。这包括了跨种属的基因序列同源性的评估，体外靶点的结合和功能活性的数据，以及体内药效学标志物，例如靶点参与的证据，已知生物反应的调节和/或药理学结果。这些体外测定和体内标志物既是为了支持种属的选择，也是为了提供定量和定性的跨种属比较，以提供证据支持模型能够证明靶点调制的潜在的不良后果，并支持转化 PK – PD 的策略（ICH S6R）。

直到 2007 年，组织交叉反应性实验（TCR）不经意间正在成为单克隆抗体安全性评价选择动物种属的主要手段，这是来自业界或监管机构（或者两者兼有）的进步。Leach 等人（2010）综述了 TCR 研究的历史、经验、方法和未来方向。作者指出，TCR 研究被建议作为针对含有互补决定区（CDR）的抗体和抗体样分子的筛选性实验，主要目的是为了鉴定脱靶结合，其次是鉴定以前没有确定的结合位点。这也是 ICH S6 第四阶段和 FDA

"关注要点"中关于制造和测试人用单克隆抗体产品文件（FDA，1997）的主要意图。这个目的在附录注释 1 中被再次确认："TCR 研究是采用免疫组织化学（IHC）技术的体外组织结合测定法来描述识别单克隆抗体以及相关抗体类产物与组织中抗原决定簇结合的特性。也可以采用其他技术代替 IHC 技术来证明靶点/结合位点的分布。该附录还阐明了 TCR 对于种属选择的价值："TCR 在动物组织中的评估对种属选择的价值有限"（ICH S6R）。

实施 TCR 研究的技术性困难已经被意识到，而且认识到临床候选药物并非都是良好的免疫组织化学（IHC）的反应物，因此 TCR 研究在技术上并非总能行得通。在 Leach 等（2010）的文章和基于对使用 TCR IHC 测定的行业调查的出版物（Bussiere 等，2011）中，详细综述了关于 TCR 技术的实施和研究的解释等问题。

对替代模型的使用，附录几乎未提供超出 ICH S6 的额外指导原则，比如对转基因模型和同源产品的额外指导原则。只是指出，当没有相关种属可以确定时，可以考虑这类模型。当这些模型被用于评估单克隆抗体识别外来靶点（例如细菌、病毒靶点等）的原理时，建议使用动物的疾病模型来辅助安全性评价。种属特异性生物药物的毒性测试的替代方法还包括疾病动物模型、遗传基因修饰小鼠模型和同源产物的使用（Bussiere 等，2009；Bussiere 2008；Bornstein 等，2009）。

10.5.3　研究持续时间

附录确认了长期使用的产品重复给药毒性研究的持续时间：在啮齿动物和非啮齿动物中，6 个月的持续期是足够的。EWG 审查了监管机构提供的公开数据和匿名案例研究，一致认为更长时间的毒性研究通常在改变临床研究设计或患者信息时不能提供对改变临床开发进程有效的信息。

10.5.4　Tegenero 事件

在 1997 年到 2007 年间，生物制药临床前安全性评价领域的另一个重要进展是 2006 年关于 TGN1412 药物的 Tegenero 事件。TGN1412 是一种对 CD28 具超强激动性的特异性单克隆抗体，其中 6 名健康的志愿者在"首次用于人类"（First-in-human，FIH）的研究中因用药而进了重症监护病房（Suntharalingham 等，2006）。已经发表了许多关于这一事件的文章，包括非临床安全评价的最佳实践的评述，首次用于人类研究的安全起始剂量的设定，引入"最低预期生物效应剂量"（Minimum anticipated biologic effect level，MABEL）以再次强调考虑药理学活性剂量（Pharmacologically active dose，PAD）、无明显副作用剂量水平（No obvious adverse effect level，NOAEL）和人体等效剂量（Human equivalent dose，HED）的重要性，以及如何设计 FIH 实验（Schneider 等，2006；Liedert 等，2007；Horvath and Milton 2009；Milton 和 Horvath 2009；Lowe 等，2009；Hansel 等，2010）。该事件也对行业/监管的实践和监管指导原则产生了影响，例如 2007 年出版的人用医药产品委员会（欧洲药品管理局）（Committee for Medicinal Products for Human Use，CHMP）指南（EMEA/CHMP/SWP/28367/07）规定，在药物"首次用于人类"前要进行识别和减轻风险的安全性评价，也针对这次事件对安全性评价所用 ICH S6R（1）药理学种属的相关性进行了讨论。研究用药品档案（Investigational medicinal product dossier，IMPD）公布的数据中不能证明食蟹猴是用于 TGN1412 安全性评价的药理学相关种属：虽然 IMPD 中提供了 TGN1412 对食蟹猴 CD28 亲和力的数据，但没有体外功能性的数据（例如 T 细胞增殖）或体内药理学作用数据，甚至没有引起靶点完全饱和的剂量的证据。另外，其他亲代和替代的 TGN1412 分子在人源化小鼠模型和啮齿动物中的相关数据，以及表明 T 细胞增殖活性的人体外数据等，在整体安全性评价和起始剂量选择中都没有使用（Horvath 和 Milton 2009）。

事件发生之后，新的数据揭示了食蟹猴的白血病细胞和人类的白血病细胞不同，不论是体内还是体外刺激，食蟹猴白血病细胞都对 TGN1412 没有反应。基本上，TGN1412 对人类来说是具有超强激动活性的，而对食蟹猴却没有（Stebbings 等，2007，2009）。以上数据来自英国国家生物标准与检定所（National Institute for Biological Standards and Control，NIBSC）的团队，其进一步研究结果表明，TGN1412 对 CD4$^+$ 效应记忆 T 细胞的激活可能是使健康志愿者经历细胞因子风暴的原因。此外，用于 TGN1412 的临床前期安全测试的种属的 CD4$^+$ 效应记忆 T 细胞缺少 CD28 表达，为没有预测到人细胞因子风暴做出了解释（Eastwood 等，2010）。这说明理解生物药物的靶点生物学和作用机制、安全性实验中药理学相关种属的选择的重要性，以及理解动物种属预测的局限和必要时通过适当的体外人体系统帮助选择最佳的首次用于人类的安全起始剂量以弥补这些局限等的重要性。

许多单克隆抗体的经验表明，非人灵长类动物似乎不能很好地预测人类细胞因子释放，因此，Tegenero 事件启动了开发与预测细胞因子释放的体外人体系统相关的多个研讨会和刊物，以解决非人灵长类动物的这一局限性（Bugelski 等，2009；Vidal 等，2010；Findlay 等，2011）。

10.5.5　剂量选择和 PK‐PD 原则的应用

2007 年，ICH S6 完成 10 年后，行业监管缓慢进步的一个例子是一般毒性研究高剂量选择。ICH S6 指导原则的目的是允许申办方通过提供科学的依据来选择剂量，定制产品标签，以了解药物在药理学相关种属中的药理学/生理学和毒理学剂量‐反应关系。这一指导原则认识到个案方法的必要性，例如对于某些几乎没有或没有毒性的产品类别，也许不可能确定具体的最大剂量；但是对于在所选种属的细胞比在人类细胞具有更低亲和力或作用强度的产品，测试更高的剂量则可能是重要的。到 2007 年，要求申办方使用最大耐受剂量（Maximum tolerated drug dose，MTD）或最大可行剂量（Maximum feasible dose，MFD）这两种方法越来越频繁，表明像小分子药物一样使用极限剂量的方法更加普遍。

在过去 10 年中，许多申办方开始将药代动力学‐药效学（PK‐PD）模型作为临床前期和蛋白类药物临床研发的一个重要组成部分（Tabrizi 和 Roskos 2007；Tabrizi 等，2009；

Roskos 等，2011）。Roskos 等着重强调了转化策略：通过选用合适的、有良好属性的 PK 和 PD 生物标记物，来表明蛋白类药物暴露的定量关系，建立靶点的调节、生化、生理和病理效应的作用机制模型（Roskos 等，2011）。PD 生物标志物的选择可以证明靶向参与、调节和下游细胞效应作用的机制，并能评估给药后靶点调节的强度和持续时间。PK – PD 的数据可以指导临床前研究和临床试验中的剂量选择、给药方案。

ICH S6R（1）附录介绍了这些转化 PK – PD 方法的发展，并建议在一般毒性研究中使用这种方法进行高剂量选择，即通过鉴定：（1）在临床前种属中提供最大预期药理作用的剂量；（2）提供临床上最大暴露量大约 10 倍的剂量。之后是 S6R（1）的第二阶段，ICH 专家工作组（EWG）收到的许多意见要求进一步澄清"暴露"的术语，例如血浆浓度 – 时间曲线下面积［area under（the plasma concentration time）curve，AUC］，峰浓度（C_{max}）和平均浓度（$C_{average}$）。然而，专家工作小组决定避免提供详细的指导，以使申办方能够为所采取的方法提供科学依据。附录还认识到，合适的 PD 指标并不总是可行的，在这种情况下，高剂量的选择可以基于 PK 的数据和可用的体外功能数据。

10.5.6　生殖/发育毒性

生殖/发育毒性研究的要求取决于产品、临床适应证和预期的患者群体。具体的研究设计可以根据种属特异性、免疫原性、生物活性和/或长消除半衰期进行修改（ICH S6 生物技术衍生药物临床前安全性评价 1997）。

ICH S5A 药物生殖毒性的检测（ICH S5A 药物生殖毒性检测）和 ICH S6（ICH S6 生物技术衍生药物临床前安全性评价，1997）都允许基于科学理由的灵活设计策略。评估生殖/发育毒性的原则由 ICH S5A 指导；生物药物的实践由 ICH S6 指导。相关种属的选择对于形成相关风险的信息至关重要。如果相关，传统种属（啮齿动物和兔）是首选。用于评估生物药物同源产物的生殖/发育作用的各种动物模型都是可以接受的。选择策略的改变应该建立在药品属性和预期应用的基础上，策略因产品属性和预期用途的不同而不同。对于类似的产品类别和适应证也可采用不同的策略（Cavagnaro 2010）。

非人灵长类动物（NHP）最适用的研究目的是鉴定相对特定的生殖毒物，而不是发现风险。根据 ICH S5A，如果药动学、药理学和毒理学数据显示所选择的种属是人类的相关模型，则单一种属是足够的（ICHS5A 药物生殖毒性检测）。使用非人灵长类动物对生育力进行评估有局限，但如果动物是性成熟的，也可以在重复给药毒性研究中纳入雄性生育能力的相关方法。

考虑到啮齿类动物和灵长类动物胎盘之间的显著差异，生物药跨越胎盘的方式可能是种属依赖的。对于不能穿过胎盘的生物药，啮齿动物和非人灵长类动物的胚胎发育（EF）研究可能仅限于母体效应而不是直接的致畸作用，因此，对具有同源产物的啮齿类动物的研究或许与对灵长类动物的研究同样有效（Martin 和 Weinbauer 2010）。

10.5.6.1　ICH S6 以来生殖/发育毒性评估的关键进展

生物药物的发育和生殖毒性在传统和非传统的动物种属中的潜在作用，在 Martin 等人深入的综述中得到了很好的总结（2009，2010）。这篇综述为生物药的"发育和生殖毒性（Developmental and reproductive toxicity，DART）"测试策略提供了框架。此外，它还提供了 DART 测试情况的概述，突出了过去 20 年来获批生物药物实施的各种策略、经验教训以及当前新型生物药物评估中的挑战。

关于 DART 测试的指导原则在 ICH S6 中非常简略，相比种属选择相关的问题，更主要涉及研究设计问题和生物药物可能需要的研究设计是否适合。当 ICH S6 在 1997 年定稿时，有一些已经获批的非肿瘤适应证的产品也显示出种属局限的药理学活性，使非人灵长类成为唯一的相关种属。已有经验仅限于干扰素、一些细胞因子和一些单克隆抗体。自从 ICH S6 定稿以来，需要评价生殖毒性的产品出现爆发式增长，但非人灵长类动物是唯一相关物种。因此，用于生殖毒性试验的非人灵长类动物数量急剧增加（Martin 等，2009；Chapman 等，2009；Chellman 等，2009）。

关于使用啮齿动物与非啮齿动物物种（如非人灵长类动物）各自的优点，在啮齿动物生殖毒性研究中使用替代模型如转基因动物和同源产物等，出现了许多问题和具有分歧的监管科学建议。此外，关于非人灵长类动物研究的最佳设计，以解决与发育和生殖毒性的评估相关的问题，还存在许多疑问。这两个领域是 EWG 关于附录讨论的主要焦点。

EWG 重申了生物药物的发育和生殖毒性（DART）测试原则与小分子药物相似，一般需要遵循 ICH S5（R2）（ICH S5A 药物生殖毒性检测）。测试原则包括：如果临床候选药物在两个种属中都具有药理活性，则需要使用啮齿动物和兔子进行生物药的胚胎 - 胎儿发育（EFD）研究，除非已经在一个种属中鉴定出明确的发育毒性。在编写 ICH S6 附录时，几个监管地区表示，在胚胎、胎儿发育研究中要求用两个种属是基于对内部数据库和产品标签的审查，以及缺乏可以仅使用一种啮齿动物或兔子的理由。

EWG 考虑的一个方面是生物药物的胎盘转运。小分子（<1000Da）及其代谢物可以通过简单扩散的方式跨过质膜和胎盘。相比之下，大分子生物药不会显著地扩散跨过胎盘质膜，因此进入胚胎是有限的。然而，某些类型的大分子，如单克隆抗体，可以通过 FcRn 受体在 Fc 受体介导的胞吞作用下于妊娠中期和晚期穿过胎盘（Martin 等，2009；Simister 2003）。

在啮齿动物和灵长类动物之间，抗体的胎盘转运也存在种属差异（Martin 等，2009；Pentsuk 和 van der Laan 2009）。在人类和非人灵长类之间，抗体跨过胎盘发生在妊娠的后期，即在器官形成之后。兔子的情况似乎也一样。与前者不同的是，在啮齿动物中，穿过脏壁卵黄囊的转运在怀孕早期开始，也可以在器官发生期间出现。因此，使用啮齿动物可能会高估作用于人类的风险。然而，一些种属中可用的数据相当陈旧，并主要涉及对于各种抗原免疫反应产生的内源性免疫球蛋白。BioSafe 小组正在收集有关胎盘转运的广泛的抗体和抗体相关产品的开发数据，并计划识别和填补数据的缺口，以更好地了解胎盘转运的种属差异。

从人类胎盘转运模式现有的信息中可以得到的结论是，在使用单克隆抗体和相关产品发育毒性的研究中，推荐在妊娠早期检测两种间接作用并在妊娠中期和晚期直接进行胎儿暴露作用的研究设计。

越来越多的报道（许多是迄今尚未发表的）显示，施用于非人灵长类动物的与单克隆抗体治疗相关的胎儿异常仅发生在主要器官发生期。其中一篇已发表的报告涉及 figitumumab，一种抗胰岛素样生长因子 1 受体（IGF－1R）（Bowman 等，2010）。因此，在妊娠早期，即使胎盘转运的水平低，胚胎－胎儿暴露于强效的单克隆抗体也可能足以导致发育毒性。

在 EWG 关于附录的几个会议上，即使唯一相关的种属是非人灵长类动物，监管机构仍然倾向于对临床候选药物进行 DART 测试。EWG 认识到临床候选药物的非人灵长类动物研究的局限性与啮齿动物 DART 研究更好的效能（即使使用同源产物）之间艰难的平衡。但是，在附录中表示出倾向性，并不意味着使用非人灵长类动物是唯一可接受的选择，申办方仍然可以通过提供科学依据以便使用替代的 DART 测试策略，例如使用替代模型，包括在啮齿动物研究中使用同源产物。这种理由很可能是基于这些替代方法对于人类的风险有沟通和管理上的价值。

在使用非人灵长类动物时，现在行业和监管部门已普遍接受增强的产前和产后研究（ePPND）设计的选择。这项 ePPND 设计将传统的"分段"EFD 研究与产前和产后发育（PPND）研究结合成单一的"增强型"PPND 研究设计，其中单个非人灵长类动物的暴露贯穿妊娠期并允许研究群体自然生产（Stewart 2009）。提出"增强型"PPND 设计的目的是使用较少的动物来完成传统的两项研究设计的所有内容。它还评价了妊娠中期至晚期暴露的功能性后果（Martin 和 Weinbauer 2010；Chellman 等，2009）。这对单克隆抗体风险评估是特别相关的，其中胎儿接触母亲 IgG 随着妊娠进展而增加，而早产胎儿的形态学检查可能不足以揭示对关键靶器官功能发育的不利影响。在 EWG 中引发激烈争论的另一个话题是在非人灵长类动物 ePPND 研究中使用动物的数量。ICH S5（R2）注 13 指出，除了最罕见的事件（如畸形、堕胎、流产）之外，评估 16～20 窝啮齿动物和兔子有利于在研究之间提供一定的一致性。然而也承认，过去和现行指导原则以及 ICH S5（R2）中，对于具体组别的大小选择没有多少科学依据。具体的数量来源于将整个试验控制在没有不当损失且能够管理的最大数量的合理推测。虽然非人灵长类动物的使用带来了额外的伦理问题，但每组的动物数量仍然需要足以对数据进行有意义的解释。Jarvis 等（2010）报道了在 1981—2007 年期间从 78 项 EFD 研究和 14 项 PPND 研究中获得的 1069 例载体－治疗的食蟹猴的妊娠损失和新生动物损失的评估，以综述妊娠损失的变异性和对统计意义估计和分组大小考虑的影响。该评估表明，基于该数据库中妊娠损失的可变性，在初始载体－对照组动物数为 16 或 20 的 PPND 研究中，在产后第 7 天有 80% 的可能性分别存活 9 或 11 只新生动物。

经过长时间的关于这一主题的辩论，附录现在指出，"非人灵长类动物的发育毒性研究只能提供危害识别。每组的动物数量应足以对数据进行有力的解释（见附注 5）（ICH S6R）。注 5b 提及 Jarvis 等人（2010）的综述，并建议在 ePPND 研究中的组别规模应该能够产生足够数量的新生动物（在出生后第 7 天，每组 6~8 只），以评估出生后的发育状况

（Jarvis 等，2010）。

　　该附录还概述了进一步减少非人灵长类动物使用的可能性。例如：通过使用较少的治疗组（Chapman 等，2012）；重新使用载体 - 对照组的亲代动物；如果在研究过程中注意到了治疗相关的影响，提前终止新动物进入研究；使用有限数量的动物确认基于作用机制可能引起的危害（注意：在此案例中具有同源产物的啮齿类动物的研究也可能是合理的）。

　　非人灵长类动物的生殖力评估也存在问题，附录认识到对于 NHP 的交配研究是不实际的。在生理机制、睾丸分泌和卵巢功能等方面，非人灵长类动物和人类是相似的（Chellman 等，2009；Weinbauer 等，2008），通过对性成熟非人灵长类动物生殖系统（器官重量和组织病理学评估）进行至少 3 个月的研究，可以评估药物对雄性和雌性生育能力的潜在影响。附录的意图在于，性成熟的非人灵长类动物生育能力的潜在影响的评估将与一般毒理学评估结合，通常是慢性毒性的评估。如果基于药理活性或以前的发现有特定的担忧因素，则建议增加其他指标如月经周期、精子计数、精子形态/运动能力以及男性和女性生殖激素水平。月经周期是相对简单的一个指标，可以通过食蟹猴每天的阴道涂片获得，因此很多申办方因惯例将这一指标列入研究，而并非由于什么其他原因。然而，要想得到有意义的月经周期数据，还需要认识到一些实践的和逻辑性的问题（Weinbauer 等，2008）。当使用社会驯养的雌性食蟹猴时，考虑这些动物在分组前的驯养历史和动物间亲密程度非常关键，因为这些会导致月经周期的不规律。因此，对设施和同笼同伴的适应，需要做几个月的前期研究。

　　由于非人灵长类动物的交配研究难以实践，因此对受孕和着床的影响的有关信息缺乏，会出现"数据缺口"。该附录建议以多种方式解决这一数据缺口：（1）在啮齿动物研究中试验性使用同源产物；（2）或通过临床试验管理程序、知情同意和适当的产品标签来减小风险。不推荐仅在啮齿动物交配研究中使用同源产物或替代动物模型来填补对受孕和着床影响的数据缺口。

　　在临床开发过程中对于发育和生殖毒性的评估的实施时间也是 EWG 讨论中的一个重要话题，它与 ICH M3（R2）的讨论同时进行。ICH S6R（1）和 M3（R2）都认识到非人灵长类动物进行发育毒性研究的难点在于这是唯一相关种属，因此只要提供了足够的预防怀孕的措施，且在知情同意书［ICH M3（R2），2010］中告知了缺乏动物生殖毒性数据，可以允许在Ⅲ期临床试验期间进行此类研究。

　　总的来说，虽然附录确实表达了对临床候选药物的发育和生殖毒性测试的倾向意见，但当非人灵长类是这类试验的唯一选择时，则建议采用各种可能的手段减少生殖毒性测试中猴子的使用数量。当开发者提议的 DART 策略有足够的科学证据时，用给啮齿类动物使用同源产品来代替临床试验者或许也是适当的。

10.5.7　遗传毒性

　　遗传毒性试验是药物可能致癌、致突变及致畸变成分的常规检测。试验设计用来检测致突变性和致畸变性，但不包括致细胞增殖。低分子量化合物的摄入是通过被动扩散或非特异性胞饮作用，大分子量化合物的摄入需要通过主动转运。由于目前的测试系统中还不存在特定的转运蛋白机制，因此对生物药的评估只有"不相关的模型"（Cavagnaro 2010）。在标准 Ames 试验中，在样品中存在促生长成分如组氨酸或它的前体会导致假阳性。基于药理学活性，脂肪酶、胰高血糖素、促红细胞生成素和 DNA 酶的阳性结果也被认为夸大了药理学作用。

虽然研究适用于带有化学有机连接基团的蛋白质缀合物，但是由于该缀合物在存贮过程中或在稀释血清中的不稳定性，所以当产品中存在有机连接基团时要尤为注意。此外，不同于传统药物关注检测杂质的潜在的遗传毒性，生物药物相关的杂质一般被认为与生产过程有关，如残留的宿主细胞蛋白、发酵成分、色谱柱溶出物和表面活性剂，而非有机化学物质，因此没有考虑其致突变的风险。

生物药物与小分子的分布特点不同，因此预期生物药物不能通过细胞膜和核膜而与DNA 相互作用。经验证实，遗传毒性试验的标准核心检测与不直接干扰 DNA 或有丝分裂从而诱导基因突变、染色体畸变或 DNA 损伤的产物无关。研究可能适用于带有有机化学连接基团的蛋白质缀合物，但是如果优先使用连接基团或者没有蛋白质缀合物降解的证据，则有必要考虑这点。此外，不同于小分子关注检测杂质的潜在遗传毒性，生物药物与生产过程有关的杂质包括残留的宿主细胞蛋白、发酵成分、色谱柱溶出物和表面活性剂，而不是有机化学物质。

10.5.7.1　自 ICH S6 以来遗传毒性评估的重要进展

经验证明，遗传毒性的标准核心检测与不直接干扰 DNA 或有丝分裂从而诱导基因突变、染色体畸变或 DNA 损伤的产物无关。1999 年 Gocke 等人在对 78 种化合物（其中大部分为重组肽和蛋白质）的回顾性研究中得出结论：生物药品的遗传毒性检测通常是不恰当且不必要的。

10.5.8　致癌性

两个种属的致癌性研究一般需要慢性给药。生物药物的致癌性评价是由一系列因素决定的，并与传统药物相似。然而，大多数早期开发的生物技术分子中，是用于严重的临床适应证和/或解决未被满足的医疗需求。

对于在啮齿类动物中有活性且相对无免疫原性的生物药，研究还不能提供足够的信息以评估其潜在的致癌性，因此 ICH S6 考虑了单一的生物检测（例如：由于作用机制及预期患者人群，对 DNA 酶进行为期 2 年的生物检测）。但是，标准的生物检测法通常被认为与生物药物无关（ICH S6 生物技术衍生药品临床前安全性评价，1997）。原因之一是生物药物的分子结构从本质上排除了致癌性，如上所述，也不会有潜在的"致癌代谢产物"的担心。此外，以下原因可能导致大量啮齿动物的生物检测无效：由于临床候选药物重复给药形成抗体，缺乏可利用的替代产品（例如，同源蛋白、替代分子），或缺乏足够的可比性。

ICH S6 建议在慢性给药毒性研究中纳入细胞增殖的敏感度指标。然而，应当认识到，虽然靶组织增殖的定性或定量的增加和器官重量增加这种癌前信号可能代表表观遗传学机制的早期信号，但是并不是所有的增殖都会导致肿瘤的形成。

10.5.8.1　自 ICH S6 以来致癌性评估的重要进展

在过去 20 年里，生物药的致癌性评估的既往与和现行做法是由参与生物药物临床前开发的行业毒理学家协作努力审查的（Vahle 等，2010）。这项审查包括 80 种批准的生物药物的公开信息。这 80 个分子中有 51 个没有确定与致癌性或促进肿瘤生长相关的评估。对于涉及致癌性评估的 29 种生物药物的鉴定，运用了各种试验方法。审查的结论是传统的 2 年致癌性试验不应该被认为是生物药物的默认检测方法。如果有必要进行试验，试验应该是由假设驱使的，同时可以包括各种试验模型。最重要的是，临床前数据应为产品标签提供有用的指导。

EWG 在对潜在致癌性评估进行讨论的同时，对 2 年啮齿类动物生物检测用于预测人类的致癌危险也做了审核（Sistare 等，2010；Friedrich 和 Olejniczak）。在 1995 至 2009 年间，通过欧洲集中审批程序获得批准的化学药品与生物药品的致癌性数据得到了评估：在至少一个长期致癌性研究或重复剂量毒性研究中，65% 的化合物被认为致癌性是阳性的（Friedrich 和 Olejniczak 2010）。作者们得出结论："大量啮齿动物肿瘤的发现似乎与人类无相关性，当前进行的致癌性试验策略似乎令人怀疑。因此致癌性试验评价标准的修订是必要的。"一个制药行业小组提出建议，基于 6 个月大鼠组织病理学研究（激素扰乱和基因毒理学结果）及 6 个月转基因小鼠致癌性研究的发现（Sistare 等，2010），改进药物 2 年大鼠研究的监管标准。

Bugelski 等（2010）回顾了评估免疫抑制药物影响人类肿瘤形成潜力的临床前方法。作者总结出，这种 2 年啮齿动物的生物检测对于发现某些类型肿瘤相关风险的作用机制表现不佳，尤其是淋巴瘤和皮肤癌。根据作用机制对这些免疫抑制药物进行分类，在临床前研究进行风险识别和前瞻性药物监测计划中进行致癌性风险监测，是临床开发方案与上市后患者安全性管理的一条可行之路。

在 2008 年附录的第一次 EWG 会议中，专家们意识到，在生物药物潜在致癌性的评价中遇到的问题似乎与行业 – 监管的缓慢进展和监管环境的不断变化有关。这些问题可能更多地涉及在某些监管区域对 ICH S6 指导原则的执行，而非指导原则本身不明确。

ICH S6 指导原则是由以下基本理念开始的：标准的致癌性生物检测一般不适用于生物药物，仍然需要产品特异性的致癌性评估。到 2007 年，如果根据临床人群和治疗持续时间（ICH S1A）认为这种评估是必需的，一些监管机构的基本理念与对小分子的相同——"如果你可以做到，就应该这样做"。

EWG 审查了过去 20 年生物药物致癌性试验的做法，也审查了若干监管机构提供的案例研究。总的来说，ICH S6 指导原则概述的基本理念得到了支持，并尝试在一些方面作出阐释。当潜在致癌性的评估是有必要的，将由申办方根据证据的份量和对潜在致癌性相关靶点生物学的理解，设计解决潜在危险的策略。同源产品的啮齿动物生物检测（或短期致癌性研究）通常被认为在评估临床候选药物的潜在致癌性上的价值有限。最终，这种潜在致癌性的产品特异性评估被用来预估风险，并在风险管理计划书、产品标签同意书、临床监测报告、上市后监测报告，或是以上项目的综合报告中输入相关信息（Cavagnaro 2008b）。

10.5.9　免疫原性

ICH S6 指出，"大多数用于人类的生物技术衍生药物在动物上具有免疫原性"（ICH S6 生物技术衍生药物临床前安全性评价，1997）。传统的抗原性研究或豚鼠过敏反应研究对预测药物在人类的免疫原性用处不大，而且现在通常被认为不适合用于生物产品的研究。当这些研究使用生物药物时，毫无意外地出现阳性作用，导致动物的不良反应。这些研究很少或几乎没有预测价值，因此被认为是不合适的，这些研究自 ICH S6 发布以来就没有再执行过。

足够数量的人体蛋白质进入动物体内会引发免疫应答，即使是同源/替代分子也会在相应的种属引起免疫应答。免疫原性的评估被用以帮助解释研究结果和设计后续研究，而不是预测在人类的潜在免疫原性。中和抗体的出现可以改变 PK/PD 的分布，从而影响对暴露剂量和毒性的估计。在早期的生物药物研究中，抗体的产生被认为是停止毒理学研究的理由，但是我们现在知道，可以用类似于人类给药的做法在动物上"给药通过"。虽然在动物中抗体的出现通常不能用来预测在人类中的情况，但是这些信息有助于确定相关免疫原性以及鉴定免疫应答的潜在后果，例如新抗原性、自身抗原性、免疫复合物沉积、补体激活，以及抗体穿越胎盘的影响。

与抗原/免疫原性评估相关的两个主要方面：（1）产物/活性成分；（2）工艺/辅料/最终制剂。在整个毒性研究中，需以不同的时间间隔监测抗体的形成，以便解释研究结果并确定是否对暴露产生影响。应提供抗体形成对产品药代动力学影响的信息，以及抗体是否干扰监测生物体液中产物的检测。临床相关抗体包括清除抗体、维持抗体、中和抗体以及内源性蛋白质交叉反应抗体。中和抗体的出现及随后的药理和/或毒理学效应的中止，可以为限制重复剂量研究的时间提供理由。然而，在没有 PK 效应、中和活性或其他毒性的情况下产生的抗药抗体，并不足以支持终止研究或缩短研究时间。

10.5.9.1　ICH S6 之后免疫原性评估的关键性进展

至 2007 年，显而易见，ICH S6 指导原则的强烈重视"抗体检测……应当在进行重复剂量毒性研究时进行……"和"抗体应答应该具有特征性（例如滴度、响应动物数量、中和或非中和）"（ICH S6 生物技术衍生药物临床前安全评价，1997），使免疫原性试验在很大程度上被生物分析的观念所驱动。这些支持毒性研究的免疫试验的主要目的是"帮助解释研究"，似乎要被生物分析的观念所取代。由于药物干扰有关的检测灵敏度问题，为了确定动物抗药抗体（ADA）是阳性还是阴性，是否引起长期无治疗恢复期，即使没有任何需要进行可逆性评估的毒性发现，也有在重复剂量性研究中进行测量和表征抗体应答的需求。

Ponece 等人（2009）提出一项用于 ADA 分析的决策树，以支持非临床研究的解释。决策树旨在通过一系列的考虑引导研究者，决定 ADA 分析是否有必要帮助解释研究。作者的结论是免疫原性的数据应与可利用的临床和病理解剖、药代动力学和药效动力学数据整合，从而合理解释非临床研究。靶点结合的药效学标志物如配体捕获（可溶性配体）或受体占据（细胞表面的配体），以及下游信号标志或其他体内机制标志物，也包含与 ADA 应答中和潜力有关的重要信息，ADA 应答是由于失去了靶点结合或失去了功能及药理学活性。在这些药效学标志物可用的情况下，使用这些具有功能活性的替代标志物可以消除对特定中和试验的需求（Buttel 等，2011）。

ICH S6R（1）附录的第一句话阐明免疫原性试验的目的："免疫原性评估的实施是为了帮助解释研究结果和设计后续研究。"附录阐明了应该评估在非临床研究中何时测定抗药抗体（ADA 测定），及何时有必要确定中和潜力的特征。在体内毒理学研究中，当没有 PD 标志物存在来证明持续活性时，确定中和潜力的特征是必要的，但是附录澄清可以通过体外生物活性试验或者适当的 PK–PD 联合测试来进行间接评估，或者用特异性中和抗体试验直接评估。

10.6 结论

生物药物临床前安全性评价通过科学的洞察、历史事件经验和常识逐渐形成。科学界依赖学术、行业和监管科学家之间的思想交流。生物药品临床发展面临许多新挑战，尚未预见的新技术和新产品将继续挑战毒理学家。更大的挑战和进步将致力于定向运输或定点表达。监管者、学术科学家或行业科学家之间开放的对话对于确保安全有效的新产品不受不必要延误是至关重要的。鼓励创新的监管环境将让这一切成为可能。

生物药物的临床前安全性评价的发展实践已经并将继续是一个动态的过程，这个过程深受产品设计方面扩展知识和创新的控制。然而，生物药物潜在用途的全面调研需要开发可靠的动物模型系统，这个系统要允许毒性评价，并且能提供可以成功扩展至人类的药代动力学数据，以减少临床试验前的风险因素。在不存在可靠的动物模型，但仍要处理动物研究特定限制的情况下，还存在制定和完善相应的人类体外系统的需要，例如，评估细胞因子释放的可能性（Vidal 等，2010 年）。一旦累积了足量的数据，回顾经验就变得至关重要，正如 ICH S6 案例那样，如果必要的话，还应再重新校对方法。

相关临床前安全性评价方案的设计与全球倡议一致，以促进和改善临床开发程序。在未来几年，利益相关者将面临如何使生物制药能更好的预测不良影响的问题，包括开发能产生可靠的结果，更快、成本更低的新测试系统的临床前开发程序。但愿随着新产品的开发，临床前评估项目会随之发展和成熟，并且致力于提高临床前安全测试的预测价值，挑战毒理学家以给多门学科提供信息。

生物技术不仅为新疗法带来了希望，还为新疗法的评估提供了必要的工具。毒物学作为一门科学已经在许多方面受益于这方面的经验。临床前安全性评价的个例分析法应该继续为毒理学的发展提供科学依据，并且促进有效的调研转化成下一代创新产品的安全性评价。

参 考 文 献

［1］ Bass R，Kleeburg U，Schroder H et al（1992）Current guidelines for the preclinical safety assessment of therapeutic proteins. Toxicol Lett 64/65：339 – 347.

［2］ Bornstein GG，Klakamp SL，Andrews L，Boyle WJ，Tabrizi M（2009）Surrogate approaches in development of monoclonal antibodies. Drug Discov Today 14（23/24）：1159 – 1165

［3］ Bowman CJ，Chmielewski G，Oneda S，Finco D，Boucher MA，Todd M（2010）Embryo – fetal development toxicity of figitumumab，an anti – insulin – like growth factor – 1 receptor（IGF – 1R）monoclonal antibody，in cynomolgus monkeys. Birth Defects Res B Dev Reprod Toxicol 89（4）：326 – 338

［4］ Brennan FR，Shaw L，Wing MG，Robinson C（2004）Preclinical safety testing of biopharmaceuticals. Mol Biotechnol 27：59 – 74

［5］ Buckley LA，Benson K，Davis – Bruno K，Dempster M，Finch GL，Harlow P，Haggerty HG，Hart T，Kinter L，Leighton JK，McNulty J，Roskos L，Saber H，Stauber A，Tabrizi M（2008）Nonclinical aspects of biopharmaceutical development：discussion of case studies at a PhRMA – FDA workshop. Int J Toxicol 27（4）：303 – 312

［6］ Bugelski PJ，Achuthanandam R，Capocasale RJ，Treacy G，Bouman – Thio E（2009）Monoclonal antibo – dyinduced cytokine release syndrome. Expert Rev Clin Immunol 5（5）：499 – 521

［7］ Bugelski P，Volk A，Walker MR，Krayer JH，Martin P，Descotes J（2010）Critical review of preclinical approaches to evaluate the potential of immunosuppressive drugs to in fluence human neoplasia. Int J Toxicol 29（5）：435 – 466

［8］ Bussiere J（2008）Species selection considerations for preclinical toxicology studies for biotherapeutics. Expert Opin Drug Metab Toxicol 4（7）：871 – 877

［9］ Bussiere JL，Martin P，Horner M，Couch J，Flaherty M，Andrews L，Beyer J，Horvath C（2009）Alternative strategies for toxicity testing of species – specific biopharmaceuticals. Int J Toxicol 28：230 – 253

［10］ Bussiere JL，Leach MW，Price KD，Mounho BJ，Lighfoot – Dunn R（2011）Survey results on the use of the tissue cross – reactivity immunohistochemistry assay. Regul Toxicol Pharmacol 59：493 – 502

［11］ Buttel IC，Chamberlain P，Chowers Y et al（2011）Taking Immunogenicity assessment of therapeutic proteins to the next level. Biologicals 39：100 – 109

［12］ Cavagnaro JA（1992a）Misconceptions within biotechnology. In：D′Arcy PF，Harmon DWG（eds）

Proceedings of the first conference on harmonisation, Brussels, 1991. The Queen's University of Belfast, Belfast, pp 301 – 307

[13]　Cavagnaro JA (1992b) Science – based approach to preclinical safety evaluation of biotechnology products. Pharmaceut Eng 12: 32 – 33

[14]　Cavagnaro JA (2002) Preclinical safety evaluation of biotechnology – derived pharmaceuticals. Nat Rev Drug Discov 1: 469 – 475

[15]　Cavagnaro JA (ed) (2008a) Preclinical safety evaluation of biopharmaceuticals: a science – based approach to facilitating clinical trials. Wiley, New York

[16]　Cavagnaro JA (2008b) Assessment of carcinogenic risk of biopharmaceuticals. In: Cavagnaro JA (ed) Preclinical safety evaluation of biopharmaceuticals: a science – based approach to facilitating clinical trials. Wiley, New York, pp 399 – 477

[17]　Cavagnaro J (2010) Considerations for the preclinical safety evaluation of biopharmaceuticals. In: Charlene A (ed) McQueen, comprehensive toxicology, vol 3. Academic, Oxford, pp 29 – 51

[18]　Chapman K, Pullen N, Coney L, Dempster M, Andrews L, Bajramovic J, Baldrick P, Buckley L, Jacobs A, Hale G, Green C, Ragan I, Robinson V (2009) Preclinical development of monoclonal antibodies: considerations for the use of non – human primates. mAbs 1 (5): 505 – 516

[19]　Chapman KL, Andrews L, Bajramovic JJ, Baldrick P, Black LE, Bowman CJ, Buckley LA, ConeyLA, Couch J, Dempster AM, De Haan L, Jones K, Pullen N, de Boer AS, Sims J and Ragan CI (2012) The design of chronic toxicology studies of monoclonal antibodies: Implications for the reduction in the use of non – human primates. Regul Toxicol Pharmacol 62 (2): 347 – 354

[20]　Chellman GJ, Bussiere JL, Makori N, Martin PL, Ooshima Y, Weinbauer GF (2009) Developmental and reproductive toxicology studies in nonhuman primates. Birth Defects Res B 86: 446 – 462

[21]　Clarke J, Hurst C, Martin P, Vahle J, Ponce R, Mounho B, Heidel S, Andrews L, Reynolds T, Cavagnaro J (2008) Duration of chronic toxicity studies for biotechnology – derived pharmaceuticals: is 6 months still appropriate? Regul Toxicol Pharmacol 50: 2 – 22

[22]　Claude JR (1992) Difficulties in conceiving and applying guidelines for the safety evaluation of biotechnologically – produced drugs: some examples. Toxicol Lett 64 (65): 349 – 355

[23]　Dayan AD (1987) Rationality and regulatory requirements – a view from Britain. In: Grahm CE (ed) Preclinical safety of biotechnology products intended for human use: clinical and biological research, vol 235. Alan R. Liss, New York, pp 89 – 106

[24]　Dayan AD (1995) Safety evaluation of biological and biotechnology – derived medicines. Toxicology 105: 59 – 68

[25]　Eastwood D, Findlay L, Poole S, Bird C, Wadhwa M, Moore M, Burns C, Thorpe R, Stebbings R (2010) Monoclonal antibody TGN1412 trial failure explained by species differences in CD28 expression on CD4 + effector memory T – cells. Br J Pharmacol 161: 512 – 526

[26]　EMEA/CHMP/SWP/28367/07

[27]　FDA (1997) Points to consider in the manufacture and testing of monoclonal antibody products for human use, 1997. http://www.fda.gov

[28]　Findlay L, Eastwood D, Ball C, Robinson CJ, Bird C, Wadhwa M, Thorpe R, Stebbings R, Poole S

(2011) Comparison of novel methods for predicting the risks of pro – inflammatory clinical infusion reactions during monoclonal antibody therapy. J Immunol Methods 371（1 – 2）: 131 – 142

[29]　Finkle BS（1987）Genetically engineered drugs: toxicology with a difference. In: Grahm CE（ed）Preclinical safety of biotechnology products intended for human use: clinical and biological research, vol 235. Alan R. Liss, New York, pp 161 – 167

[30]　Friedrich A, Olejniczak K（2010）Evaluation of carcinogenicity studies for medicinal products for human use authorized via the European centralized procedure（1995 – 2009）. Regul Toxicol Pharmacol 60（2）: 225 – 248

[31]　Galbraith WM（1987）Symposium discussion. In: CE Grahm（ed）Preclinical safety of biotechnology products intended for human use: clinical and biological research, vol 235. Alan R. Liss, New York, pp 189 – 206

[32]　Giss HE（1987）Foreword. In: Grahm CE（ed）Preclinical safety of biotechnology products intended for human use: clinical and biological research, vol 235. Alan R. Liss, New York, pp xiii – xv

[33]　Gocke E, Albertini S, Brendel – Schwaab S, Muller L, Suter W et al（1999）Genotoxicity testing of biotechnology – derived products. Report of GUM task force. Mutant Res 436: 137 – 156

[34]　Griffith SA, Lumley CE（1998）Non – clinical safety studies for biotechnologically – derived pharmaceuticals: conclusions form an international workshop. Hum Exp Toxicol 17: 63083

[35]　Hansel TT, Kropshofer H, Singer T, Mitchell JA, George AJT（2010）The safety and side effects of monoclonal antibodies. Nat Rev Drug Discov 9: 325 – 338

[36]　Hayakawa T（1992）Current regulatory situation in Japan with respect to the preclinical safety testing for biotechnology products intended for human use. In: D'Arcy PF, Harmon DWG（eds）Proceedings of the first conference on harmonisation, Brussels 1991. The Queen's University of Belfast, Belfast, pp 296 – 301

[37]　Hayes TJ, Cavagnaro JA（1992）Progress and challenges in the preclinical assessment of cytokines. Toxicol Lett 64（65）: 291 – 297

[38]　Henck JW, Hilbish KG, Serabian MA, Cavagnaro JA, Hendrickx AG, Agnish ND, Kung ADH, Mordenti J（1996）Reproductive toxicity testing of therapeutic biotechnology agents. Teratology 53: 185 – 195

[39]　Hohbach C（1992）Safety in biotechnology progress and problems, industrial point of view. In: D'Arcy PF, Harmon DWG（eds）Proceedings of the first conference on harmonisation, Brussels 1991. The Queen's University of Belfast, Belfast, pp 307 – 316

[40]　Horvath CJ, Milton MN（2009）The TeGenero incident and the Duff Report conclusions: a series of unfortunate events or an avoidable event? Toxicol Pathol 37: 372 – 383

[41]　ICH M3（R2）（2010）: Guidance on nonclinical safety studies for the conduct of human clinical trials and marketing authorization for pharmaceuticals. http: //www. ich. org

[42]　ICH S6 Preclinical safety evaluation of biotechnology – derived pharmaceuticals（1997）http: //www. ich. org

[43]　ICH S6R（1）: Preclinical safety evaluation of biotechnology – derived pharmaceuticals. http: // www. ich. org

［44］ ICH S5A Detection of toxicity to reproduction for medicinal products

［45］ Jarvis P, Srivastav S, Vogelwedde E, Stewart J, Mitchard T, Weinbauer GF (2010) The cynomolgus monkey as a model for developmental toxicity studies: variability of pregnancy losses, statistical power estimates, and group size considerations. Birth Defects Res B 89: 175 – 187

［46］ Kikuchi Y (1992) Panel presentation safety: biotechnology. In: D'Arcy PF, Harmon DWG (eds) Proceedings of the first conference on harmonisation, Brussels 1991. The Queen's University of Belfast, Belfast, pp 316 – 319

［47］ Leach MW, Halpern WG, Johnson CW, Rojko JL, MacLachlan TK, Chan CM, Galbreath EJ, Ndifor AM, Blanset DL, Polack E, Cavagnaro JA (2010) Use of tissue cross – reactivity studies in the development of antibody – based biopharmaceuticals: history, experience, methodology, and future directions. Toxicol Pathol 38: 1138 – 1166

［48］ Liedert B, Bassus S, Schneider CK, Kalinke U, Lower J (2007) Safety of Phase I clinical trials with monoclonal antibodies in Germany – the regulatory requirements viewed in the aftermath of the TGN1412 disaster. Int J Clin Pharmacol Ther 45 (1): 1 – 9

［49］ Lowe P, Tannenbaum S, Wu K, Lloyd P, Sims J (2009) On setting the first dose in man: quantitating biotherapeutic drug – target binding through pharmacokinetic and pharmacodynamics models. Basic Clin Pharmacol Toxicol 106: 195 – 209

［50］ Martin PL, Breslin W, Rocca M, Wright D, Cavagnaro J (2009) Consideration in assessing the developmental and reproductive toxicity potential of biopharmaceuticals. Birth Defects Res B86: 176 – 203

［51］ Martin PL, Weinbauer GF (2010) Developmental toxicity testing of biopharmaceuticals in nonhuman primates: previous experience and future directions. Int J Toxicol 29: 552 – 568

［52］ Milton MN, Horvath CJ (2009) The EMEA guideline on first – in – human clinical trials and its impact on pharmaceutical development. Toxicol Pathol 37: 363 – 371

［53］ Nakazawa T, Kai S, Kawai M, Maki E, Sagami F, Onodera H, Kitajima S, Inoue T (2004) "Points to Consider" regarding safety assessment of biotechnology – derived pharmaceuticals in nonclinical studies (English Translation). J Toxicol Sci 29: 497 – 504

［54］ Pentsuk N, van der Laan JW (2009) An interspecies comparison of placental antibody transfer: new insights into developmental toxicity testing of monoclonal antibodies. Birth Defects Res B 86: 328 – 344

［55］ Ponce R, Abad L, Amaravadi L, Gelzieichter T, Gore E, Green J, Gupta S, Herzyk D, Hurst C, Ivens I, Kawabata T, Mauer C, Mounho B, Rup B, Shankar G, Smith H, Thomas P, Wierda D (2009) Immunogenicity of biotechnology – derived therapeutics: assessment and interpretation of nonclinical studies. Regul Toxicol Pharmacol 54: 164 – 182

［56］ Roskos L, Schneider A, Vainshtein I, Schwickart M, Lee R, Lu H, Faggioni R, Liang M (2011) PK – PD modeling of protein drugs: implications in assay development. Bioanalysis 3 (6): 659 – 675

［57］ Ryan AM, Terrell TG (2002) Biotechnology and its products. In: Handbook of toxicologic pathology, 2nd edn. Academic, New York, pp 479 – 500

［58］ Schneider CK, Kalinke I, Lower J (2006) TGN1412 – a regulator's perspective. Nat Biotechnol 24 (4): 368

［59］　Serabian MA, Pilaro AM（1999）Safety assessment of biopharmaceuticals：ICH and beyond. Toxicol Pathol 27：27 – 31

［60］　Simister N（2003）Placental transport of immunoglobulin G. Vaccine 21：3365 – 3369

［61］　Sims J（2001）Assessment of biotechnology products for therapeutic use. Toxicol Lett 120：59 – 66

［62］　Sistare FD, Morton D, Alden C, Christensen J, Keller D et al（2010）An analysis of pharmaceutical experience with decades of rat carcinogenicity testing：support for a proposal to modify current regulatory guidelines. Toxicol Pathol 2011, 39：716 – 744

［63］　Stebbings R, Findly L, Edwards C, Eastwood D, Bird C, North D, Mistry Y, Dilger P, Liefooghe E, Cludts I, Fox B, Tarrant G, Robinson J, Meager T, Dolman C, Thorpe SJ, Bristow A, Wadhwa M, Thorpe R, Poole S（2007）"Cytokine storm" in a Phase I trial of monoclonal antibody TGN1412：better understanding the causes to improve the preclinical testing of immunotherapeutics. J Immunol 179：3325 – 3331

［64］　Stebbings R, Pool S, Thorpe R（2009）Safety of biologics, lessons learnt from TGN1412. Curr Opin Biotechnol 20（6）：673 – 677

［65］　Stewart J（2009）Developmental toxicity testing of monoclonal antibodies：an enhanced pre – and postnatal study design option. Reprod Toxicity 28：220 – 225

［66］　Suntharalingham G, Perry MR, Ward S, Brett SJ, Castello – Cortes A, Brunner MD, Panoskaltsis N（2006）Cytokine storm in a Phase I trial of the anti – CD28 monoclonal antibody TGN1412. N Engl J Med 355：1018 – 1028

［67］　Tabrizi MA, Roskos LK（2007）Preclinical and clinical safety of monoclonal antibodies. Drug Discov Today 12（13/14）：540 – 547

［68］　Tabrizi MA, Bornstein GG, Klakamp SL, Drake A, Knight R, Roskos L（2009）Translational strategies for development of monoclonal antibodies from discovery to the clinic. Drug Discov Today 14（5 – 6）：298 – 305

［69］　Terrell TG, Green JD（1994）Issues with biotechnology products in toxicologic pathology. Toxicol Pathol 22：187 – 193

［70］　Thomas JA（1995）Recent developments and perspectives of biotechnology – derived products. Toxicology 105：7 – 22

［71］　Tibbitts J, Cavagnaro JA, Haller CA, Marafino B, Andrews PA, Sullivan JT（2010）Practical approaches to dose selection for first – in – human clinical trials with novel biopharmaceuticals. Regul Toxicol Pharmacol 58：243 – 251

［72］　Vahle JL, Finch GL, Heidel SM, Hovland DN, Ivens I, Parker S, Ponce RA, Sachs C, Steigerwalt R, Short B, Todd MD（2010）Carcinogenicity assessments of biotechnology – derived pharmaceuticals：a review of approved molecules and best practice recommendations. Toxicol Pathol 38：522 – 553

［73］　Vargas HM, Bass AS, Breidenbach A, Feldman HS, Gintant GA, Harmer AR, Heath B, Hoffman P, Lagrutta A, Leishman D, McMahon N, Mittelstadt S, Polonchuk L, Pugsley MK, Satata JJ, Valentin J – P（2008）Scientific review and recommendations on preclinical cardiovascular safety evaluation of biologics. J Pharmacol Toxicol Methods 58：72 – 76

［74］　Vidal JM, Kawabata TT, Thorpe R, Silva – Lima B, Cederbrant K, Poole S, Mueller – Berghaus J,

Pallardy M, Van der Laan JW (2010) In vitro cytokine release assays for predicting cytokine release syndrome: the current state – of – the – science. Report of a European Medicines Agency Workshop. Cytokine 51 (2): 213 – 215

[75] Weinbauer GF, Niehoff M, Niehaus M, Srivastav S, Fuchs A, Van Esch E, Cline JM (2008) Physiology and endocrinology of the ovarian cycle in macaques. Toxicol Pathol 36 (7S): 7S – 23S

[76] Zbinden G (1987) Biotechnology products intended for human use, toxicological targets and research strategies. In: Grahm CE (ed) Preclinical safety of biotechnology products intended for human use: clinical and biological research, vol 235. Alan R. Liss, New York, pp 143 – 159

[77] Zbinden G (1990) Safety evaluation of biotechnology products. Drug Saf 5 (suppl 1): 58 – 64

[78] Zbinden G (1991) Predictive value of animal studies in toxicology. Regul Toxicol Pharmacol 14: 167 – 177

第 11 章

安全药理学：S7A 和 S7B 指导原则

John E. Koerner and Peter K. S. Siegl

摘要

安全药理学研究在药物非临床研发期间进行，目的是鉴定药物对生理功能方面的与暴露相关的潜在非预期的药效作用。这些研究的主要目的之一是评价药效活性和人类安全性的相关性。ICH 颁布的指导原则描述了非临床安全药理学研究策略，以发现药物对核心系统（心血管系统、呼吸系统和中枢神经系统）的作用（ICH S7A），以及药物引起心室复极延迟（QT 间期延长）的风险（ICH S7B）。ICH 专家工作组（EWG）承担了开发安全药理学研究指导原则的任务，并于 2001 年完成了 ICH S7A 的第四阶段。药物引起的心室复极化延迟（QT 间期延长）是 ICH S7B 补充指导原则的主题，其 EWG 的成员多数与 ICH S7A 相同，该补充指导原则于 2005 年完成第四阶段。本章介绍了这些指导原则的制定背景以及最终建议的内容。

11.1 介绍

安全药理学起源于一门科学学科，在毒理学研究发现之外，观察药效（功能性的）作用可能具有的临床安全性意义是其基础（Bass 等，2004）。这些作用在传统的毒理学研究中可能不易被捕捉到。值得注意的是，"药物不良反应标准的毒理学测试无法如预期那样识别出大多数功能性的副作用，然而临床经验表明，这些副作用可能比在形态和生化方面

---

* 此篇文章观点仅代表作者本人观点，不代表 FDA 的要求。

J. E. Koerner, Ph. D. （✉）

United States Food and Drug Administration, Center for Drug Evaluation and Research, Silver Spring, MD, USA

e－mail：John. Koerner@fda. hhs. gov

P. K. S. Siegl

Siegl Pharma Consulting LLC, Blue Bell, PA, USA

损伤导致的毒性反应更加常见（Zbinden，1979）"。此外，最近 Pugsley 等专家描述了安全药理学指导原则的起源。监管者和申办方对非临床药物研究发现传统毒理学研究中难以捕捉的药物活性效应有着共同的兴趣。

ICH 安全药理学指导原则中 S7A "人用药延迟安全药理学研究" 和 S7B "人用药延迟心室复极化（QT 间期延长）潜在作用的非临床评价"，阐述了发现和定性候选药物可能影响临床安全性的药理学活性的非临床试验策略。由于生物系统的复杂性，ICH S7A 和 S7B 强调使用体内模型测定候选药物的药效学（功能性的）活性，以评价对重要器官功能的作用指标。虽然候选药物对治疗靶标的活性和选择性上一般都经过优化，但是可能还有额外的药理活性在先导化合物优化过程中未被发现。在安全药理学研究中检测到的药理学活性类型通常在常规毒理学研究过程中没有进行评估，但是却与临床研究监测的安全性指标直接相关。

第一个供安全药理学研究参考的 ICH 指导原则是 ICH M3，即《支持人类临床试验和上市药物的非临床安全研究指导原则》。ICH 专家工作组（EWG）承担了开发安全药理学研究指导原则的任务，并于 2001 年完成了 ICH S7A 的第四阶段。评估药物引起的心室复极延迟（QT 间期延长），即 ICH S7B，是一个主题性的补充指导原则，其 EWG 的成员多数与参与制定 ICH S7A 的相同，该补充指导原则于 2005 年完成第四阶段。三个地区全部采纳安全药理学指导原则经历了 6 ~ 10 年。

制定这两个指导原则是有争议的，因为日本的《一般药理学研究指导原则》（日本厚生劳动省，MHLW）（Anon 1995）和安全药理学（也称为一般药理学或辅助药理学）已经被很多申办方使用，以减小药物开发中的损耗风险。各申办方的研究时间、设计和类型不同，反映出不同的原理和抗风险能力（Bass 等，2004）。在一些案例中，申办方认为他们的方法具有竞争优势。ICH EWG 的目标是制定既能给予申办方指导又能保证灵活性的指导原则。

11.2 药物发现与开发中安全药理学的目标和总则

安全药理学研究的主要目的是保护临床试验参与者和患者。来自这些研究的信息不仅有助于临床试验候选人的选择、药物剂量的确定和临床试验方案的设计，还可以降低在药物研发各个阶段由于不良反应导致的损耗。为了更有效地实现这一目标并且尽量减少资源及动物使用，安全药理学指导原则在实验的选择和设计以及对于结果的解释都推荐了科学有效的方法（见表 11.1）。安全药理学研究通常在确定候选药物基础特征时和临床研究开始之前进行，在这个阶段，可以获得药物选择性的体外筛选（受体、酶、离子通道）、代谢和靶标药理活性特征的数据。

11.2.1　安全药理学试验

鼓励申办方考虑基于候选药物的选择性和化学/药理学类别的知识来评估其他器官系统和/或指标。在每个指导原则中都有推荐的核心试验。这些核心试验（心血管系统、中枢神经系统和呼吸系统）是至关重要的，因为对这些系统的功能性的不良反应会危及生命。来自核心试验的结果将提供一系列标准的数据，并应包括在申报文件中，除非有理由不做这些检测。除了从核心试验得到数据，为了得到更好的风险评估，申办方应该考虑候选药物对其他器官是否具有活性，或者通过后续的研究提供更多更完整的信息。通过这种方法，EWG 鼓励申办方收集更多的信息，以更有效地确定候选药物的安全性。

基于动物自主反应能力完整的前提，两个指导原则都鼓励使用清醒且能自由活动的动物，这样的设定"更加符合生理状态"。同样，使用清醒的动物更接近于评估清醒的人类受试者的反应。EWG 明白在麻醉状态和体外模型中更容易检测到直接的药理活性，因此，如果在麻醉状态和体外模型中与在清醒实验条件下得到的结果不一致，我们不应该排除在麻醉状态和体外模型中的结果。指导原则允许从毒理学研究中获得安全药理学指标，同样是使用清醒的动物，但是需要以更敏感的方式捕获这些核心参数。

与一般毒理学研究一样，应该使用正常健康的动物用于安全药理学研究，这样才能提供最一致的检测背景、特征性描述以及药理学活性的比较。在某些情况下，疾病动物模型可以用于后续检测，以帮助进行总体的风险评估。由于疾病动物模型对广泛患者人群存在适用性问题，所以在指导原则中并没有专门论述此选项。在某种程度上，特定疾病模型需要证明其合理性，而且其捕捉临床相关影响的能力（灵敏度）也需要证明。此外，使用疾病动物模型应当附有健康动物的数据。

ICH S7A 和 ICH S7B 提出，安全药理学评估是毒理学研究的一部分，同时建议测试的敏感性、数据验证和数据质量需要达到毒理学研究标准。而应用此指导原则来评估心室复极延迟（QT 间期延长）将在下文讨论（见"体内 QT 检测"章节）。

11.2.2　安全药理学研究时间

安全药理学指导原则建议申办方在临床研究开始之前对测试化合物进行核心试验的评估，以提供对首次用于人体试验的支持。申办方可以在开发的后期进行额外的非临床安全药理学研究，比如，帮助确定毒理学研究或临床研究中观察到的非预期活性的性质。指导原则鼓励申办方将安全药理学结果与毒理学、药代动力学、临床或非临床药理研究相结合，从而解释整体安全性风险评估。在非临床和临床数据积累过程中，重新审视安全药理学数据以及在开发期间考虑进行额外的研究也是非常重要的。

11.2.3　给药频率、给药途径和剂量水平

该指导原则推荐急性研究：经由预期临床途径单次给予健康动物测试物质。指导原则

同时推荐申办方确定与药物作用相关的时间过程和量效关系。这些推荐与研究的主要目的一致：确定测试化合物的药效（功能性的）作用。安全药理学研究并非为了模拟临床情况或者评估疾病如何影响药效反应。与毒理学研究一样，选择的试验条件要和确定药理活性的设定一致。此外，在风险评估中应该考虑在人类中伴或不伴疾病对安全药理学作用的意义/后果（见表 11.1）。

表 11.1 使用安全药理学研究分析候选药物的科学方法步骤
1. 使用主要器官系统的功能性指标（体内）确定候选药物基于机制和非机制的药理学活性
2. 明确这些药理活性的特征： a. 人类的相对效应 – 剂量和浓度关系 b. 作用机制
3. 与有临床经验的参考药物的活性和效力进行比较
4. 使用所有可用数据（安全药理学、毒理学、代谢和临床经验、目标患者和联合用药）评估这些活性物质在人体使用时的相对风险

安全药理学研究中剂量水平的确定与毒理学研究中的方法一致。也就是说，药物将在某一剂量水平下具有毒性或者未知药理活性。这些研究的目的在于识别和确定药效作用的剂量范围，并确定安全剂量范围以指导临床试验。虽非必需，但非预期的安全药理学活性的机制信息可以帮助具有相同机制的药物进行整体风险评估。由于安全剂量范围可以随着附加信息改变而改变，因此，当治疗剂量依据临床数据发生改变时，应该对剂量范围重新进行适当的评估。

11.2.4 对照化合物的使用和灵敏度试验

在安全药理学指导原则的建议中，一个重要的科学要点是解释和交流在检测中得到的结果。两个指导原则都鼓励报告试验灵敏度、阳性和阴性对照的反应等参考数据（见下面的框中）。

安全药理学指导原则中关于试验灵敏度和使用阳性、阴性对照的内容

ICH S7A

"实验设计中应该包括适当的阴性和阳性对照组。在具有良好特征的体内测试系统中，阳性对照组可能不是必要的。从研究中排除对照组需要具有合理性。"

ICH S7B

"在每个研究中都应该使用阳性对照的亚最大的有效浓度来确定其在体外试验的反应，以检测离子通道和动作电位时程。在体内研究的情况下，应该使用阳性对照来验证和确定测试系统的灵敏度，但不必在每项试验中都使用。"

在不知道试验灵敏度以及阳性对照是否能被检测到时，报告一个测试化合物没有活性是没有意义的资料，这样的结论可能有误导性。即使是在良好实验室规范（GLP）下，设想相似的试验方案在每个实验室都能完全一样地执行也是错误的。在一个测试中为了能够得到化合物没有活性的结论，比如说，90% 的功效检测到 10% 量级的变化，而在临床相关的阳性对照的相关暴露也能够检测到此效应，这比仅仅得到测试化合物没有活性的结论更有意义。EWG 认识到，化合物在一定程度上都具有额外的活性，因此，我们的目标是确定其活性和报道观察不到活性的条件。一个常见的错误是评估阳性对照物的高剂量或高浓度作用（例如，高剂量的多非利特导致 QT 间期延长或 I_{Kr}/hERG 抑制）。剂量过大不能充分评估试验灵敏度。关于是否需要阳性对照进行过激烈讨论，最后基于科学的需求、实践和动物的使用达成了一致。一般来说，同步的阳性对照建议用于体外研究，对于体内研究而言，遵循该实验室的既往对照数据比较合理。

11.2.5　药效学和药代动力学数据之间的关系

为符合指导原则的建议，药物和代谢产物的暴露应该包括并超过人类靶点的暴露水平，在不同给药剂量下的测试中需要记录药物和代谢产物的血浆水平。理想的情况是，在同一动物测量药效学（PD）和药代动力学（PK）以使变异最小化，但这可能是无法实现的；因此，PK 的数据有时会使用其他研究的数据。需要注意，使用外推的 PK 值来记录药物暴露可能会有误导性，导致错误估计安全剂量范围。使用这样的数据来支持安全药理学研究的结果是不符合指导原则的建议的。

由于不同物种之间的药代动力学和代谢可能不同，如果有合适的代谢产物，检测药物及其代谢产物血浆水平相关 PD 作用量级和时间需要很谨慎。这与直接检测药理活性和确定安全剂量范围是一致的。当药物活性时间与血浆水平之间、浓度/剂量与作用之间有直接对应关系时，可以支持观察到的作用与测试化合物相关的结论。血浆水平的报告也有利于解答包括人类在内的种属间的相对效力（例如，ED_{50} 或者 IC_{50} 浓度）和活性阈值（例如，NOEL 或者 NOAEL）。

11.2.6　生物制剂的安全药理学研究

在 ICH S7A 中，"对于有高度特异性受体靶点的生物技术产品，通常将毒理学和/或药效学研究评估作为安全药理学指标就足够了。因此，对于这些产品，安全药理学研究可以简化或者取消。"这与 ICH S6（生物技术衍生药物临床前安全性评价）提出的指导原则是一致的："在适当的动物模型中研究非预期的药理活性非常重要，必要时可以将特殊的监控整合进毒理学研究和/或临床研究中……这些功能指标可以在单独的研究中使用，也可以整合进毒性研究的设计中。"

11.2.7　良好的实验室规范

两个指导原则都指出了确保非临床安全药理学研究的可靠性和质量的重要性，这是因为这些数据是用来支持临床安全性的。值得注意的是"一般情况下，需要遵守良好实验室规范（GLP）指导完成"。然而，特殊情况下，一个或更多的核心安全药理学研究可能在满足 GLP 所有要求之前的开发阶段进行。指导原则指出，即使没有完全遵循 GLP 的原则，也应确保安全药理学研究数据的真实性和完整性。当研究不遵循 GLP 时，研究的重现性应该通过保存充足的研究记录文件和存档的数据来保证。

11.3　S7A 指导原则"人用药安全药理学研究"

1991 年日本厚生劳动省（MHLW）发布了《一般药理学指导原则》。该指导原则建议对候选药物做体外和体内组合实验，以评价药物对许多重要功能（包括自主神经系统）的直接药理活性（Anon 1995）。在其他地区，没有监管机构发布类似的指导原则。大多数申办方肯定一般或安全药理学研究的价值，以支持候选药物的选择性和早期临床实验的设计。然而基于他们各自的经验和风险承受能力，申办方之间的策略是不同的（Bass 等，2004）。ICH S7 EWG 的目标是制定一个指导原则，提供与 ICH M3 目标一致的实践方向，用于临床试验启动之前的研究。对于早就开始做这些类型研究的申办方，核心试验通常是他们方案的一部分，而对于没有使用这些研究的申办方，此指导原则可帮助他们达成目标。EWG 的一项重要建议是，核心安全药理学研究应该在临床研究启动前完成，以帮助设计临床开发项目、解释结果。重要的目的是为首次用于人类的研究提供额外的安全措施。

S7A 指导原则没有包括 MHLW 指导原则中的体外研究，因为 EWG 希望给申办方处理体外选择性筛选提供灵活性。ICH S7A 指导原则提及体外研究数据的使用，推荐根据体外试验的结果去选择和设计安全药理学研究。通过选择侧重于重要器官系统功能的指标来评估，安全药理学研究的结果应该反映体外筛选的脱靶效应的后果。此外，体外研究数据对于解释体内研究的结果是非常有价值的。

体内研究的剂量选择存在一些争议，引发了 EWG 的广泛讨论。因为这些研究的目的在于收集临床相关发现，所以 EWG 认为治疗剂量和超治疗剂量有必要包含在内。急性毒理学研究可以用于指导安全药理学研究的剂量选择。实际上，最终的指导原则纳入了第二阶段的修改："指导原则建议在缺乏安全药理学反应的情况下，测试的最高剂量应该是与中等毒性相关的剂量。"指导原则推荐测试的最高剂量应该等于或超过产生不良反应的剂量。

EWG 讨论了主要器官系统潜在的重要不良反应。人们一致认为心血管系统、呼吸系统、中枢神经系统（CNS）中的不良反应具有很大风险，会导致灾难性的安全性后果，因此这些系统都应包括在核心试验系列中。对于其他器官或系统的安全药理学作用的评价（例如肾脏、胃肠道、自主神经系统）被归纳于补充安全药理学研究中，建议在有相关的担忧时考虑对这些器官系统的评价。尽管在指导原则中没有建议，但一些指标在安全药理学研究中对这些器官系统都常规进行评价。指导原则还建议考虑毒理学研究中是否有足够的信息以支持用于人体的安全。EWG 期望申办方设计的安全药理学评价能够获得全面反映测试化合物的有用信息。

11.3.1　中枢神经系统

小鼠的功能观察组合试验（FOB）（Mattsson 等，1996）和改良的 Iwrin 试验（Iwrin，1968）用于评估化学品安全性已经有很长的历史。EWG 确定这些试验适合测试显著的药理学介导的自主行为变化，包括机体运动能力、行为、协调性、感觉/运动反射反应和体温，并且是标准的、直接的、资源占用最少的方式。该试验包括在 MHLW 的一般药理学指导原则中，并且在化学工业中使用这些试验的历史提供了一个令人满意的数据库。在 GLP 规定下进行这些试验时，可以由训练有素的实验人员完成，得到的实验数据与阴性对照和阳性对照具有可比性。更详细的 CNS 评估的例子在 ICH S7A 指导原则中作为后续检测被提及。药物依赖性评估有时被列入安全药理学考察范畴，但是 ICH S7A 中并没有提及，因为药物依赖性并没有立即危胁生命，因此不需要支持早期临床研究。

11.3.2　心血管系统

心血管系统的副作用是一些有前景的新药开发中止的常见原因之一（Laverty 等，2011），并且具有潜在的严重不良后果。EWG 建议心率、血压、心电图的变化可以作为在核心试验中评价心血管系统的指标，其他指标如心输出量、心肌收缩力、外周血管阻力可以考虑用于后续试验。原因在于心脏和血管功能的显著（主要）变化可以作为核心试验的指标。研究人员已经认识到，如果药物对心脏功能或血管阻力产生的影响很小，就不会影响血压和心率。如果在药物剂量比治疗水平高很多倍时这些参数的变化幅度仍然很小，则临床上的安全风险将很小。还认识到，在临床（Ⅰ期）安全性研究中，功能性心血管效应的评估是常规且容易的。

在讨论 ICH S7A 时，对于解决复极相关的室性快速性心律失常风险（即 Torsade de Pointes）的首选方法尚无科学共识，且关于这一主题也没有国际公认的指导原则。EWG 决定这个问题最好由一个单独的指导原则解决，这样做能将最新进展的信息整合起来（见第 11.4 节）。

11.3.3　呼吸系统

呼吸窘迫和急性支气管收缩是潜在威胁生命的主要临床不良事件。在 ICH S7A 之前，在非临床药理学和毒理学研究中常常通过观察呼吸形式和呼吸深度的方式评估呼吸功能。EWG 最初认为这样的评估是充分合理的，然而，一个案例通过采用更多的呼吸功能量化指标支持了候选药物的安全性，EWG 由此得到结论，用更多的呼吸功能量化指标可以更好地支持候选新药的安全性。因此，在第二阶段纳入了以下变化："指导原则建议除了呼吸频率外，还应选择其他呼吸功能指标（如潮气量或血红蛋白氧饱和度）以评估测试物质对呼吸系统的作用。"

11.3.4　补充安全药理学研究

对其他器官和系统的安全药理学研究被列为补充研究。这也包含在 ICH S7A 对申报者的指导原则中，如果核心试验系列或毒理试验没有评价，而对其他器官或系统的安全性有所担忧时需要进行补充研究。如上所述，许多申办方已经将对其他器官或系统的评估纳入其安全药理学研究组合。

11.4　S7B 指导原则"人用药延迟心室复极化（QT 间期性延长）潜在作用的非临床评价"

11.4.1　背景和目标

多个药物由于尖端扭转型室性心动过速（TdP）导致的患者死亡而被撤出市场。这些药物都是通过抑制延迟整流钾电流（I_{Kr}）而导致延迟心室复极化（延长体表心电图的 QT 间期）（Darpo 2001；Redfern 等，2003）。I_{Kr} 通道通常是指 hERG 通道。人类 Ether-à-go-go 相关基因（hERG）控制 I_{Kr} 通道蛋白的表达，在细胞系中表达人类蛋白，可用于 I_{Kr} 通道的检测。通过识别 I_{Kr} 抑制导致 TdP 风险的分子机制，和在动物和人类延迟心室复极化（延长体表心电图的 QT 间期）的可能性，为药物开发过程中该心脏活动风险的评估提供了机会。

1997 年，专利药品委员会（CPMP）发布了《注意事项：非心血管药品 QT 间期延长潜在作用评估》（CPMP / 986/96）（Anon 1997）。这是描述评估 QT 间期延长以减少药物引起 TdP 风险的非临床研究策略的第一个监管文件。该文件建议在离体心脏（例如兔浦肯野纤维）测定动作电位时程（APD）以及在体动物模型测定心电图 QT 间期的改变。虽然采用这两种测定方法来评估药物心室复极化延迟（心脏细胞水平 APD 增加和体表心电图的 QT 间期延长）的科学原理是合理的，但是这些测定方法的可靠性以及如何将这些数据用于人类的风险评估仍然存在疑问。此外，在这些建议提出时，作为药物诱发心室复极化延迟的常见分子机制，I_{Kr} 抑制的角色还是未知的。

在这一背景下，ICH S7B EWG 的任务是以 CPMP 文件和加拿大卫生指导草案（Strnadova，2005）为出发点制定一个指导原则。EWG 要解决的突出问题包括：如何解释

I_{Kr}抑制强度和 QT 间期延长风险的关系；如何准确测量心电图的 QT 间期，使其作为心室复极化改变的可靠指标；QT 间期延长和 TdP 之间的关系如何。这是首次确定推荐一种试验策略来评估心室复极化延迟（QT 间期延长）风险，但是在当时制定一个评价药物诱导 TdP 心律失常的指导原则是不切实际的。因此，ICH S7B 的标题和目的都是评估候选药物是否导致室性复极化延迟，而不是评估致心律失常的风险。

值得注意的是，对安全性的担忧主要是意外的致死性的心脏毒性，这已经在多个非心脏类药物中发生。虽然毒性的发生率很低，但是某些药物，如抗组胺药特非那定（Seldane®）的应用曾非常广泛。因此，考虑到大量人群使用，这种风险被认为是不可接受的。通过对遗传性 QT 间期延长综合征以及药物引起的 QT 间期延长的研究，确认了延迟心室复极化和 TdP 风险之间的关系。在这两种情况中，QT 间期延长只是诸多危险因素中的一个，只有诸多因素同时出现才能引起心律失常，因此即使出现 QT 间期延长，心律失常的发生率也非常低。另外，S7B 的目的是评估药物延迟心室复极化的风险，作为减少 TdP 风险因素的策略。由于 TdP 发病率低，确定这一策略是否能够降低 TdP 的风险，还需结合大量患者的数据（如在注册前的临床试验中未发生 TdP 通常不足以排除这种风险）。

ICH S7B EWG 开始工作之后，为临床评估 QT 间期延长风险制定指导原则成为 ICH 的议题。ICH E14 EWG 开始制定指导原则："非抗心律失常药物致 QT / QTc 间期延长和潜在致心律失常作用的临床评价"。在此期间，进行了 EWG 联合会议，以使两项指导原则相一致，并同意在同一时间发布。一个有争议的问题是，当非临床评估表明风险非常低时是否还需要开展临床试验以评估 QT 间期延长的风险。在引入指导原则的时候，没有前瞻性的经验能得出不需要临床研究的结论；然而，这个话题讨论正在进行，所有参与者对此都有极大的兴趣（Trepakova 等，2009）。

11.4.2 支持 ICH S7B 的非临床研究

制药行业、学术界和监管机构都有兴趣分享实用有效的指导原则。事实上，已经有一些研究（已出版）为 ICH S7B EWG 提供了有用的信息。其中一项是在 ILSI – HESI 心血管安全小组委员会的指导下进行的研究，在三个非临床试验中对阳性和阴性对照药（都具有临床经验）进行了测试：体外抑制 I_{Kr}，体外（犬浦肯野纤维）延长 APD 和体内 QT 间期延长（用遥测对清醒的狗进行测量）。结果证实（Hanson 等，2006）：（1）使用表达 hERG 的细胞系，在两个独立的实验室证明对 I_{Kr}抑制效力的测量是可靠的；（2）犬浦肯野纤维 APD 检测结果中有相当多数量的假阴性；（3）体内试验正确地识别出了所有具有 QT 间期延长活性的药物。日本制药协会（JPMA）的成员做了一系列前瞻性研究（Ando 等，2005；Hayashi 等，2005；Kii 等，2005；Miyazaki 等，2005；Omata 等，2005；Sasaki 等，2005；Tashibu 等，2005；Toyoshima 等，2005；Yamazaki 等，2005），将 ILSI – HESI 的发现拓展到豚鼠乳头肌 APD 评估和非人灵长类动物的体内 QT 评估。Tim Hammond 领导的英国制药工业协会（ABPI）小组进行了回顾性研究，以确定对于 I_{Kr}通道可接受的安全范围的作用强度（Redfern 等，2003）。他们的结论是：当安全范围（根据血浆蛋白结合进行了调整）大于 30 倍时（I_{kr} 的 IC_{50} 与血浆 C_{max} 的比值，译者注），QT 间期延长的风险是很低的。这虽然是一个非常宽泛的概括，但确实支持了应该考虑剂量范围，以及并不是所有 I_{Kr} 的抑制剂都有相同的心血管不良反应的风险。ICH S7B EWG 十分幸运能拥有这些前瞻性和回顾性的数据，以及科学家们在这三个 ICH 领域的科学投入。

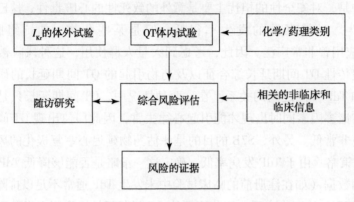

图 11.1 ICH S7B 指导原则的非临床研究策略

11.4.3 研究策略和试验选择

ICH S7B EWG 创建了如图 11.1 阐明的一般研究策略。EWG 建议申办方应考虑测试物质是否属于与已知 QT 间期延长和/或 TdP 风险有关的药理学或化学类别。例如，很多抗精神疾病药物和非镇静抗组胺药物已被发现与人体中的 QT 间期延长和 TdP 有关。在这种情况下，鼓励申办方开展后续检测，将测试化合物和已知有风险的同类化合物进行直接比较。

在 ICH S7A 推荐过核心试验组合、后续试验及补充试验（见上文）之后，ICH S7B 专家组花了大量的时间来讨论哪些检测应该是核心组合试验。

由于所有退市的药物都与抑制 I_{kr} 引起的延迟心室复极化和 TdP 有关，并且人体中的这种通道蛋白可以在细胞系中表达，因此，体外的离子通道试验被列入核心试验组合（参见"体外离子通道试验"）。

关于测试候选药物延长心脏的 APD 的潜力，请参阅 CPMP 需要考虑的要点（第 11.4.1 节），而确定在体外离子通道试验中 I_{kr} 抑制是否能转换成多细胞试验中的 ADP 延长是合乎逻辑的步骤。然而，基于 EWG 经验以及 ILSI - HESI 研究的结果（Hanson 等，2006），人们担心在浦肯野纤维 APD 试验中出现高发的假阴性结果。学者们已经认识到，当在体外 APD 试验检测到活性后，测试化合物对其他 APD 参数（包括其他心脏离子通道）的作用对于判定化合物的相对风险和作用强度非常重要。因此，APD 的试验被列入补充试验（参见"补充实验"章节）。其他体外测定，如兔 Langendorff 离体心脏灌注模型

（Hondeghem 等，2001；Hondeghem 2006）和心室楔形标本制备（Yan 和 Antzelevitch 1996；Liu 等，2006）来测量复极化的其他特征（例如分别测量 APD 变化的不稳定性和不应期的离散度），也被讨论并包括在内，这是由于这些研究技术的复杂性，以及关注了心律失常的风险而不仅仅是单纯的心室复极化的时程。

　　直接测量 QT 间期的体内试验被列入了核心组合，因为它能够检测候选药物由于各种机制或机制组合对心室复极化产生作用的潜力。如图 11.1 所示，体内 QT 试验是核心组合的最后一步，因为它将药物对心室复极化的影响整合起来，类似于用来评估人类的 QT 间期延长的风险（参见"体内 QT 试验"）的临床设计（包括 ICH E14 建议的生物检测）。

11.4.3.1　体外离子通道试验

　　在没有其他电生理作用来影响 I_{Kr} 对心室复极化的作用时，所有对 I_{Kr} 有直接抑制作用的药物在心脏达到适合的血浆浓度时，都会体内延迟心室复极化。基本药理原理是，选择性 I_{Kr} 阻滞剂的抑制作用是浓度相关的，并且相对作用强度的数据可以用来比较化合物和估计安全剂量范围，如 Redfern 等人（2003）所示。尽管体外离子通道试验使用的是人类蛋白，但是，由于不同种属之间 I_{Kr} 的结构和药理学作用非常相似，在 I_{Kr} 通道水平的相对作用强度的转化——从人的体外实验到狗、非人灵长类动物或猪的体内实验——都是非常好的，这种转化在从体内非临床到临床设计中都是可以接受的。

　　重要的是，将体外的作用强度转化为体内的活性是受到多种因素影响的，如代谢、分布或与血浆蛋白结合等，它们影响了测试化合物进入 I_{Kr} 离子通道。同时，当测试化合物影响多种心脏离子通道时，很难仅从体外 I_{Kr} 抑制效果来估计安全范围。因此，并不是所有的 I_{Kr} 阻滞剂在暴露水平下都会延长 QT 间期。需要注意，ICH S7B 没有推荐测试化合物的适当安全剂量范围，因为诸如治疗指数（利益风险评估）、处置和其他的药理特性（安全剂量范围）等因素应当由申办方来考虑。当然，也因为预测在体内相对作用强度的复杂性，如果有体内数据可用，可以使体外作用强度的价值和安全剂量范围更精细。

　　在制定 ICH S7B 时，体外测定 I_{Kr} 抑制的相对强度使用的是标准电压钳的方法。这是一项在技术上有挑战性的试验。EWG 认识到配体结合试验是可以使用的，但是由于大多数可用的放射性配体特异性低，得到的结果通常不足以用于评估风险。自 ICH S7B 出版以来，高通量电压钳方法已经可行。如果定义了敏感性和特异性，这种方法能够用于体外离子通道测定。这些新的测定系统中的一个实际问题是亲脂性化合物可与高通量仪器中塑料的结合，可能导致抑制强度的低估。

　　从临床经验和先天性 QT 延长综合征的数据信息来看，ICH S7B EWG 意识到，还有除 I_{Kr} 抑制外的心肌离子通道机制可以延迟心室复极化，成为 TdP 的危险因素。这些因素包括 I_{Ks} 通道的抑制、窗口钠通道的激活和心脏钙通道的调节。在早期评估测试物质对这些其他机制的相对作用强度是有显著价值的（Hancox 等，2008）。然而，EWG 得出的结论是，由于药物对 I_{Kr} 通道的非特异性广泛抑制作用（Sanguinetti 和 Mitcheson 2005；Sanguinetti 和 Tristani - Firouzi 2006），这是风险最大的机制。还有理由认为，如果存在其他不太常见的机制，这些机制会在体内QT试验中被发现。事实上，如果在体内QT试验中发现与试验物质对I_{Kr}的抑制强度不一致的QT间期延长，那么后续测定对其他离子通道的影响的考虑是周全的。因此，是否筛选除了I_{Kr}抑制之外的其他机制，可以由申办方决定，这取决于对在体内QT实验中可能出现非I_{Kr}机制的QT间期延长的风险承受能力。

自ICH S7B发布以来，有证据表明，药物能干扰I_{Kr}通道蛋白到达细胞表面的"转运"。这是药物不直接抑制I_{Kr}通道而延长QT间期的一个潜在机制（Delisle等，2004；Hancox和Mitcheson 2006）。I_{Kr}通道蛋白的周转率水平或抑制水平与延迟复极化之间的药效学关系是未知的，使得通过体外转运试验获得的数据解释QT间期延长的相对风险具有挑战性。ICH S7B EWG没有讨论这个话题，所以指导原则中也没有包括这种机制。

11.4.3.2 体内QT试验

心电图（ECG）的QT间期延长是细胞水平上APD的延长和器官水平上延迟心室复极化的结果。因此测量相关动物模型和人的QT间期时间来评估延迟心室复极化是实用的方法。正因如此，体内QT试验是S7B试验策略的核心组成部分，并与ICH E14以及其他临床安全试验中的目标和指标直接相关。

虽然ICH S7A核心试验中的心血管研究和GLP毒性研究都包括对心电图的评价，但是仍需要额外的考虑来评价药物引起的延迟心室复极化的风险。这是ICH S7B EWG在制定指导原则时的一个重要议题。首先，需要考虑用于评价人的QT间期延长的风险时所使用的种属。与人类不同，啮齿类动物的心室复极化时程不是由I_{Kr}控制的，因此，不能用大鼠或小鼠的试验来评价人的QT间期延长的风险。在ICH S7A指导原则中，没有推荐使用哪个动物种属进行心血管评估试验（见章节11.3.2）。如果申办方选择使用啮齿类动物进行ICH S7A评估，则需要使用非啮齿类动物进行额外的研究以观察药物对心室复极化的影响，并且要遵循ICH S7B中的建议。其次，在毒理学研究中检测QT间期变化的心电图记录的灵敏度相当差，这是由于限制动物活动的方法和短暂的采样时间导致动物高度交感紧张和心率变化。可植入遥测技术设备在狗和非人灵长类动物上的应用以及对心电图间期的计算机测量的应用，使我们有机会在较长时间段内获取高质量的心电图信号和评估许多复杂情况。虽然ICH S7B指导原则中没有特别建议使用遥测技术，但是建议了应明确用于支持风险评估试验/方法的敏感性和特异性。自从ICH S7B完成以后，有很多新的替代产品出现，如可以试验获取适当质量的心电图数据且不需要手术植入装置的马甲（Chui等，2009；Kyle等，2009）。ICH S7A和S7B都提到了毒理学研究中可以选择收集QT间期的心电图数据，为使数据能支持结论，需要确保灵敏性和特异性。需要注意，在指导原则中没有规定测定QT间期的灵敏度水平，而是建议申办方采用具有合适灵敏度的试验进行风险测定。毒理学研究用于评估由药物引起的QT间期变化的风险已经受到挑战；然而，原则上，只要满足指导原则中有关灵敏度的建议，毒理学研究中所得到的QT间期数据就符合ICH S7B（Guth等，2009）。

QT间期变化作为心室复极化的指标并非易事。心率、呼吸方式和自主神经系统活动都会显著影响 QT 间期。ICH S7B EWG 讨论了在麻醉动物中评估 QT 间期变化的价值。虽然在麻醉过程中很多的变量都是可控的，但是大家的共识是使用清醒的、活动不受限的动物来预测在人类的风险可能更加合理。建议申办方考虑在有药物引起交感化紧张的可能性时，可以使用麻醉动物；或者在追加实验中用麻醉动物，以明确在有意识的情况下测定的 QT 间期变化是心室复极化的直接作用，还是自主神经张力变化和/或用 QT 间期心率校正公式过度校正的结果。

没有绝对可靠的方法校正心率变化或自主神经张力变化对 QT 间期测量的影响。几种校正公式（Miyazaki 和 Tagawa 2002）通常对微小的心率变化有效。鉴于这种困境，除了将检测系统的数据作为选择心率校正公式依据，ICH S7B 没有其他建议。指导原则还建议申办方考虑通过绘制 QT/RR 的关系图来分析数据。QT 间期的心率校正对 ICH E14 中相应的临床试验也是一个议题。在很多情况下，申办方用多个公式分析数据，并讨论总体性的数据以支持他们的结论。

体内 QT 间期延长作用强度的种属差异不是因为不同种属间离子通道水平的差别引起的（即 I_{Kr} 抑制的相对强度，见章节"体外离子通道试验"），而是因为体内分布、代谢、血浆蛋白结合、背景的自主神经张力（包括心率基线）和其他心血管系统作用的差异引起的。因此，指导原则对优选的种属没有明确推荐，而是建议申办方选择并证明为最合适的体内检测系统和种属。

11.4.3.3　追加研究

如上述讨论，追加研究的目的是获得额外的信息，以解释安全药理学核心试验、药理和毒理学研究，以及临床研究中得到的结果。

例如，当体外离子通道试验与体内 QT 试验得到的结果不一致时，有多种选择去进行追加研究。当测试化合物有体内活性而无体外活性时，测定代谢物的 I_{Kr} 抑制强度是明智的。如果测试化合物在体外 APD 试验（浦肯野纤维、Langendorff 离体心脏灌注模型或心室楔形标本）中是有活性的，那么检测多种离子通道活性的结果有助于评价 APD 延长（APD 30 vs. APD 90）。如上所述（见章节 11.4.1），如果测试化合物不延长 APD，但是在体内研究中延长 QT 间期，那么由 APD 试验得到的结果将毫无作用，另一个补充策略是测定对其他心脏离子通道的作用强度。为确定心率校正公式是否会过度校正 QT 间期时程，对心率和 QT 间期之间的关系做变异程度分析可能会对试验有帮助（Fossa 等，2005）。

当确定测试化合物具有 QT 间期延长的风险时，有时会使用补充试验测试致心律失常的风险是否与预测的心室复极化改变相一致或低于预期（见 11.5 部分）。

11.4.3.4　致心律失常风险的评估方法/策略

由于在众多的患者人群中危险因素具有各种不同的组合，因此在模拟病理条件和心律失常条件下评估候选药物的安全性极具挑战性。ICH S7B EWG 在这方面没有提供明确的指导，但在文件中声明如下："鼓励有兴趣的各方开发这些模型，并测试它们在人类风险预测中的用处。"

TdP 需在多种风险因素共同作用下才会发生，而 QT 间期延长只是风险因素之一（Kowey 和 Malik 2007）。因此，即使有 QT 间期延长，TdP 的发生率也很低（Darpo 2001，2007）。因为风险因素的组合诸多，而 TdP 的发生率又如此之低，所以在典型的临床开发项目中，一般不能根据其数据直接排除 TdP 风险。除非 TdP 的发生率很高，否则风险排除通常需要上市后的数据。因此，在治疗水平或接近治疗水平存在 QT 间期延长的风险时，获批药物的标签上将带有 TdP 潜在风险的警告。在这种情况下，在批准上市之前，申办方可能需要确定这种风险与同类的其他有或者没有 TdP 风险的药物的相关性。

针对这个问题，至少开了两次专题研讨会，一次是欧洲心脏病学会召开的（Haverkamp 等，2000），一次是国际生命科学学会召开的（Bass 等，2004）。在这两个研讨会上，讨论了测试化合物可能会增加 TdP 的风险的可测量属性，包括不应期的离散度、复极化的不稳定性以及动作电位的变化。会议没有提出单一的检测方法，并且预测将需要一系列的临床前试验。自从 ICH S7B 推出以来，在一项个案研究中，尽管药物明确存在 QT 间期延长的风险，但申办方成功地证明了 TdP 的风险很低。这个案例就是雷诺嗪，案例中使用了临床与非临床数据。雷诺嗪对 I_{Kr} 和 I_{Na} 上的药理活性组合显示：（1）与强效的 I_{Kr} 阻断剂合用后，阻止了预期的 I_{Kr} 阻断引起的 APD 延长和早后除极的发生率；（2）在心室楔形模型制备中，与引起 TdP 的 I_{Kr} 阻断药物相比，不应期跨壁离散度低于预期（Antzelevitch 等，2004）；（3）在非 ST 段抬高型急性冠脉综合征等患者中，室性心动过速的发病率呈现下降趋势（Schram 等，2004；Song 等，2004）。因此，要证明阻断 I_{Kr} 并延长 QT 间期的药物具有比预期低的 TdP 风险，就需要有阴性和阳性对照药物的精心设计的策略。监管机构解读这些数据可能会存在地区性的差异。

11.4.4　综合风险评估和风险的证据

ICH S7B 指导原则建议，通过 QT 间期延长综合风险评估，并考虑目标适应证和患者人群，可以使实验数据的价值最大化。对所使用的非临床试验方法的敏感性信息，与对照药物相比检测化合物的相对作用强度，以及影响 QT 间期延长风险的主要药理学特性，或是肝损伤或药物间相互作用引起的更高风险的暴露等，都是重要的组成部分。综合风险评估是申办方做出科学提案的一个重要机会，提出候选药物在治疗水平上引起 QT 间期延长的风险是可以忽略的，亦或是按照预期用途、适应证和获益/风险比评价是可以接受的。综合风险评估的目的是让申办方和监管机构做出审慎的决策，以及可以为未来的标签提供描述非临床数据的信息。综合风险评估应随着附加数据的变化而实时更新，包括临床数据。指导原则建议综合风险评估应被纳入研究者手册和非临床概述（ICH M4）。对申办方而言，在规范性文件中加入综合风险评估是保证以最有效的方式提供数据的绝佳机会。

将风险证据的概念纳入 ICH S7B，是强调风险评估不是一个全或无的命题。最初，EWG 的目的是提供一个定性的尺度以评估测试化合物延长 QT 间期的相对风险。面对数据和适应证的复杂性，这一计划显得过于雄心勃勃。在 ICH S7B 中，以一种定性的方式描述风险证据，是为了鼓励申办方在综合风险评估中提供风险背景。

11.4.5　ICH S7B 和 ICH E14 的关系

理想情况下，非临床与临床指导原则应该互补，两者研究结果都可用于风险评估。ICH S7B EWG 建议，非临床研究的结论有助于设计和解释评估 QT 间期延长风险的临床研究。例如，当 ICH S7B 研究没有发现风险时，可以减少全面的临床 QT/QTc 研究。此外，"在非临床研究间结果不一致和/或临床研究结果与非临床研究结果不一致的情况下，回顾性评估和追加的非临床研究可以用于理解这些差异的基础"（ICH S7B）。非临床和临床数据的分析对于避免非临床或临床研究的假阳性和假阴性的结果非常重要。ICH E14 EWG 并不确信非临床研究结果能够预测临床情况，而且当时没有前瞻性的数据来解决这一问题。因此，在指导原则实施时，仅将临床评估的结果视为人类 QT 间期延长风险的决定因素。最近，ILSI – HESI 的一个项目正在调查非临床和临床研究之间的一致性，以及确定非临床研究没有风险时是否需要进行全面的临床 QT/QTc 研究（Trepakova 等，2009）。

11.5　S7A 和 S7B 后期实施：经验教训和未来的机遇

目前安全药理学研究已被制药公司和合约研究机构应用实施，并且已成功地被纳入临床前药物开发计划中（Ewart 等，2012）。大多数的申报文件包含了在 ICH S7A 和 S7B 中推荐的核心试验的数据，但是补充或追加研究的数据通常很少或缺乏。安全药理学会（http：//www. safetypharmacology. org）已经成为分享经验、推进安全药理学新思路和新技术的重要场所（Redfern 和 Valentin 2011；Cavero 2011）。

指导原则中提出的建议促进了安全药理学数据获取技术的发展，如用于评估呼吸功能指标的全身体积描记法，以及在清醒、不受限受试动物中使用可植入/可穿戴遥测设备获取心血管指标数据。虽然已经在一定程度上标准化了分析方法，但目前对数据收集的关注仍然多于对数据的解释和对风险的解答。

回顾性地评估 ICH S7A 和 S7B 推荐的研究的效益和成本是很有价值的。具体来说，这些研究能否有效地减少候选药物的使用？能否提高临床受试者的安全性？在先导物优化阶段，用于研发（GLP）药物的资源，包括试验动物的使用，与脱靶效应评估的对比是否具有合理性（Cavero 2009）？

11.6　结论

安全药理学指导原则的主要目的是鼓励申办方基于适用于候选药物的科学依据建立研究策略，提供一定的灵活性，并支持以科学方式解释结果。这些策略包括试验的验证、敏感性及特异性的定义，以及阳性与阴性对照药物结果的比较（结合临床经验）。指导原则中的建议旨在鼓励申办方对其化合物使用应基于证据的风险评估以支持临床试验参与者和患者的安全，从而减少临床药物开发中的损耗。

参 考 文 献

[1] Ando K, Hombo T, Kanno A, Ikeda H, Imaizumi M, Shimizu N, Sakamoto K, Kitani S, YamamotoY, Hizume S, Nakai K, Kitayama T, Yamamoto K (2005) QT PRODACT：in vivo QT assay with a conscious monkey for assessment of the potential for drug – induced QT interval prolongation. J Pharmacol Sci 99 (5)：487 – 500

[2] Anon (1995) Japanese guidelines for non – clinical studies of drugs manual. Yakuji Nippo, Tokyo

[3] Anon (1997) Committee for Proprietary Medicinal Products (EU). Points to consider：the assessment of the potential for QT interval prolongation by non – cardiovascular medicinal products

[4] Antzelevitch C, Belardinelli L, Zygmunt AC, Burashnikov A, Di Diego JM, Fish JM, Cordeiro JM, Thomas G (2004) Electrophysiological effects of ranolazine, a novel antianginal agent with antiarrhythmic properties. Circulation 110 (8)：904 – 910

[5] Bass A, Kinter L, Williams P (2004) Origins, practices and future of safety pharmacology. J Pharmacol Toxicol Methods 49：145 – 151

[6] Cavero I (2009) Exploratory safety pharmacology：a new safety paradigm to de – risk drug candidates prior to selection for regulatory science investigations. Expert Opin Drug Saf 8 (6)：627 – 647

[7] Cavero I (2011) Annual Meeting of the Safety Pharmacology Society：an overview. Expert Opin Drug Saf 2012 11 (2)：341 – 353

[8] Chui RW, Fosdick A, Conner R, Jiang J, Bruenner BA, Hugo M, Vargas HM (2009) Assessment of two external telemetry systems (PhysioJacket™ and JET™) in beagle dogs with telemetry implants. J Pharmacol Toxicol Methods 60：58 – 68

[9] Darpo B (2001) Spectrum of drugs prolonging the QT interval and the incidence of torsades de pointes. Eur Heart J 3 (Suppl K)：K70 – K80

[10] Darpo B (2007) Detection and reporting of drug – induced proarrhythmias：room for improvement. Europace 9 (Suppl 4)：23 – 36

[11] Delisle BP, Anson BD, Rajamani S, January CT (2004) Biology of cardiac arrhythmias：ion channel protein trafficking. Circ Res 94：1418 – 1428

[12] Ewart L, Gallacher DJ, Gintant G, Guillon J – M, Leishman D, Levesque P, McMahon N, Mylecraine L, Sanders M, Suter W, Wallis R, Valentin J – P (2012) How do the top 12 pharmaceutical companies operate safety pharmacology? J Pharmacol Toxicol Methods 66 (2)：66 – 70

[13] Fossa AA, Wisialowski T, Magnano A, Wolfgang E, Winslow R, Gorczyca W, Crimin K, Raunig DL (2005) Dynamic beat – to – beat modeling of the QT – RR Interval Relationship：analysis of QT prolongation during alterations of autonomic state versus human ether *a – go – go* – related gene inhibition. J Pharmacol Exp Ther 312：1 – 11

［14］ Guth BD, Bass AS, Briscoe R, Chivers S, Markert M, Siegl PKS, Valentin J – P (2009) Comparison of electrocardiographic analysis for risk of QT interval prolongation using safety pharmacology and toxicological studies. J Pharmacol Toxicol Methods 60：107 – 116

［15］ Hancox JC, Mitcheson JS (2006) Combined hERG channel inhibition and disruption of trafficking in drug – induced long QT syndrome by fluoxetine：a case – study in cardiac safety pharmacology. Br J Pharmacol 149 (5)：457 – 459

［16］ Hancox JC, McPate MJ, Harchi AE, Zhang YH (2008) The hERG potassium channel and hERG screening for drug – induced torsades de pointes. Pharmacol Ther 119：118 – 132

［17］ Hanson LA, Bass AS, Gintant G, Mittelstadt S, Rampe D, Thomas K (2006) ILSI – HESI cardiovascular safety subcommittee initiative：evaluation of three non – clinical models of QT prolongation. J Pharmacol Toxicol Methods 54：116 – 129

［18］ Haverkamp W, Breithardt G, Camm AJ, Janse MJ, Rosen MR, Antzelevitch C, Escande D, Franz M, Malik M, Moss A, Shah R (2000) The potential for QT prolongation and pro – arrhythmia by non – anti – arrhythmic drugs：clinical and regulatory implications. Report on a Policy Conference of the European Society of Cardiology. Cardiovasc Res 47 (2)：219 – 233

［19］ Hayashi S, Kii Y, Tabo M, Fukuda H, Itoh T, Shimosato T, Amano H, Saito M, Morimoto H, Yamada K, Kanda A, Ishitsuka T, Yamazaki T, Kiuchi Y, Taniguchi S, Mori T, Shimizu S, Tsurubuchi Y, Yasuda S, Kitani S, Shimada C, Kobayashi K, Komeno M, Kasai C, Hombo T, Yamamoto K (2005) QT PRODACT：a multi – site study of in vitro action potential assays on 21 compounds in isolated guinea – pig papillary muscles. J Pharmacol Sci 99 (5)：423 – 437

［20］ Hondeghem LM (2006) Thorough QT/QTc not so thorough：removes torsadogenic predictors from the T – wave, incriminates safe drugs, and misses profibrillatory drugs. J Cardiovasc Electrophysiol 17：337 – 340

［21］ Hondeghem LM, Carlsson L, Duker G (2001) Action potential duration prolongation is antiarrhythmic instability and triangulation of the action potential predict serious proarrhythmia, but action potential duration prolongation is antiarrhythmic. Circulation 103：2004 – 2013

［22］ Irwin S (1968) Comprehensive observational assessment：Ia. A systematic, quantitative procedure for assessing the behavioral and physiologic state of the mouse. Psychopharmacologia 13：222 – 257

［23］ Kii Y, Hayashi S, Tabo M, Shimosato T, Fukuda H, Itoh T, Amano H, Saito M, Morimoto H, Yamada K, Kanda A, Ishitsuka T, Yamazaki T, Kiuchi Y, Taniguchi S, Mori T, Shimizu S, Tsurubuchi Y, Yasuda S, Kitani S, Shimada C, Kobayashi K, Komeno M, Kasai C, Hombo T, Yamamoto K (2005) QT PRODACT：evaluation of the potential of compounds to cause QT interval prolongation by action potential assays using guinea – pig papillary muscles. J Pharmacol Sci 99 (5)：449 – 457

［24］ Kowey PR, Malik M (2007) The QT interval as it relates to the safety of non – cardiac drugs. Eur Heart J 9 (Supplement G)：G3 – G8

［25］ Kyle AM, Rogers PI, Han S, Chen P – S, March KL (2009) LifeShirt® acquisition system to monitor ECG from ambulatory swine and the implementation of an arrhythmia detection algorithm. Conf Proc IEEE Eng Med Biol Soc 2009：4820 – 4823

［26］ Laverty HG, Benson C, Cartwright EJ, Cross MJ, Garland C, Hammond T, Holloway C, McMahon N,

Milligan J, Park BK, Pirmohamed M, Pollard C, Radford J, Roome N, Sager P, Singh S, Suter T, Suter W, Trafford A, Volders PGA, Wallis R, Weaver R, York M, Valentin JP (2011) How can we improve our understanding of cardiovascular safety liabilities to develop safer medicines? Br J Pharmacol 163: 675 – 693

[27] Liu T, Brown BS, Wu Y, Antzelevitch C, Kowey PR, Yan G – X (2006) Blinded validation of the isolated arterially perfused rabbit ventricular wedge in preclinical assessment of drug – induced proarrhythmias. Heart Rhythm 3: 948 – 956

[28] Mattsson JL, Spencer PJ, Albee RR (1996) A performance standard for chemical and functional observation battery examinations of rats. J Am Coll Toxicol 15: 239 – 254

[29] Miyazaki H, Tagawa M (2002) Rate – correction technique for QT interval in long – term telemetry ECG recording in beagle dogs. Exp Anim 51 (5): 465 – 475

[30] Miyazaki H, Watanabe H, Kitayama T, Nishida M, Nishi Y, Sekiya K, Suganami H, Yamamoto K (2005) QT PRODACT: sensitivity and specificity of the canine telemetry assay for detecting drug – induced QT interval prolongation. J Pharmacol Sci 99 (5): 523 – 529

[31] Omata T, Kasai C, Hashimoto M, Hombo T, Yamamoto K (2005) QT PRODACT: comparison of non – clinical studies for drug – induced delay in ventricular repolarization and their role in safety evaluation in humans. J Pharmacol Sci 99 (5): 531 – 541

[32] Pugsley MK, Authier S, Curtis MJ (2008) Principles of safety pharmacology. Br J Pharmacol 154: 1382 – 1399

[33] Redfern WS, Valentin J – P (2011) Trends in safety pharmacology: posters presented at the annual meetings of the Safety Pharmacology Society 2001 – 2010. J Pharmacol Toxicol Methods 64: 102 – 110

[34] Redfern WS, Carlsson L, Davis AS, Lynch WG, MacKenzie I, Palethorp S, Siegl PKS, Strang I, Sullivan AT, Wallis R, Camm AJ, Hammond TG (2003) Relationships between preclinical cardiac electrophysiology, clinical QT interval prolongation and torsade de pointes for a broad range of drugs: evidence for a provisional safety margin in drug development. Cardiovasc Res 58: 32 – 45

[35] Sanguinetti MC, Mitcheson JS (2005) Predicting drug – hERG channel interactions that cause acquired long QT syndrome. Trends Pharmacol Sci 26 (3): 119 – 124

[36] Sanguinetti MC, Tristani – Firouzi M (2006) hERG potassium channels and cardiac arrhythmia. Nature 440: 463 – 469

[37] Sasaki H, Shimizu N, Suganami H, Yamamoto K (2005) QT PRODACT: inter – facility variability in electrocardiographic and hemodynamic parameters in conscious dogs and monkeys. J Pharmacol Sci 99 (5): 513 – 522

[38] Schram G, Zhang L, Derakhchan K, Ehrlich JR, Belardinelli L, Nattel S (2004) Ranolazine: ionchannel – blocking actions and in vivo electrophysiological effects. Br J Pharmacol 142: 1300 – 1308

[39] Song Y, Shryock JC, Wu L, Belardinelli L (2004) Antagonism by ranolazine of the pro – arrhythmic effects of increasing late INa in guinea pig ventricular myocytes. J Cardiovasc Pharmacol 44: 192 – 199

[40] Strnadova C (2005) The assessment of QT/QTc interval prolongation in clinical trials: a regulatory perspective. Drug Inf J 39: 407 – 433

[41] Tashibu H, Miyazaki H, Aoki K, Akie Y, Yamamoto K (2005) QT PRODACT: in vivo QT assay

inanesthetized dog for detecting the potential for QT interval prolongation by human pharmaceuticals. J Pharmacol Sci 99 (5)：473 – 486

[42] Toyoshima S, Kanno A, Kitayama T, Sekiya K, Nakai K, Haruna M, Mino T, Miyazaki H, Yano K, Yamamoto K (2005) QT PRODACT：in vivo QT assay in the conscious dog for assessing the potential for QT interval prolongation by human pharmaceuticals. J Pharmacol Sci 99 (5)：459 – r71

[43] Trepakova ES, Koerner J, Pettit S, Valentin JP (2009) A HESI consortium approach to assess the human predictive value of non – clinical repolarization assays. J Pharmacol Toxicol Methods 60：45 – 50

[44] Yamazaki R, Yamada M, Kobayashi K, Kitani S, Shimada C, Shimosato T, Mori T, Suganami H, Yamamoto K (2005) QT PRODACT：inter – and intra – facility variability of the action potential assay using isolated guinea – pig papillary muscles. J Pharmacol Sci 99 (5)：439 – 447

[45] Yan GX, Antzelevitch C (1996) Cellular basis for the electrocardiographic J wave. Circulation 93：372 – 379

[46] Zbinden G (1979) Pharmacological methods in toxicology. Pergamon, Elmsforn, NY

第 12 章

ICH S8：历史与展望

Kenneth L. Hastings

摘要

　　药物安全性评价的一个重要方面是明确其对机体免疫功能潜在的不良影响。药物诱发的免疫功能障碍表现为：感染和肿瘤（尤其是病毒引起的）易感性增加，药物过敏等超敏反应和自身免疫性疾病，以及各种炎症样表现。虽然已经开发出用于评估环境化学物免疫毒性的试验方法，但在 EMA 和 FDA 指导性文件颁布之前，这些方法还未能被系统地应用在药物开发过程中。EMA 和 FDA 各自的指导性文件在某些重要方面有所不同，而 ICH S8 正是用来解决两者之间存在的矛盾。在 ICH S8 中解决的关键问题是：功能性免疫毒性试验是否应该常规进行，还是在有所担忧时进行。ICH S8 的一个重要结果是药品开发者不能再忽视化合物相关免疫系统不良反应的指征。ICH S8 提供了一个系统化的方法以确定是否需要进行免疫毒性试验，并讨论了适当的方法学。基于 ICH S8 目前的经验，仍然无法解决标准毒性测试中应包含的免疫功能参数问题，可能会在未来颁布的文件修订本中对此问题加以解决。此外，基于近期临床药物开发经验，可能还需要非预期的免疫刺激的指导原则。

12.1　引言

　　尽管 Vos（1977）首次确定免疫毒理学是毒理学中的一个独特专业，但是对机体免疫功能不良反应的研究是随着免疫学的兴起而出现的。Richet 和 Portier 于 1902 年首次阐述了过敏反应，而后 Auer 于 1911 年取得了关键性的发现，即该反应需要预先接触过致病物

K. L. Hastings（✉）
Sanofi SA, Bethesda, MD, USA
e‑mail：kenneth. hastings@ sanofi‑aventis. com

质（Portier 和 Richet 1902；Auer 1911）。几乎同时的两个发现，青霉素和 Landsteiner 的突破性成果——现在称为半抗原，使得早期毒理学观察开始显得重要。当青霉素这个发现被（正确地）认为是奇迹药时，人们往往忽视了青霉素的一个十分普遍的副作用：过敏性休克（Feinberg 等，1953）。同时，Landsteiner（1945）表明，小分子量的化学物质能不可逆地结合蛋白质，且将其注射到动物体内时可诱导免疫应答。Landsteiner 将此物质应用于过敏性接触性皮炎（ACD）的 Draize 试验——被认为是第一个免疫毒理学试验（Draize 等，1944）。20 世纪 50 年代，Ovary 和同事们建立了半抗原 - 蛋白质的形成与过敏反应产生之间的联系。Ovary（1958）发明了第一种有效的方法来研究（而不是预测）过敏反应，即被动性皮肤过敏性试验（PCA）。

　　免疫介导的超敏反应现在被认为是一种免疫毒性，但长期以来，非预期的免疫抑制一直被认为是更重要的免疫毒性作用。毒理学早已确定了两个原因：电离辐射和某些高反应性的化学物质。两者似乎具有共同的机制：骨髓毒性（Auerbach 1958）。这两者都可能对快速分裂的细胞有毒性，可以用于癌症的实验治疗以及防止移植器官的排斥。因此，在我们现在认为是理所当然的发现之前，细胞增殖和免疫之间的联系就已经被人们理解。

　　到了 20 世纪 70 年代，许多毒理学家和其他生物医学的科学家意识到，免疫系统与其他系统一样，易受侵害并因此导致功能受损。然而，同毒理学家感兴趣的许多其他主题一样，免疫毒性的系统研究也是从一场灾难开始的。1973 年，在密歇根发生了一场工业意外事故，导致牛奶和奶制品被多溴联苯（PBBs）污染。随后的毒理学研究证明，多溴联苯会引起动物和人类免疫功能不良反应（Bekesi 等，1978）。其他化学制品（如黄曲霉毒素）也被发现对免疫功能有类似的不良反应（Thaxton 等，1974）。这是免疫毒理学作为一个独立专业的开始。

　　因为食品污染本质上被认为是一个环境问题（重要的例外是故意掺假），所以免疫毒理学由美国环境保护局（US EPA）这样的监管机构的科学家们开创并不令人惊讶。但是人们常常忽略了制药业的科学家同样对这个课题感兴趣。1978 年，美国食品药品监督管理局针对有免疫不良反应的药物举行了一次会议。此次会议中有一篇文章特别引人注目：Walter Reed 军事病理学研究所的一位病理学家 Nelson Irey，第一次将几种类型药物的不良反应归为 “免疫毒性” 这一范畴。Irey（1978）将青霉素引起的过敏反应，α - 甲基左旋多巴引起的自身免疫性疾病，辐射和癌症化疗引起的对感染及肿瘤的易感性，肾移植患者中硫唑嘌呤引起的淋巴瘤样淋巴组织增生性疾病，以及疫苗相关的超敏反应囊括在这一范畴中。也许这些看起来不相关的疾病第一次被认识到具有一个共同的基础：免疫系统损伤。

　　然而 Irey 的观察没有形成评价外源性物质免疫毒性强度的系统化方法。这个方法由 Vos 和他在荷兰的同事，以及后来在美国环保署、美国国立环境卫生科学研究所的科学家，一些大学和联合研究所共同制定完成（House 和 Luebke 2007）。在开发用于检测免疫毒性化学物质的试验中，经典免疫学与免疫毒理学这一新的科学之间的紧密联系是显而易见的。几乎所有的试验都来源于免疫学家长期使用的研究基础免疫生物学的方法，例如

Cunningham（1965）报道的一种用绵羊红细胞（SRBC）研究啮齿类动物免疫应答的试验。Jerne 和同事用空斑试验来研究免疫特异性的机制（Jerne 和 Nordin 1963；Forni 等，1980）。Vos 等人对空斑试验进行了调整，研究了由外源性物质暴露引起的免疫损伤（Deanetal 1982；Vos 1977）。正如绵羊红细胞（SRBC）空斑试验对理解免疫特异性的过程至关重要，这种方法也被证明是检测外源性物质免疫毒性最有用的常规试验（Putman 等，2002；Van der Laan 等，1997）。

第二种重要的方法通常被称为"宿主抵抗力试验"。其基本方法是将啮齿动物暴露到（依据使用不同途径感染因子或肿瘤细胞）传染性病原体或肿瘤细胞。在传统免疫生物学中，这些模型已经被用来研究对感染和癌症的免疫应答。免疫毒理学家用这些模型来研究外源性物质对这些"激发因子"（感染因子或肿瘤细胞）的免疫应答作用（Burleson 和 Burleson 2008）。

现在 SRBC 空斑试验一般指 T 细胞依赖性抗体反应试验（TDAR），结合宿主抵抗力试验，构成免疫毒理学的"金标准"（Luster 等，1993）。需要考虑两个要点：两种试验都是相对非特异性的（不能"预测"特定的人类健康效应），都是对功能损害的试验。两者都是 ICH S8 中推荐的基础性试验。

12.2 免疫毒理学和 ICH

在 20 世纪 80 年代早期，来自几个机构的科学家们开发了一系列检测外源性物质免疫毒性的方法。这项工作是由美国国家毒理学计划（NTP）主导的，这一套试验通常被称为"分层分析"（Luster 等，1988）。全部的方法都是毒理学家所熟悉的：即用一个或多个相对非特异但是敏感的试验来筛选所关注的效应，并用后续试验来确定和理解毒性靶点。在免疫毒性方面，研究者进行了一系列研究以确定"一致性"，即哪些试验对鉴定已知免疫毒素最有用（Luster 等，1992，1993）。将免疫学家通常使用的几种方法进行匹配，对 50 种化学物质进行了评估。这些方法包括外源性物质对免疫系统器官重量、细胞结构和组织学的影响，某些临床病理参数（血细胞计数、流式细胞术、血清免疫球蛋白浓度）和一组功能试验（T 细胞依赖性抗体反应、迟发型超敏反应、细胞免疫、NK 细胞活性和宿主抵抗力）。结果显示，T 细胞依赖性抗体反应与流式细胞术的结合是最一致的检测方法，可以检测到 50 种化合物中约 90% 的免疫毒素（House 和 Luebke 2007）。有两个要点应该指出：研究缺乏阴性对照，而且包含的药物很少。但这对免疫毒理学来说是一个重要的开端：现在可以推荐一个合理评价潜在免疫毒物的方法。

1989 年，荷兰国家公共卫生和环境研究所第一次对药物的免疫毒性进行系统性评估，包括不认为可能有免疫调制作用的药物（例如维拉帕米）。这些研究得到一个重要结果：评估环境化学品免疫毒性的方法也可适用于药物（De Waal 等，1995，1996，1997，1998；Van der Laan 等，1995，1996）。美国毒理学计划（NTP）在评估艾滋病治疗药物潜在免疫毒性时进行的研究中，产生了一些令人担忧的迹象（Luster 等，1991）。其中之一就是发现扎西他滨能抑制食蟹猴中辅助性 T 细胞数量（Taylor 等，1994）。这个常被忽视的研究表明了两个重点：在非啮齿动物中进行的流式细胞计数可以得到临床上相关的结果（也许解释为什么有效的抗逆转录病毒药物可以降低死亡率而不增加公认的药效替代标志物），以及即使没有被设计为独立的免疫毒性试验也可以获得免疫毒性的指标。

Vos 及其同事证明，用于药物的免疫毒理学试验被标准化后，可以用于环境污染物和食品添加剂的评估，但是不适用于药物评估。对此有多种原因。在药物开发方面，研究设计和指标具有灵活性被认为是合理的，而采用经济合作与发展组织（OECD）所制定的方案只是一个通用指导原则（OECD 1995，2008）。对于许多药物而言，难以将免疫毒性从夸大的药效中区分出来（例如，抗移植药物、抗炎药和癌症化疗药物）。事实上，可以说这种区分是随意的：与环境化学物质不同，药物要在给定的治疗适应证下对一定的获益/风险比进行评估（Piccotti 等，2009）。在对另一种艾滋病药物进行的研究中，地丹诺辛需要用比 EPA 指导原则中建议的更长时间（6 个月）的暴露，才能显示出其免疫毒性（Phillips 等，1997）。最后，与药物相关的最重要的免疫毒性作用似乎应该是超敏反应，而不是非预期的免疫抑制。EPA 分层系统的设计是用来检测通常所说的"药物过敏"的机制，而不是用来检测增强的免疫反应。

然而已经知道，包括非预期免疫抑制在内的免疫毒性是重要的潜在药物不良反应。可能首先解决这个问题正是制药工业自己。在 1988 年的白皮书中，美国工业组织（PhRMA）的前身药品制造商协会（PMA）提出了将免疫毒性指标纳入药物安全评估的理由，并提醒 EPA 分层系统在这方面并不适用（PMA 1988）。由药物信息协会（DIA）主办的两次重要会议对于新药免疫毒性评估指导原则的需要达成共识（1995 年弗吉尼亚州阿灵顿，1996 年瑞士蒙特勒）。在蒙特勒会议上达成共识，免疫毒性试验的常规方案强调使用 T 细胞依赖性抗体反应（TDAR）作为最佳的通用试验（Van der Laan 等，1997）。

美国 FDA 已经把 EPA 分层系统的改编版列入了一般提到的"红皮书"的第一版中，但这些建议适用于新的食品添加剂，而不是药物（Hinton 2000）。美国 FDA 关于药物评估的第一个指导原则来自于药物评估和研究中心（CDER）的抗病毒药物部门，旨在消除不应给予艾滋病患者免疫抑制性药物的顾虑（FDA 1993；Hastings 1996）。但是，这个指导原则很明显是不够的，需要拟定更多的正式文件。

在 FDA 指导原则发展的同时，欧洲的卫生部门也担心，作为药物开发的一部分，潜在的免疫毒性没有得到适当的评估。两部门在某一具体方面上出现了意见分歧，这是制定 ICH S8 的主要原因。欧洲的观点是应将功能检测作为在研药物的常规安全性评价的一部分（Putman 等，2003；Vos 和 Van Loveren 1998）。这个立场与 EPA 采取的方式是一致的：对免疫功能的潜在不良反应是重要的参数，这应该是任何政策决策的基础。这一立场已被有效的科学证据明确证实。

FDA 所采取的立场是，如果已经对来自非临床（和临床）研究的整体数据进行了适当的评估，那么也许不需要专门的免疫毒性研究。CDER/FDA 提议的方法是只有观察到非预期的免疫抑制的指征之后，专门的免疫毒性研究才有用（Hastings 2002）。

20 世纪 90 年代，专门针对关于在研药物的可能引起的免疫毒性的评估，展开了很多讨论。这些讨论是促使 ICH 发布药物免疫毒性研究评估指导原则的直接原因。2000 年，欧洲医疗产品评估机构［欧洲药物管理局（EMA）的前身］发表了关于啮齿动物 28 天毒理学研究指导说明，其中包括一项要求进行药物免疫毒性研究的附录（EMEA 2000）。日本厚生劳动省（JMHLW）对药物免疫毒性评估指导原则的草拟稿与 EMA 的指导原则基本一致：功能测定应作为标准的非临床安全性评估的一部分。FDA／CDER 2002 年也颁布了在研药物免疫毒性评估的指导原则（美国 FDA 2002）。显然，各种意见分歧决定了 ICH 谈判的必要性。

12.3　编写指导原则

ICH S8 是非常重要的，因为它演示了具有分歧和持强烈保留意见的科学家如何检查现有的证据，并形成一个适合解决安全性问题的文件。在伦敦举行的首次 EWG 会议上（2003 年 10 月），所有有关方都认为免疫毒性是一个需要解决的重要问题。当时，CPMP（现在的 CHMP）的指导原则占主导地位，即需要进行专门的免疫毒性研究，而对于 CDER／FDA，则根据现有数据决定是否需要。

免疫毒理学专家工作组（EWG）的第一项任务是调查当时制药行业筛选候选药物潜在免疫毒性时使用的方法。这项调查发现，尽管制药行业中存在相当大的差异性，但多数仍然依赖于标准的非临床毒理学研究来检测免疫毒性的迹象（Weaver 等，2005）。一些公司进行了如 TDAR 的免疫功能研究，但几乎都是在非临床毒理学研究中观察到有免疫毒性的迹象或者有其他担忧的因素后才进行。来自行业实践调查以及监管机构经验中最重要的发现是，这些免疫毒性的迹象经常因被误认为与临床使用无关而被忽略，或者归因于"应激反应"。因此，问题不是缺乏免疫毒性的迹象，而是没有对它们进行适当的评价。在形成具体的指导文件时，要着重考虑这一关键点。

第二项任务就是确定将专门的功能性免疫毒性研究作为常规药物开发的一部分的必要性。尽管 CPMP NfG（Committee for Proprietary Medicinal Products, Note for Guidance）看起来只要求要么进行 TDAR，要么进行免疫细胞流式分析并结合自然杀伤（NK）细胞活性试验以作为大鼠 28 天重复给药毒理学研究的一部分，但这也许是错误的解释。事实上，除非具有强制性的理由，NfG 强烈建议试验应包括免疫功能指标。受此影响，FDA 和 EMA 关于免疫毒理学的指导原则的差异只是推荐的方法不同，而不是这样的试验是否需要。如果有引起担忧的因素，那么 FDA／CDER 建议进行后续的免疫毒性试验。而 EMA 和 JMHLW 则建议除非没有担忧的因素，否则建议进行专门测试。因此，有共识的基础：监管当局都同意需要免疫毒性试验，并且都同意可以推荐如 TDAR 等测试。

最后，EWG 必须考虑指导原则的范围。FDA 对新药的免疫毒理学评价的指导原则包括对通常称为"药物过敏"现象的广泛讨论（美国 FDA 2002）。许多类型的药物相关免疫病症都包括在这一范畴中，但是没有推荐用来确定在研药物引起这些不良反应的潜在可能的测试方法。有许多方法用以确定经皮肤的药物引起过敏性接触性皮炎（ACD）的可能，并且 EWG 中各方都认为这就足够了。由于问题的范围相对比较狭窄，且缺乏可接受方法的一致性，因此忽略了检测潜在 ACD 的问题。对于其他类型的药物过敏，也没有可以推荐的检测方法。由于日本监管机构长期以来需要被动皮肤过敏反应（PCA）和有关的检测，如活动性系统性过敏反应（ASA），作为常规药物评估的一部分，因此过敏反应检测非常困难（Udaka 1992）。除了非临床的过敏反应检测是否有用的问题，实际上几乎没有有用的数据可以用于指导。有动物模型可以用来确定与过敏反应一致的不良反应是否是免疫介导的，但是没有经过充分的验证。最后，在讨论中没有考虑生物药物。做出这一决定的主要原因是许多生物药物或者重组免疫系统蛋白质（如细胞因子）倾向于通过其他机制调节免疫功能。形成 ICH S6 基础的个案方法被认为是适当的。

非预期免疫刺激迹象被认为是重要的问题。提及这个话题的原因是这种迹象可能甚至经常会在非临床或临床研究中观察到（Pieters 2008；Rock 等，2010）。虽然这种迹象可能是药物特异性抗体或细胞介导的机制引起，但也有其他的可能原因。重要的一点是，无论是否与免疫抑制或免疫刺激并存，任何非预期的免疫调节迹象都应该被评估。

最后，应该指出，在专门的功能性免疫毒性试验的问题上从来没有达成过共识。首要问题是确定当前行业实践是否有足够的数据库资料（Weaver 等，2005）。虽然标准非临床毒理学研究（STS）的结果准确预测了约 90% 的测试药物的免疫毒性，但实际样本量（42）很小。仅评估 12 种药物的数据量是不够的，其中 7 种是细胞毒性溶瘤剂，被认为不适合纳入分析。最令人困扰的是，在专门的免疫毒性研究（主要是 TDAR）中，STS 未检测到 6 种药物已知的免疫毒性的迹象。而临床数据也不能用于评价这个最重要的一致性度量。因此，虽然对引起担忧的因素的研究方法达成一致，但存在药物导致的不期望免疫抑制无法被发现的风险。

12.4　ICH S8：要点

ICH S8 指导文件的出台所用时间约为 2 年——与其他安全性主题相比，时间非常短。在大阪，免疫毒性被接受作为 ICH 主题之一（2003 年 11 月），2004 年 6 月在弗吉尼亚州的麦克莱恩形成初稿，关键性的第二阶段文件于 2004 年 11 月在横滨定稿。第四稿文件于 2005 年 5 月在布鲁塞尔签署，最终指导意见于 2005 年 8 月 23 日公布。FDA 于 2006 年 4 月颁布了这一指导性文件。终稿文件的目的很简单：推荐方法用以评估测试药物潜在的免疫毒性，并提供基于科学的算法，以确定是否需要专门的非临床免疫毒性试验。指导原则由两种相关联的方法构成："担忧的因素"范式，可以通过证据权重来确定是否需进一步研究。

"担忧的因素"这个词虽然没有被用在指导原则中，但却获取了评估特异性免疫毒性试验需要的方法。以下因素应该被考虑：①非临床毒理学研究结果；②药物的药理学；③适应证；④潜在的结构 – 活性关系；⑤药代动力学；⑥相关的临床使用观察。这是一个整体性的方法，即测试样品免疫调节迹象的所有相关数据都应该被评估。

第一个"担忧的因素"是十分重要的，因为它不依赖于具体的毒理学研究。与美国环保署预防、农药及有毒物质办公室（OPPTS）所颁布的要求不同［健康影响测试指导原则（OPPTS 870.77800）：免疫毒性（US EPA 1998）］，EPA 的指导原则非常具体：TDAR 应该在啮齿动物 28 天重复剂量口服给药的研究中进行，高剂量组给予最大耐受剂量（MTD）。为了确定测试品对 NK 细胞潜在的影响，使用相同的给药方式且暴露时间应为 90 天。相比之下，ICH S8 建议对所有非临床研究中获得的结果进行评估。有一处权衡应该被理解：相比依赖单一种属（通常是大鼠）的单一数据的采集方法（TDAR），ICH S8 给出的方法依赖于啮齿动物和非啮齿动物的多个非临床研究的信息。与 EPA 方法相比，这种方法可能被认为"数据离散"，但在数据分析时的警觉应该能够纠正这一潜在问题。因此，ICH S8 提供了较大范围的相关观察的列表，列表内容能提示潜在的免疫毒性（包括组织病理学的建议）。

免疫毒性的迹象包括免疫组织重量、细胞结构、组织学外观、血液免疫球蛋白的变化，以及感染和肿瘤发病率的增加。解剖学和生物化学上的改变提示免疫抑制或免疫刺激：任何一种都应该被评估。例如，淋巴结数量和脾脏生发中心的增加可能提示具有有害的免疫增强，但是结合感染发病率的增加，事实上是提示免疫抑制。如果没有其他已知的相关机制（如遗传毒性或激素活性），在啮齿动物致癌性生物分析中，肿瘤的发现可以提示免疫抑制。

组织病理学的效用受到特别关注。免疫毒理学家一直在争论，在没有组织学变化的情况下免疫抑制是否可以发生。S8 强调了一种被毒理病理学家称为"增强组织病理学"的方法。此外，S8 提供了应该特别进行免疫作用评价的组织列表。结合已经发表的"最佳实践"和许多非临床研究将被评估的事实，这个问题应该被认为得到了部分解决（Haley 等，2005；Kuper 等，2000；Maronpot 2006）。当然，也有例子仅仅依靠组织病理学，尤其是在使用从 1 月龄啮齿动物研究中获得的组织时，无法检测到一些免疫抑制剂化合物，但这并不是 S8 中给出的整体的方法。

第二个担忧的因素是药理学。至少有三类药物可以表现出与免疫毒性一致的迹象：①癌症化疗药物；②移植药物；③抗炎药物。在这三种情况下，免疫毒性很可能是夸大的药效，专门的免疫毒性研究很可能无法提供有用的信息。然而，这并不能成为一个默认的假设。许多标准的癌症化疗药物就是骨髓毒素，医疗实践长期以来也考虑到这一点（例如隔离患者以使感染的风险最小化）。具有新型分子靶点的新化疗药物可能没有明显的免疫抑制活性（例如 Yang 和 Moses 2008）。在这种情况下，即使在非临床毒理学研究中没有相关的迹象，也建议确定其是否有潜在的免疫毒性。开发用于预防器官移植排斥反应的药物通常被认为是"明显的免疫毒素"，并且在药理学研究中通常可以获得专门的免疫毒性研究的指标。然而，具有独特的药效学特性的药物可能不属于这种情况。免疫毒理学研究可以将需要的药效学与非预期的免疫抑制作用分开。

抗炎药是一个需要特殊考虑的类别。这可以通过在类固醇药物的早期开发中经常被遗忘的事件来说明。在结核病患者中进行临床试验时，皮质类固醇的强力抗炎（以及合成代谢）作用使症状明显改善（Shubin 等，1959）。当然这些影响是暂时的，患者很快就会发展成为严重的、往往致命的活动性结核复发。药效的活性引起了致命的免疫毒性。当第一种抗炎生物药物用于治疗类风湿性关节炎时，药物开发中这一情景意外重现：隐匿性结核感染有时会发展为致命的活动性疾病（Dixon 等，2010）。评估抗炎药物的关键问题是确定基于免疫系统参数的治疗指数：免疫药理学与免疫毒理学之间存在的交集。虽然治疗指数的问题几乎存在于任何药物，但抗炎药物的问题似乎特别复杂。类固醇可与抗结核药物结合使用，用于治疗以炎症为重要病理特征的某些具有特定表现的疾病（Cunha 1995）。如果患者没有结核感染，抗肿瘤坏死因子 α（TNFα）单克隆抗体可用于有效治疗慢性炎症性疾病如类风湿性关节炎和克罗恩病（CDC 2004）。已经观察到其他抗炎药物（特别是生物制剂）的不良的免疫调节，非临床方法可能在个案的基础上是有效的（Gourley 和 Descorial 2008）。

如果将药物给予免疫功能受损的患者（艾滋病患者、先天性免疫缺陷儿童、老年患者），适应证是一个担忧的因素。在这种情况下，免疫毒性研究可能会识别危险，但风险需要在临床试验中确认。有关适应证和患者人数的问题存在争议。虽然一些用于治疗艾滋病病毒感染的药物已被证明在 STS 和专门的免疫毒性研究中具有免疫抑制作用，但是这些发现对产品标签或临床用途几乎没有影响。EWG 认识到，婴儿和儿童可能特别容易受到意外的免疫抑制作用的影响，但没有对评估这种可能性的方法提出具体建议。事实上，除了将可能的发育免疫毒性作为担忧的因素（包括在子宫内暴露），指导原则在解决问题的最佳做法方面相对沉默。

虽然与已知的免疫毒性药物结构相似是担忧的因素，但这是一个复杂的问题。如果采用计算机模拟方法分析时出现结构警报，而在体内研究没有出现信号时，则不太可能需要进行免疫毒性研究。相反，如果在毒理学研究中观察到免疫毒性迹象而且具有结构警报，则应该考虑后续的免疫毒性研究。

最重要的药代动力学参数是分布，它可能表明担忧的因素。如果药物和/或代谢物在免疫系统组织聚集，这可能不是单独的担忧的因素；但如果在毒理学研究中有其他的发现，且与免疫组织聚集一致（比如病理改变），这就可能是担忧的因素。

临床试验数据可能提示担忧的因素。有许多临床发现可以提示需要进行非临床免疫毒性研究。经常需要这些研究来帮助建立临床发现（比如肺炎或尿路感染发病率增加）与药物致免疫抑制之间的联系。这并非罕见的事件，在药物和生物制剂中也都可以出现。例如，质子泵抑制剂似乎增加了肺炎和艰难梭状芽胞杆菌感染的风险（Gulmez 等，2007；Linsky 等，2010），抗黏附分子单克隆抗体可能增加活性 JC 病毒性脑病的风险（Bloomgren 等，2012）；更复杂的问题是比如对乙酰氨基酚与哮喘风险之间的潜在联系（Eyers 等，

2011）；某些类型的免疫毒性似乎降低了疫苗效力（Gelinck 等，2008；Grandjean 等，2012）。

最后，应激问题被广泛讨论。如前所述，具有悠久但令人不安的历史，药物相关免疫损伤因应激相关理由而被误认为与临床安全性无关。这个问题的复杂性可能最好理解为毒性引起应激反应的难题。例如，如果动物出现胸腺萎缩，但没有与免疫功能相关的毒性证据，应当考虑免疫毒性吗？这个问题没有简单的答案，但是 EWG 的结论是，应激反应经常被作为观察到的免疫毒性表现的默认解释，而这是不能接受的。因此，指导中声明，如果声称是由应激反应引起的免疫毒性表现，必须提供令人信服的证据来支持这一结论。虽然指导没有具体说明什么是令人信服的证据，但是这意味着简单的应激因果关系的陈述是不充分的。指导原则建议 STS 中使用的剂量应小于 MTD，以使应激反应的可能性最小化。附录包括应激反应相关影响的深入探讨，这可能解释 STS 的结果。

附录还包括对特异性免疫功能试验的广泛讨论。因此，虽然指导原则并没有为研究的进行提供"处方"（具体要求），但是提供了许多有用的要点。这是其独特之处。基于各种考虑，研究设计的灵活性被认为是一个重要因素。

12.5 维护

ICH 意识到，随着科学的发展，指导原则有可能会影响研究的开展，因此有必要更新指导文件。以下存在的几个问题可能使维护 ICH S8 成为必需的事。

ICH S8 并没有解决药物过敏问题。虽然可以推荐的方法极少，但小鼠局部淋巴结试验（LLNA）被认为适用于评价皮肤用药的安全性。这个试验是有效且被普遍接受的（Gerberick 等，2005）。尽管几乎没有人使用 LLNA 试验来评估药物产生 ACD 潜力的公开数据，但将其包括在修订的指导原则中不太有争议。

虽然发育免疫毒性被认为是重要的担忧的因素，但在 ICH S8 中没有提供具体的指导。自从 ICH S8 颁布以来，发育免疫毒理学已取得重要进展，这个问题应该作为维护的一部分来解决（Holsapple 等，2005）。尽管在研究设计和对研究的需要存在某些关键方面的争议，但这些问题都可能在讨论中被有效解决。同时还应考虑评估拟用于老年人的药物的免疫毒性潜力。

虽然生物药物不在 ICH S8 的范围内，但应该考虑这个问题。ICH S6（R1）在药物评估的一些重要方面是 ICH S8 的延伸，特别重要的是与生物免疫调节剂相关的感染和肿瘤的问题。ICH S8 附录提出了关于宿主抵抗力试验的建议，这一部分还可以大幅扩展，并可以为生物药物的免疫毒性评价提供有用的指导。

基因组学等先进技术已经在免疫毒理学中得到应用，但是尚不清楚是否需要指导原则。这是药物安全性评价中快速变化的领域，某些问题是否应该解决是需要考虑的。例如，免疫组学是可用于评估生物药物的不良免疫原性（例如自身免疫反应）的技术

（Grainger 2004）。鉴定某些可以诱导严重免疫毒性反应的表位已成为可能。

　　ICH S8 中解决了不良免疫刺激的有关问题，但是没有用于评价的具体指导方法。作为维护的一部分，一些方法可能值得考虑，例如最小可接受生物效应水平试验（MABEL）等体外方法，可被推荐用于评价激动性免疫调节的安全性（Horvath 和 Milton 2009；Stebbings 等，2007）。在这方面基因组技术也可能是有用的，鉴定单体型风险因素可用于确定测试物产生的潜在的不良反应，如"细胞因子风暴"和"无菌性败血症"等。

　　最后，在 ICH S8 协商中使用的原始数据库应该大幅度扩展。有用的数据无疑是有价值的，免疫功能试验是否应该成为标准药物安全性评价的一部分，需要被重新审视。在这点上令人困惑的问题之一是，有关免疫原的激发是否能被纳入 STS，且不使研究的解释更复杂。应该考虑解决免疫原激发的最佳参数（例如 KLH 的适当剂量）这个最重要的遗留问题。由于存在引起严重临床后果的非预期免疫抑制的实例（例如，先前讨论的与肺炎和艰难梭菌感染风险增加相关的质子泵抑制剂），如果这些不良免疫效应可以在动物上建模（特别是作为 STS 的补充），则可以因其有益于公众健康而被强烈推荐。除 TDAR 外，还应考虑对 T 细胞非依赖性抗体反应和固有免疫的潜在不良反应。

　　ICH S8 应该是成功的，即药物的研发过程从该指导原则中受益。关于符合免疫毒性的迹象被忽视或被误认为"应激"而与临床应用无关，现今被认为是过时的观念。预测药物过敏的试验是必需的，非预期的免疫刺激已成为一个重大的问题。并且，这两个领域的进展依然不断：免疫毒理学是一个充满活力的研究领域。

参 考 文 献

［1］　Auer J（1911）Lethal cardiac anaphylaxis in the rabbit. J Exp Med 14：476 – 496

［2］　Auerbach C（1958）Radiomimetic substances. Radiat Res 9：33 – 47

［3］　Bekesi JG, Holland JF, Anderson HA, Fischbein AS, Rom W, Wolff MS, Selikoff IJ（1978）Lymphocyte function of Michigan dairy farmers exposed to polybrominated biphenyls. Science 199：1207 – 1209

［4］　Bloomgren G, Richman S, Hotermans C, Subramanyam M, Goelz S, Natarajan A, Lee S, Plavina T, Scanlon JV, Sandrock A, Bozic C（2012）Risk of natalizumab – associated progressive multifocal leukoencephalopathy. N Engl J Med 366：1870 – 1880

［5］　Burleson GR, Burleson FG（2008）Animal models of host resistance. In：Herzyk DJ, Bussiere JL（eds）Immunotoxicology strategies for pharmaceutical safety assessment. Wiley, Hoboken, NJ, pp 163 – 177

［6］　Centers for Disease Control and Prevention（CDC）（2004）Tuberculosis associated with blocking agents against tumor necrosis factor – alpha – California, 2002 – 2003. Morb Mortal Wkly Rep 53：683 – 686

［7］　Cunha BA（1995）Pulmonary tuberculosis and steroids. Chest 107：1486 – 1487

［8］　Cunningham AJ（1965）A method of increased sensitivity for detecting single antibody – forming cells. Nature 207：1106 – 1107

［9］　De Waal EJ, Timmerman HH, Dortant PM, Kranjc MAM, Van Loveren H（1995）Investigation of a screening battery for immunotoxicity of pharmaceuticals within a 28 – day oral toxicity study using azathioprine and cyclosporin A as model compounds. Regul Toxicol Pharmacol 21：327 – 338

[10] De Waal EJ, De Jong WH, Van der Vleit H, Verlaan B, Van Loveren H (1996) An immunotoxicity screening study on salmeterol in rats. Int J Immunopharmacol 18：523 – 528

[11] De Waal EJ, Van Loveren H, Vos JG (1997) Practice of tiered testing for immunosuppression in rodents. Drug Info J 31：1317 – 1323

[12] De Waal EJ, Van der Laan J – W, Van Loveren H (1998) Effects of prolonged exposure to morphine and methadone on in vivo parameters of immune function in rats. Toxicology 129：201 – 210

[13] Dean JH, Luster MI, Boorman GA, Lauer LD (1982) Procedures available to examine the immunotoxicity of chemicals and drugs. Pharmacol Rev 34：137 – 148

[14] Dixon WG, Hyrich KL, Watson KD, Lunt M, Galloway J, Ustianowski A, Symmons DPM (2010) Drug – specific risk of tuberculosis in patients with rheumatoid arthritis treated with anti – TNF therapy：results from the British Society for Rheumatology Biologics Register (BSRBR). Ann Rheum Dis 69：522 – 528

[15] Draize JH, Woodward G, Calvery HO (1944) Methods for the study of irritation and toxicity of substances applied topically to the skin and mucous membranes. J Pharm Exp Ther 61：377 – 390

[16] European Agency for the Evaluation of Medical Products (2000) Committee for Proprietary Medicinal Products. Note for guidance on repeated dose toxicity. European Agency for the Evaluation of Medical Products, London

[17] Eyers S, Weatherall M, Jefferies S, Beasley R (2011) Paracetamol in pregnancy and the risk of wheezing in offspring：a systematic review and meta – analysis. Clin Exp Allerg 41：482 – 489

[18] Feinberg SM, Feinberg AR, Moran CF (1953) Penicillin anaphylaxis, nonfatal and fatal reactions. J Am Med Assoc 152：114 – 119

[19] Forni L, Coutinho A, Köhler G, Jerne NK (1980) IgM antibodies induce the production of antibodies of the same specificity. Proc Natl Acad Sci USA 77：1125 – 1128

[20] Gelinck LBS, Van der Bijl AE, Visser LG, Huizinga TWJ, Van Hogezand RA, Rijkers GT, Kroon FP (2008) Synergistic immunosuppressive effect of anti – TNF combined with methotrexate on antibody responses to the 23 valent pneumococcal polysaccharide vaccine. Vaccine 26：3528 – 3533

[21] Gerberick FG, Ryan CA, Kern PS, Schlatter H, Dearman RJ, Kimber I, Patlewicz GY, Basketter DA (2005) Compilation of historical local lymph node data for evaluation of skin sensitization alternative methods. Dermatitis 16：157 – 202

[22] Gourley I, Descotes J (2008) Bridging immunotoxicology to clinical drug development. In：Herzyk DJ, Bussiere JL (eds) Immunotoxicology strategies for pharmaceutical safety assessment. Wiley, Hoboken, NJ, pp 375 – 384

[23] Grainger DJ (2004) Immunomics：principles and practice. IRTL Rev 2：1 – 6

[24] Grandjean P, Andersen EW, Budtz – Jørgensen E, Nielsen F, Mølbak K, Weihe P, Heilmann C (2012) Serum vaccine antibody concentrations in children exposed to per fluorinated compounds. J Am Med Assoc 307：391 – 397

[25] Gulmez SE, Holm A, Frederiksen H, Jensen TG, Pedersen C, Hallas J (2007) Use of proton pump

inhibitors and the risk of community – acquired pneumonia. Arch Intern Med 167：950 – 955

[26] Haley P, Perry R, Ennulat D, Frame S, Johnson C, Lapointe J – M, Nyska A, Snyder PW, Walker D, Walter G (2005) STP position paper：best practices guideline for the routine pathology evaluation of the immune system. Toxicol Pathol 33：404 – 407

[27] Hastings KL (1996) Regulatory issues of importance to developing anti – HIV therapeutics. Toxicol Pathol 24：278 – 280

[28] Hastings KL (2002) Implications of the new FDA/CDER immunotoxicology guidance for drugs. Int Immunopharmacol 2：1613 – 1618

[29] Hinton DM (2000) US FDA "Redbook II" immunotoxicity testing guidelines and research in immunotoxicity evaluations of food chemicals and new food proteins. Toxicol Pathol 28：467 – 478

[30] Holsapple MP, Burns – Naas LA, Hastings KL, Ladics GS, Lavin AL, Makris SL, Yang Y, Luster MI (2005) A proposed testing framework for developmental immunotoxicology. Toxicol Sci 83：18 – 24

[31] Horvath CJ, Milton MN (2009) The TeGenero incident and the Duff report conclusions：a series of unfortunate events or an avoidable event? Toxicol Pathol 37：372 – 383

[32] House RV, Luebke RW (2007) Immunotoxicology：thirty years and counting. In：Luebke R, House R, Kimber I (eds) Immunotoxicology and immunopharmacology. CRC, Boca Raton, FL, pp 3 – 20

[33] Irey NS (1978) Drug adverse reaction reports related to immunotoxicity. In：Asher IM (ed) Inadvertent modification of the immune response：the effects of foods, drugs, and environmental contaminants. US Food and Drug Administration, Washington, DC, pp 140 – 143

[34] Jerne NK, Nordin AA (1963) Plaque formation in agar by single antibody – producing cells. Science 140：405

[35] Kuper CF, Harleman JH, Richter – Reichelm HB, Vos JG (2000) Histopathologic approaches to detect changes indicative of immunotoxicity. Toxicol Pathol 28：454 – 466

[36] Landsteiner K (1945) The specificity of serological reactions. Harvard University Press, Cambridge, MA

[37] Linsky A, Gupta K, Lawler EV, Fonda JR, Hermos JA (2010) Proton pump inhibitors and risk for recurrent Clostridium difficile infection. Arch Intern Med 170：772 – 778

[38] Luebke RW, Holsapple MP, Ladics GS, Luster MI, Selgrade MJ, Smialowicz RJ, Woolhiser MR, Germolec DR (2006) Immunotoxicogenomics：the potential of genomics technology in the immunotoxicity risk assessment process. Toxicol Sci 94：22 – 27

[39] Luster MI, Munson AE, Thomas PT, Holsapple MP, Fenters JD, White KL Jr, Lauer LD, Germolec DR, Rosenthal GJ, Dean JH (1988) Development of a testing battery to assess chemicalinduced immunotoxicity：National Toxicology Program's guidelines for immunotoxicity evaluation in mice. Fundam Appl Toxicol 10：2 – 19

[40] Luster MI, Rosenthal GJ, Cao W, Thompson MB, Munson AE, Prejean JD, Shopp G, Fuchs BA, Germolec DR, Tomaszewski JE (1991) Experimental studies of the hematologic and immune system toxicity of nucleoside derivatives used against HIV infection. Int J Immunopharmacol 13 (S1)：99 – 107

[41] Luster MI, Portier C, Pait DG, White KL Jr, Gennings C, Munson AE, Rosenthal GJ (1992) Risk assessment in immunotoxicology I：sensitivity and predictability of immune tests. Fundam Appl Toxicol 18：200 – 210

［42］ Luster MI, Portier C, Pait DG, Rosenthal GJ, Germolec DR, Corsini E, Blaylock BL, Pollock P, Kouchi Y, Craig W, White DL, Munson AE, Comment CE (1993) Risk assessment in immunotoxicology II：relationships between immune and host resistance tests. Fundam Appl Toxicol 21：71 – 82

［43］ Maronpot RR (2006) A monograph of histomorphologic evaluation of lymphoid organs. Toxicol Pathol 34：409 – 696

［44］ Organisation of Economic Cooperation and Development (1995) Guideline for testing chemicals. Method No. 407：Repeated dose oral toxicity – rodents：28 – day or 14 – day study. OECD, Paris (Updated 2008)

［45］ Ovary Z (1958) Immediate reactions in the skin of experimental animals provoked by antibodyantigen interaction. Prog Allerg 5：459 – 508

［46］ Pharmaceutical Manufacturers Association (1988) Immunotoxicology Task Force, Report to the Drug Safety Subsection Steering Committee on Immunotoxicology and the Pharmaceutical Industry. PMA, Washington, DC

［47］ Phillips KE, McCay JA, Brown RD, Musgrove DL, Meade BJ, Butterworth LF, Wilson S, White KL Jr, Munson AE (1997) Immunotoxicity of 2′, 3′ – dideoxyinosine in female B6C3F1 mice. Drug Chem Toxicol 20：189 – 228

［48］ Piccotti JR, Lebrec HN, Evans E, Herzyk DJ, Hastings KL, Burns – Naas LA, Gourley IS, Wierda D, Kawabata TT (2009) Summary of a workshop on nonclinical and clinical immunotoxicity assessment of immunomodulatory drugs. J Immunotoxicol 6：1 – 10

［49］ Pieters R (2008) Systemic hypersensitivity. In：Herzyk DJ, Bussiere JL (eds) Immunotoxicology strategies for pharmaceutical safety assessment. Wiley, Hoboken, NJ, pp 241 – 256

［50］ Portier P, Richet C (1902) De l'action anaphylactique de certain venins. C R Soc Biol 54：170 – 172

［51］ Putman E, Van Loveren H, Bode G, Dean J, Hastings K, Nakamura K, Verdier F, Van der Laan J – W (2002) Assessment of immunotoxic potential of human pharmaceuticals, a workshop report. Drug Info J 36：417 – 427

［52］ Putman E, Van der Laan J – W, Van Loveren H (2003) Assessing immunotoxicity：guidelines. Fundam Clin Pharmacol 17：615 – 626

［53］ Rock KL, Latz E, Ontiveros F, Kono H (2010) The sterile inflammatory response. Annu Rev Immunol 28：321 – 342

［54］ Shubin H, Lambert RE, Heiken CA, Sokmensuer A, Glaskin A (1959) Steroid therapy and tuberculosis. J Am Med Assoc 170：1885 – 1890

［55］ Stebbings R, Findlay L, Edwards C, Eastwood D, Bird C, North D, Mistry Y, Dilger P, Liefooghe E, Cludts I, Fox B, Tarrant G, Robinson J, Meager T, Dolman C, Thorpe SJ, Bristow A, Wadhwa M, Thorpe R, Poole S (2007) "Cytokine storm" in the phase I trial of monoclonal antibody TGN1412：better understanding the causes to improve preclinical testing of immunotherapeutics. J Immunol 179：3325 – 3331

［56］ Taylor LD, Binienda Z, Schmued L, Slikker W Jr (1994) The effect of dideoxycytidine on lymphocyte subpopulations in nonhuman primates. Fundam Appl Toxicol 23：434 – 438

［57］ Thaxton JP, Tung HT, Hamilton PB (1974) Immunosuppression in chickens by aflatoxin. Poult Sci 53：

721 – 725

[58] Udaka K (1992) Cellular and humoral mechanisms of immunotoxicological tissue manifestations induced by immunotoxic drugs. Toxicol Lett 64/65: 93 – 100

[59] US Environmental Protection Agency (1998) Health effects test guidelines: OPPTS 870. 7800 Immunotoxicity (revised 2006) . US EPA, Washington, DC

[60] US Food and Drug Administration (1993) Points to consider in the immunotoxicology evaluation of new drugs intended for the treatment of HIV infection and related disorders. Division of Antiviral Drug Products, Center for Drug Evaluation and Research, US FDA, Washington, DC

[61] US Food and Drug Administration (2002) Guidance for industry: immunotoxicology evaluation of investigational new drugs. US FDA, Washington, DC

[62] Van der Laan J – W, Krajnc EI, Krajnc – Franken MAM, Van Loveren H (1995) Immunotoxicological screening of morphine and methadone in an extended 28 day study in rats. Int J Immunopharmacol 17: 535 – 543

[63] Van der Laan J – W, Timmerman H, Van Loveren H (1996) Comparison of the in vivo effects of morphine and methadone on natural killer cell activity in spleen, peritoneal cavity, and lungs in rats. Int J Immunopharmacol 18: 401 – 407

[64] Van der Laan J – W, Van Loveren H, Vos JG, Dean JH, Hastings K (1997) Immunotoxicity of pharmaceuticals: current knowledge, testing strategies, risk evaluation & consequences for human health. Drug Info J 31: 1301 – 1306

[65] Vos JG (1977) Immune suppression as related to toxicology. CRC Crit R Toxicol 5: 67 – 101

[66] Vos JG, Van Loveren H (1998) Experimental studies on immunosuppression: how do they predict for man? Toxicology 129: 13 – 26

[67] Weaver JL, Tsutsui N, Hisada S, Vidal J – M, Spanhaak S, Sawada J, Hastings KL, Van der Laan J – W, Van Loveren H, Kawabata T, Sims J, Durham SK, Fueki O, Matula TI, Kusunoki H, Ulrich P, Nakamura K (2005) Development of the ICH guidelines for immunotoxicology evaluation of pharmaceuticals using a survey of industry practices. J Immunotoxicol 2: 171 – 180

[68] Yang L, Moses HL (2008) Transforming growth factor β: tumor suppressor or promoter? Are host immune cells the answer? Cancer Res 68: 9107 – 9111

第13章

ICH S9：抗癌药物的非临床评价：从监管者角度看指导原则的发展

John K. Leighton, Klaus Olejniczak, and Hiroshi Onodera

摘要

2007 年，ICH 提出制定抗癌药物和生物制剂的非临床研究策略的指导原则。之所以提出制定该指导原则，是因为当时一些地区正在制定或已经出台了类似的指导原则。当然，ICH 制定的指导原则倾向于描述监管的建议而不是这些建议的内在原因。本章的目的不是讨论文件本身，而是要描述在制定 ICH S9 时监管机构对所讨论过的一些议题的看法，重点是与过去药物研发的实践相比发生的重大转变，并阐述了考虑建议和替代观点时所依据的原则。

13.1　背景介绍

近几十年来，欧洲、美国和日本都独立研究和建立了抗癌药物非临床开发方法。非临床方法在不同的产品类别，如生物制剂和化学药物之间尚未达成一致。已有的不合理的指导原则导致动物资源的低效利用和人类健康的关键领域药物的无效开发。在美国，细胞毒性药物的非临床建议最初是与美国国家癌症研究所在20世纪70年代和80年代初期合作建

＊此篇文章仅代表作者的观点，不代表监管机构的观点。

J. K. Leighton (✉)
Office of Oncology Drug Products, Center for Drug Evaluation and Research, US Food and Drug Administration, Silver Spring, MD, USA
e - mail：john. leighton@ fda. hhs. gov

K. Olejniczak
Scientific Director in the Federal Institute for Drugs and Medical Devices (BfArM), Head Geno - and Reproductive Toxicity Unit (retired), Berlin, Germany

H. Onodera
Pharmaceuticals & Medical Devices Agency, Tokyo, Japan

立的（Prieur 等，1973；Lowe 和 Davis 1987）。当时，在癌症治疗领域的药物开发似乎没有太多的商业利益。直到 1990 年代初，随着这一领域利益的增长，人们才意识到这些建议需要更新。FDA 的药物评估研究中心（CDER）也阐明了对抗癌药物开发监管的观点（DeGeorge 等，1998）。随后，在 2001 年开始了对肿瘤药物（小分子）非临床研究指导原则的制定。

FDA 的研发指导原则的范围随着 FDA 的生物学评价和 CDER 研究中心管理职能的合并以及对小分子药物和生物制剂的安全性测试方法的认识而改变。例如，正如肿瘤药物咨询委员会（ODAC 2006）所讨论，对于小分子药物，在啮齿类和非啮齿类动物中进行 1 个月的毒理学实验一般就足以启动 I 期临床试验，而且只要患者受益且毒性可以接受，就允许在临床上持续用药。然而，对于半衰期较长的生物技术药物，要进行长达 3 个月的毒理学试验或者基于非人类灵长类动物的临床给药持续时间（1:1 的剂量）的研究，才足够进入临床试验。要持续临床给药，可能需要进行更长期的毒理学研究，而且在个案基础的支持下，患者才可以超过毒理学的时间限制继续用药。这个例子强调需要协调小分子药物和生物技术药物的建议，或者理解不同建议的科学依据。

在欧盟（EU），人用医药产品委员会（CHMP）的安全工作小组（SWP）已经制定了欧盟地区抗癌药物研究的指导原则（EMA 1998）。这个指导原则主要致力于直接作用于肿瘤细胞的细胞毒性/细胞生长抑制类药物。虽然它聚焦于单一药物的治疗，但也支持联合用药的临床开发，鼓励对药物非临床阶段的药效学、药动学和毒理学相互作用等方面的研究。指导原则旨在制定药动学研究的建议，I、Ⅱ、Ⅲ期临床研究之前的毒理学研究以及市场应用的要求。但这一指导原则在 ICH S9 之后被撤除了。

日本厚生劳动省（MHLW）当时也正在制定非临床药物研究的指导原则，以解决不同机制的抗癌治疗，但并未将生物制剂纳入其范围。因此，即使这些指导原则制定完成，仍然没有一个统一的方法能满足癌症患者治疗的非临床药物开发，这是实质性的担忧。

ICH S9 指导原则的制定：抗癌药物的非临床评价由 ICH 发起，并邀请了来自日本、欧盟和美国的制药行业和监管部门的代表［注意：本章中贯穿指导原则的"药物（pharmaceutical）"这一名词表示化学药物和生物制剂，在必要处会区分说明］。ICH 的目的是为了讨论在药物开发和注册过程中可能遇到的科学和技术方面的问题，以减少新药研发时的重复性实验。2007 年 10 月，ICH S9 专家工作组（EWG）召开了第一次会议。参会人员除了 ICH 成员国以外，还包括观察员，以及包括加拿大卫生部、瑞士医药管理局和生物技术工业组织等有兴趣的各方。正如 ICH 指导委员会签署的一份概念性文件所描述的那样，制定 ICH 指导原则的主要原因在于，欧盟已经制定了关于细胞毒性药物的指导原则，美国和日本分别制定了抗癌药物和生物制剂非临床评价的更广泛的指导原则（Final Concept Paper 2007）。几次会议之后，经由指导委员会批准，ICH S9 专家工作组提交的第二阶段指导原则草案由地区监管部门发布。综合考虑公众意见后，最终的文件由监管部门签署并由 ICH 指导委员会在 2009 年 10 月批准出版。该指导原则内容可以从 ICH 官方网站或各地区主管部门查阅。

对于指导原则的实际撰写工作，需要作出以下几点解释。首先，每个地区都提供了一个十分完善的方案以供讨论，为讨论提供了很大的帮助，缩短了从第一次会议到最终定稿（第四阶段）的时间。其次，EWG 在启动工作时便有了相当全面的文件，从会议开始便专注于整理这些文件以适应 EWG 的目的，最终形成一个纲领建议的指导原则，而不是一个教育性的指导原则。FDA 的具体部门注意到，部分申办人对准备新药研究申请（IND）的材料并不熟悉，因此初步提供了一份文件，其中包含支持申办人准备 IND 的信息，如毒理学研究实验设计细节等。EWG 删除了指导原则中与其他 ICH 原则的做法不一致的大部分"教育性"的细节。在阅读 ICH S9 时，重要的是要了解 EWG 避免使用如"需要、必要、应当、必须、推荐、要求"等不适合用于 ICH 指导原则的词汇。EWG 也力求避免"如果可行"这种表达方法，因为研究可行有时不等于有科学依据。因此，EWG 使用诸如"必要"或"不必要"来表示他们要传达的概念，而且这些术语经常出现在指导原则中。最后，ICH S9 EWG 多次与 ICH M3（R2）、ICH S6 的 EWG 会议讨论，以避免文件相互之间不一致。为了减少未来对 ICH S9 的维护，可以酌情参考这些文件。

13.2 ICH S9 专家工作组的主要成果和讨论议题

13.2.1 指导原则的适用范围

在第二阶段发布的指导原则的适用范围在很多方面和第四阶段文件在概念上是相似的，是指应该包括哪些临床开发项目以及应该排除什么，也就是说，哪些产品属于 ICH S9 或 ICH M3（R2）的范围。例如，S9 涵盖了小分子药物和生物制剂，但是排除了放射性药物和疫苗。排除的理由是这些类型的分子药物的非临床开发项目与"传统"药物不同，因此，没有必要把本已困难的协调工作更加复杂化。

第二阶段的文件在 2008 年 11 月发布后，EWG 花费了相当长的时间根据本阶段收到的公众意见对 S9 适用范围进行了讨论。在现阶段，此指导原则仅仅适用于治疗癌症晚期或重症患者的药物，而不适用于治疗具有长期生存预期的患者的药物。公众意见要求对适用人群进行明确的说明，并要求对"长期生存预期"进行定义，比如规定 3 年的生存预期。第二种意见建议规定 80% 患者生存 5 年作为长期生存预期。还有意见要求把疾病的分期作为参考，例如Ⅲ期和Ⅳ期转移，或者附加"不可治愈"一词。可以理解，公众要求明确这些术语是因为对适用范围理解的地区性差异会显著影响药物研发的时间表。

为了回应公众意见，EWG 试图为指导原则适用范围提供清晰的患者人群定义。例如，EWG 考虑了修改诸如在研药物"严重威胁生命，且尚无有效治疗方法或没有其他治疗方法的恶性肿瘤疾病"成为"转移性的或局部的晚期肿瘤以及严重危及患者生命的恶性血液肿瘤"。第二阶段之后，EWG 开始倾向于使用后一表述，并且在 2009 年 6 月横滨召开的第四阶段会议上向指导委员会建议使用。然而，指导委员会否定了该提议。一些委员指出，这样的表述出现在指导文件和商业计划中可能会导致指导原则超出其最初界定的范围。还有委员很担心一些疾病早期的患者（如早期乳腺癌）可能在没有毒理学支持的情况下，会因此接受长期的治疗。EWG 的另一些委员们则认为这不太可能发生，因为抗癌药物的临床试验大多是首先用于那些现有治疗都无效的晚期患者，从中得到的临床安全性数据可以用于支持不太晚期患者的治疗，因此进一步毒理学试验是没有必要的。这些向委员会建议的最初表述也已经被用于在标签中描述核准上市的抗癌药物的适用人群。

为了解除指导委员会的担忧，EWG 讨论了备选方案，试图能够在适用范围上达成共识。例如，回到最初的第二阶段，尽管在表述上经过仔细推敲，但在 ICH S9 的实施过程中仍然可能引起局部的不协调。EWG 还讨论了界定或限制现有治疗都无效的患者的范围，或者尚无有效治疗方法，或者有临床方案但是难以治愈的疾病，亦或无法治疗的威胁生命的疾病。该提案包括一项建议，即当研究超出初始患者群体时，比如药物在患者的研究中具有治愈目的，或者具有长期生存预期，或者作为辅助治疗，则是否需要额外的非临床研究将取决于已有的非临床和临床数据以及观察到的毒性。

一些 EWG 成员认为这些方案缺乏灵活性，例如当临床 I 期的患者群体进入 II 期和 III 期时，按照 ICH M3（R2）描述，可能将产生额外的非临床研究。可行的治疗方法的定义也可能成为问题：如果针对特定疾病存在 4 种或 5 种类似的疗法，研究的药物进入 ICH S9 的范围之前，是否所有治疗方法都需要进行试验？另外，如果像"长期生存预期"这些概念被纳入到指导原则的适用范围中，那么非临床研究的早期方案将变得非常困难。

最终，在第四阶段达成共识，使用第二阶段的表述，用"仅用于在晚期癌症或重症患者中治疗癌症的药物"的表述代替了"严重和危及生命的恶性肿瘤"。而且在第四阶段明确了"长期生存预期"的定义。一个关键问题是 ICH S9 或 ICH M3（R2）的指导原则是否适用于特定的开发项目中。ICH S9 的应用范围解决了这个问题，指出是否进行额外的非临床研究和研究持续的时间取决于已有的非临床和临床数据以及观察到的毒性，并不包括治愈目的。这一说法意味着大多数抗癌药物开发项目初始都会设定有限的治疗方案。尽管没有提供具体的建议，但 EWG 认识到，对于超出这个初始设定，没有额外的非临床研究的"个案"也许是可行的，临床方案的信息应该有助于决定。

13.2.2　药理学研究在抗癌药物开发中的作用

EWG 深入讨论了支持早期开发和市场应用的药理学研究的细节和类型。EWG 讨论了药物评估是否需要包括体外特异性肿瘤衍生的细胞系和异种移植模型。例如，如果药物用于治疗肺癌，是否需要研究源自肺癌的细胞系以支持早期研究或市场应用？最终，EWG 的共识是，目前可用的细胞系中，体外细胞系的肿瘤起源与临床结果之间没有直接的一对一的一致性，因此不特别需要这样的研究。因此，指导原则指出，"药物的研究不需要使用与临床评价目的相同的肿瘤类型"。

EWG 讨论了对药物作用机制研究的详细程度的认识是公司的责任，但同时也应该提供一些理由证明临床试验的合理性。人们意识到，在开发的初期阶段，甚至到提交上市申请，都不可能完全了解一个药物；因此，对于一个药物研究的深度和时间长短都由该药的研发公司自行决定。然而，对于生物制剂，正如 ICH S6 ［2011 年更新为 ICH S6 （R1）］所讨论的，选择药理学研究的相关模型的重要性应该受到重视。

13.2.3 支持临床研究的非临床研究周期

在过去的实践中，抗癌药物慢性毒理学研究的时程和实施时间一直在优化。原本在药物Ⅲ期研究前需要提交的啮齿类和非啮齿类动物 6 个月的毒理学研究在市场应用推动下被缩减为 3 个月。FDA 已经收集了 6~7 年的数据资料，以了解如何使用 6 个月的研究结果。例如，研究结果是否反映了临床监测结果，是否影响药物批准后其他患者人群的临床研究？FDA 向 EWG 报告没有任何案例支持 6 个月研究的必要性。在接受这一建议之前，EWG 各方及其成员们进行了磋商，讨论了当时需要的 6 个月研究方法对于市场应用的效用，寻求这些研究对临床研究或建议有影响的实例。从 EWG 的反馈中，仅获得了很少的案例，显然长期的毒理学试验对于市场应用和临床开发的价值很小，因此该建议得到接受。

EWG 讨论了可能的科学理由，表明小分子药物和生物制剂的毒性试验持续时间的差异对于启动临床试验或支持市场应用可能是必要的。EWG 的结论是，小分子药物和生物制剂适用于同样的原则。例如：可以注意到一些小分子药物的半衰期很长（例如，脂质体包封药物、与血清蛋白结合紧密的药物）。因此，新药开发所需的研究方式应基于合理的科学的判断，同时考虑到指导原则中在表 1 所列的一般性建议（见表 13.1）：

表 13.1　抗癌药物（药物和生物制剂）在临床研究中的治疗时间表

临床时间表	非临床治疗时间表[a-d]
每 3~4 周给药 1 次	单次给药
每 3 周连续给药 5 天	连续给药 5 天
隔周给药，给药周连续 5~7 天，每天给药	隔周给药，给药周连续 5~7 天，每天给药（给 2 个剂量周期）
每周 1 次，连续 3 周，停药 1 周	每周 1 次药，连续数周
每周给药 2~3 次	每周给药 2~3 次，连续 4 周
每天给药	每天给药，连续 4 周
每周给药	每周给药，4~5 倍剂量

[a] 表 13.1 剂量描述，在非临床研究中，药物毒性评估的时间应该根据预期的毒性和临床时间表进行科学的调整。例如，给药后不久就死亡，需要考虑药物的早期毒性，给药后期死亡，则需要考虑检测药物的迟发毒性。

[b] 关于临床时间表和非临床毒理学研究之间关系的灵活性的进一步讨论，请参阅第 3.3 节（ICH S9）

[c] 表中描述的治疗时间表不指定恢复期（关于恢复期请参阅 ICH S9 的第 2.4 节注解 1）

[d] 表中描述的治疗方案应适当修改为具有延长药效学作用，长半衰期或可能出现潜在过敏反应的分子。此外，还应考虑免疫原性的潜在影响（ICH S6）

13.2.4　非临床安全性评价的剂量水平

一般来说，迄今为止开发的抗癌药物没有安全剂量范围，通常在临床使用时会出现一些可以预见的毒性，因此需要进行管理。基于此原因，由于起始剂量是以毒性为基础，EWG 的结论是，定义"无明显副作用水平/无明显药效水平（NOAEL/NOEL）"不是关键的。不应限定来源，而且只用简单、重复的药理学研究来定义"NOAEL/NOEL"。这个概念背后的理由是抗癌药物开发的另一个显著特点。

13.2.5　通过功能定义"细胞毒性"化合物

大多数抗癌药物在一定程度上都是"细胞毒性的"，正基于此，提出了"细胞毒性"这个术语。指导原则不关注药物靶向抑制快速分裂的细胞（如隐窝上皮细胞、骨髓）和遗传毒性；这类药物不需要进行胚胎发育（EFD）毒性研究，因为已知这些化合物对胚胎具有致畸或致死作用。EWG 并没有特别说明其他情况，例如，当药物靶向快速分裂的细胞而没有遗传毒性时，没有数据支持这一类药物有或者没有致畸性的结论。

13.2.6　生殖毒理学研究基础

尽管可用的信息有限，但是有迹象表明对于某些癌症，首次诊断是在妊娠检查时发现的。因此，ICH S9 指导原则的重点是 ICH S5（R2）（2002）中关于胚胎发育研究的核心要求。理由在于如果在妊娠早期出现了癌症的诊断，则可以了解胎儿预期外的暴露风险。虽然这些核心研究的数据会提供重要的信息，但是 EWG 的共识是对于癌症患者，这个群体只要提供胚胎发育研究（EFD）的研究就足够了，不建议生育和产前产后的毒理学研究。如果该药物要用于其他患者或辅助治疗，那么就要参考其他的指导原则。

不要求进行第二个种属的胚胎毒性研究的原因是如果第一个种属是阳性结果，则没有必要去确认这个阳性结果。而在一些非肿瘤治疗领域中，可能需要第二个研究确定毒性剂量和治疗剂量。由于抗癌药物在非临床研究中会给予毒性剂量，并在临床研究中给予最大耐受剂量，因此安全剂量范围也是不太可行的。因此，在第二个种属上进行研究是"不必要的"。

13.2.7　明确独立安全药理学研究的必要性

安全药理学研究药物对重要器官功能的影响主要是心血管系统、中枢神经系统和呼吸系统。其中最重要的是对心血管系统的作用，因为这个系统的损伤可能造成危及生命的后果。EWG 讨论了这些研究的重要性，结论是独立的安全药理学研究对于启动临床研究不是必需的，因为临床的心血管功能监测对患者进行了充分的保护（请参阅 ICH E14）。

13.2.8 设定首次应用于人的初始剂量

EWG 讨论了多个方案设定首次应用于人的初始剂量，结论认为许多方案是可以接受的。EWG 同意，尽管在 I 期试验中不太可能使大多数患者都获得治疗效果，应该尽量减少亚治疗剂量。以往设定小分子药物初始剂量的方法是使用 STD_{10}（或使 10% 啮齿动物产生严重毒性的剂量）的 1/10（DeGeorge 等，1998；EORTC 1985）。在这种情况下，严重毒性并不一定等同于致命性。

EWG 同意现在仍可沿用这一方法，EWG 考虑的其他方案则不这么公式化，使用所有可行的数据，这在生物制剂中是普遍的方法。这种方法应用到小分子药物中更具挑战性，可能在准备启动临床研究计划时导致更大的不确定性，仍然有待在将来的实践中确定。因此，EWG 认为最好的方案就是在保证患者安全的前提下，为申办方提供尽可能多的灵活性，这一点在指导原则也有所体现。

13.2.9 在全部毒理学研究中恢复组的必要性

第二阶段文件的表述中包括一般毒理学研究中是否需要关于恢复期（不给药）的研究指标。在本草案中明确地期望应该包括恢复期的研究，以支持 I 期临床试验；还期望能对药物毒性反应的进展情况进行评估。通常恢复期的研究并不期待完全可逆的结果，比如，睾丸毒性在通常 2 周恢复期时间内无法恢复，因此经常使用 1 个月的毒理学研究。

在准备指导原则的第四阶段时，EWG 为回应公众提问而对这一主题进行了深入的讨论。EWG 指出，在给药结束后出现新的毒性的实例极少发生。EWG 还决定为纳入恢复组的动物提供更多的灵活性，并提供案例说明这些分组可能不是必需的。有人指出，毒理病理学家们对识别可能无法恢复的病灶的能力参差不齐，且在这方面公开发表的文献稀缺，这就很难科学地证明不包含恢复期分组是正确的。很显然，即使没有恢复期后组织病理学的报告，像坏死这样的改变也是不可逆转的。也有报道称，某些研究机构确实在临床试验中利用这些数据，以确定在观察到特定的毒性时是否终止给药或降低剂量。在这一问题上缺乏共识被认为是一个严重缺陷，但是也给申报人提供了一个辩解的机会。人们相信，在未来的某一时刻，哪些病变是可逆的，哪些还需要进一步的研究，终会达成共识。

13.2.10 临床和非临床数据整合到安全性评估中，以支持临床计划的改变

EWG 的一些工业代表以及一些监管机构认为，这一主题对于澄清需要或无需附加的支持临床给药方案改变的非临床研究，包括药物开发期间首个患者给予治疗之前提出的临床给药方案，都是非常有价值的。ICH S9 指导原则包括 3.3 节（启动临床实验）和 3.4 节（继续临床开发，比如已有某些临床数据存在）以阐明这一主题，理由在于在没有非临床试验数据支持的情况下，改变临床给药方案是缺乏清晰度的，并在监管接受上具有不确定性。这种清晰度的缺乏可能导致不必要的研究，并为了获得少量附加信息而增加动物的使

用。所有各方都同意，理想的非临床项目应使用与设想的临床试验相似的非临床研究计划。然而，正如 EWG 的许多工业代表指出，药物开发天然的复杂性使其不可能完美，而且研发方案可能经常调整。例如一种可能被认为是静脉注射的药物，由于新的配方使口服成为可行。经过 EWG 讨论，依据指导原则（3.3 节）考虑，所提供的特定因素可以帮助研判附加的非临床研究是否有用。

13.2.11　光毒性安全评价

光毒性试验主题在第二阶段的文件发布之后被包含在内，以回应关于第二阶段文件的公众意见以解决这一新兴主题。ICH S9 EWG 讨论了从"不需要研究"到"遵循 ICH M3（R2）中的建议"的各种光安全测试方法。EWG 讨论了光毒性研究对 I 期临床试验中潜在风险的预测价值，以及对于可能导致潜在风险的有效建议。还有一些讨论认为评估数据可以在临床 I 期试验作为安全研究的一部分被更好地收集。FDA 指出，光毒性未被认为是早期临床试验中的主要观察指标，因此不需要额外的非临床试验。最终获得的结论是，对于光毒性应在最小的范围内进行评估。EWG 认识到这可能成为未来 ICH 指导原则的一个议题，因此决定不再提出更详细的建议。

13.2.12　药物代谢产物的评价

由于 FDA 的指导原则（2008 年药物代谢物的安全性测试），这一主题需要着重说明。FDA 指导原则指出，抗癌药物将出台一个单独的指导原则，并将此主题纳入 FDA 准则草案。当 ICH S9 主题被指导委员会采纳时，FDA 的参与人员认为需要由 ICH EWG 阐述药物代谢物的问题。

鉴于 FDA 在这一主题的指导原则，EWG 在第二阶段前后花费了大量的时间讨论这个话题，并收到了广泛的公众意见。第二阶段的指导原则论述了如果药物在 EFD 或遗传毒性评估中是阳性的，则对"非比例代谢产物"的单独研究可能没有必要。一些公众意见认为这个意图是不明确的；进一步说，"非比例"无法提供确切的定义，这可能导致不同的解释从而产生不一致的结果。EWG 在第四阶段的指导原则中提供了更明确的结论，评价人类的一个独特的代谢产物，如果没有适当的动物研究，一般不适用于晚期癌症患者。这种方案的理由是，对于抗癌药物，通常研究非临床和临床最大耐受剂量。出于鉴定目的，代谢物对于药物总体毒性的贡献预期通常比较低，和/或代谢物单独的非临床研究对改变临床建议通常没有额外的价值。

13.2.13　联合用药的评价

在指导原则的背景下，联合用药通常是指共同给予两种或多种药物。EWG 的一些成员觉得联合用药的毒性数据是需要的，而另一些人认为在临床研究中主动降低联合剂量就可以解决。人们认识到，后一种方法也许不是最佳的，因为它可能导致所给的剂量低于癌症治疗期望达到的剂量。因此建议从联合药理学研究中收集需要关注的重要信息，即使这些研究通常没有遵守良好的实验室规范（GLP）的规定。协商后的一致意见是进行扩大的药理学研究，首先是了解与单个化合物相比联合用药的风险是否增加。该研究对于至少有一种化合物处于早期开发阶段的联合用药尤其重要。对于一些机构而言，"早期开发阶段"通常是指药物处于Ⅰ期研究中且尚未完成Ⅰ期研究（尚未确定人类毒性特征），尽管 EWG 出于灵活性没有特别界定在Ⅰ期。EWG 肯定这项研究与许多典型的药理学研究一样，不需要符合 GLP。非常令人关注的是，联合药理学研究中是否可以发现严重的毒性改变，因为人们认识到扩大药理学研究中对微小的毒性变化的敏感性是有限的。

应该注意的是，在第四阶段文件中没有找到"关注的具体原因"一语。EWG 指出这个用语有些模糊，如果清楚地提供什么构成了关注可能更加有用。在研究联合用药的情况下，例如，关注一般是指研究联合用药中的尚在开发早期的化合物，在这种情况下的解决方案是扩大药理学研究。

13.2.14　杂质质量的灵活性

对于遗传毒性药物中的潜在遗传毒性杂质，采用毒理学关注阈值的方法是没有意义的。此外，毒理学关注阈值的方法表述了一生中患癌症的风险，但是这对晚期癌症患者而言是没有用的。尤其是在开发晚期（例如商业进程结束）遗传毒性杂质升高，并且该药物证明了已知的生存优势时。因此，ICH 指导原则 Q3A 和 Q3B 中概述的用于确定质量水平的方法可能更为适合，但应注意的是，EWG 没有提供具体建议。

13.2.15　支持启动临床试验的抗癌药物治疗计划的实例（表 13.1）

对许多参与者来说，支持初步临床试验的药物表（表 13.1）被认为是文件中最有用的部分之一，这也反映在对第二阶段的文件的评论中。提供的实例并不意味着代替合理的科学的判断，但可以作为指导。支持单剂量每 3~4 周服用一次的理由是，经验认为传统的细胞毒性药物产生抑制骨髓的副作用全面恢复大约需要 3 周时间。此外的理由是，实验动物应该暴露于一种化合物的多个不同剂量下，但应该尽可能地接近临床方案。公认的是，计划的临床方案在执行过程中可以改变，因此需要一定的灵活性以避免重复动物研究和延迟临床试验。无论如何，EWG 认为，任何建议方案对患者都应该是安全的，这是申办方的义务。

13.2.16　3RS 的角色

在制定 ICH S9 准则的过程中，EWG 专注于 3R 原则，即动物实验的减少、优化和替代，并保证概念性文件中描述的目标能够实现。从这点上，指导原则是成功的，它取消或推迟了一些动物实验（表 13.2）。例如，如果能够提供足够的科学证据，则可能不需要恢复组；一般毒性研究限于 1 个月，以支持早期临床开发，而 3 个月应足以支持临床Ⅲ期的试验和市场应用的大多数情况；并且可以在市场应用期提供生殖毒理学研究仅限于研究胚胎发育。

表 13.2　采用 ICH S9 后预期减少的动物用量			
研究	S9 之前	S9 之后	影响
一般毒理学	6 个月持续时间与药物开发同时进行	1 个月足以启动开发；3 个月足够支持关键的临床试验	早期开发中不需长期毒理学研究，节省了很多 3 和 6 个月的研究的需要
一般毒理学——改变临床方案	需要进行额外的非临床研究（2 个种属?）以支持临床方案的改变	评价非临床和临床数据（如果有的话），看是否用数据足以支持拟议的临床进度，如果没有，一种动物的研究通常是足够的	减少了默认的 2 种（啮齿类和非啮齿类）种属的要求。减少非啮齿动物的使用
一般毒理学——恢复	通常每个研究包含在两个或更多的剂量组	需要基于科学的依据	可能减少非啮齿动物的使用，全部效应仍有待确定
一般毒理学——急性研究	通常每一个案例都需要	不常需要	减少啮齿动物使用
"细胞毒性"药物	2 个种属以启动临床研究	1 个种属可以启动临床研究	启动"细胞毒性"药物的临床试验减少了非啮齿动物的要求
生殖毒理学	胚胎胎儿研究需要两个种属，需要生育能力，产前、产后的发育的研究	仅在必要情况下，进行一个种属的胚胎胎儿研究	消除了第二种阳性胚胎胎儿毒性研究的要求，不要求生育能力，产前、产后的发育的研究
安全药理学	遵循 ICH S7A 和 S7B 的原则	心血管安全性和其他终点可纳入为一般毒理学研究	尽量减少独立安全药理学研究
光安全检测	需要体外实验与适当的体内追加试验结合	需要进行评估	没有具体要求体内追加试验

13.3　总结

S9 EWG 于 2007 年 10 月至 2009 年 11 月期间举行会议，当时对三方的指导原则中应该添加或者取消的内容，以及文件中纳入的公众意见达成共识。在达成共识过程中，EWG

将重点放在三个原则：患者安全；协调要求；减少、优化和替代动物的使用。EWG 按照计划中设定的时间表完成，指导原则的出台意味着协调统一向前迈进了重要的一步。然而，在讨论期间和出版以来，指导原则提出了几个可能需要进一步讨论的议题，包括：在毒理学研究中，证明需要包括或不包括恢复组需要什么科学数据；在非啮齿类研究中给药组的数量；围绕生物制剂起始剂量的更完整的讨论，包括抗体结合药物；以及如何构建适当的光安全评估等。后面这些议题对哪些是必需的研究造成了一些混乱。如果指导原则是在今天所著，可能会包括一个有趣的话题，就是用于药代动力学和毒代动力学评估的干血斑点实验，因为这有可能减少啮齿动物研究中卫星组的需要。将动物的数据转化成临床起始剂量仍然是一个挑战，特别是生物制剂。此外，尽管 EWG 确实对致癌性评估的某些情况进行了讨论，由于本专题对于抗癌药物已经在 ICHSIA 中加以解释，这一主题没有进一步充分讨论。随着时间的推移和研究人员在指导原则下获得更多的经验，其他需要澄清的话题肯定会变得更清晰。然而，正如 EWG 的一位成员在讨论结束之际指出的，EWG 不应该因为追求指导原则的完美而延误了实施的益处。

一个合理的问题是 S9 指导迄今为止的效果。如果从监管的角度来看，目前，指导原则的最大影响是将预期研究时间从 6~9 个月减少到 13 周，以支持产品注册。自 2011 年初以来批准的 10 种新型抗癌药物中，有一个是通过啮齿类和非啮齿动物 3 个月的研究获得批准。而该药物的毒理学研究是在 2009 年进行的。在其余获批的药物中，这些项目的大多数毒理学研究是从 2000 年代中期或之前开始的。由于在提交注册之前为项目开发进行的研究需要花费时间，因此目前得到对缩短毒理学研究的时间产生了重大的影响这一结论还为时过早。然而，申办方都参与到有关 ICH S9 与 FDA 会议的问题中，包括 3 个月的毒理学研究是否足以支持非晚期患者进一步临床开发。其次，生物制剂进行仅仅为期 13 周非啮齿类动物研究以启动临床开发已经有一些进展，但这仍然是罕见的。过去，由于对 ICH S6 的解释，经常提供 13 周的研究以启动生物制剂在癌症患者中进行临床开发。S9 指导清楚地表明，对于这种目的在于显著缩短时间的研究是可以接受的。FDA 已经看到了一些没有恢复组的毒理学研究，但大多数提交的研究仍然包含这些组。最后，联合用药的指导原则的讨论为本主题提供了非常明确的要求，特别是对多种联合用药物试验的临床兴趣日益增长。基本上，FDA 没有看到联合用药的毒理学研究，但如果必要可以进行良好设计的药理学研究，这证明指导原则是成功的。总而言之，很明显指导原则的另一重大影响是减少动物使用，而且这种趋势可能会持续下去。

ICH 指导委员会根据 ICH S9 EWG 的建议，在 EWG 公开咨询后发表了意见，在圣路易斯签署了 ICH S9 第四阶段的指导原则。第四阶段的统一指导原则制定后，EWG 完成他们的了主要目标，但是履行原则的任务仍然存在，如果建议背后的科学依据是透明的，任务的实现将变得更加容易。

参 考 文 献

[1] DeGeorge JJ, Ahn CH, Andrews PA, Brower ME, Giorgio DW, Goheer MA, Lee – Ham DY, McGuinn WD, Schmidt W, Sun CJ, Tripathi SC (1998) Regulatory considerations for preclinical development of anticancer drugs. Cancer Chemother Pharmacol 41（3）: 173 – 185

[2] EMA (1998) Committee for Proprietary Medicinal Products: Note for guideline on the pre – clinical evaluation of anticancer medicinal products; CPMP/SWP/997/96. EMA, London

[3] EORTC New Drug Development Committee (1985) EORTC guidelines for Phase I trials with single agents in adults. Eur J Cancer Clin Oncol 21: 1005 – 1007

[4] Final Concept Paper (2007) S9: Preclinical guideline on oncology therapeutic development. http://www. ich. org/fileadmin/Public_ Web_ Site/ICH_ Products/Guidelines/Safety/S9/Concept_ papers/S9 _ Concept_ Paper. pdf. Accessed 21 Mar 2012

[5] ICH S5（R2）(2000) Detection of toxicity to reproduction for medicinal products & toxicity to male fertility. http://www. ich. org/products/guidelines/safety/article/safety – guidelines. html

[6] ICH S6（R1）(2011) Preclinical safety evaluation of biotechnology – derived pharmaceuticals. http://www. ich. org/products/guidelines. html. Accessed 21 Mar 2012

[7] ICH S5（R2）(2000) Detection of toxicity to reproduction for medicinal products & toxicity to male fertility http://www. ich. org/products/guidelines/safety/article/safety – guidelines. html

[8] Lowe MC, Davis RD (1987) The current toxicology protocol of the National Cancer Institute. In: Hellmann K, Carter SK (eds) Fundamentals of cancer chemotherapy. McGraw – Hill, New York

[9] ODAC (2006): http://www. fda. gov/ohrms/dockets/ac/06/minutes/2006 – 4203M1. pdf. Accessed 12 July 2011

[10] Prieur DJ, Young DM, Davis RD, Cooney DA, Homan ER, Dixon RL, Guarino AM (1973) Procedures for preclinical toxicologic evaluation of chemotherapeutic agents: protocols of the laboratory of toxicology. Cancer Chemother Rep Part 3 3(4): 1 – 30

[11] Safety Testing of Drug Metabolites (2008) http://www. fda. gov/downloads/Drugs/GuidelineCompliance-RegulatoryInformation/Guidelines/ucm079266. pdf. Accessed 12 July 2011

第 14 章

支持药物进行人体临床试验的非临床安全性研究：ICH M3 和 M3（R2）

Per Sjöberg and David R. Jones

摘要

在 1997 年通过最初的 ICH M3 指导之前，欧盟、日本和美国支持临床试验不同开发阶段需要的非临床安全性试验的差异很大。虽然该指导原则取得了一些显著的协调成果，但仍然存在明显的不足之处，尤其是支持育龄期女性的临床试验需要的非啮齿类动物给药的持续时间和生殖毒理学研究的实施时间和范围。由于这些特殊问题无法协调，导致 M3 指导原则并非欣然地被接受。

2006 年，ICH M3 的修订旨在消除不协调的部分。虽然 M3 指导原则基本上只涉及与临床开发相关的非临床研究的实施时间，但是专家工作组在讨论过程中还是引入了更多的主题。ICH M3（R2）文件在 2009 年 6 月由监管机构签署。虽然 2000 年版的指导原则仅有 6 页的文字，但是修订本有 27 页。所有的协调目标已经基本实现了，只有一些微小的差异依然存在。

14.1 导言

在 1997 年通过 ICH M3 指导原则之前，支持不同阶段临床试验需要的非临床安全性试验在欧盟、日本和美国之间有很大的差异。1991 年 10 月在布鲁塞尔举行的国际协调组织第一届国际安全研讨会上（Scales 1991），这些地区差异引起重视并且进行了讨论。虽然

P. Sjöerg（✉）
Eureda KB, Uppsala Science Park, Uppsala, Sweden
e-mail：per. sjoberg@eureda. com
D. R. Jones
Medicines and Healthcare products Regulatory Agency（MHRA）, Victoria, London, UK

国际制药公司在不同地区提交临床试验时，地区差异是显而易见的，但是无论是日本、美国或欧盟，确切的差异却很难被精确地指出，因为和临床阶段相关的非临床安全性研究的实施时间还没有明确的指导原则，只有一个非正式的指导草案。

虽然在 ICH 推进的早期确定了支持不同阶段的临床试验所需的非临床安全性研究的范围需要建立明确并且国际统一的标准，但是直到 1994 年"M3 计划"才被正式采纳为 ICH 主题，并且成立了专家工作组（EWG）。考虑到一些与 M3 指导原则的范围相关的几个重要的 ICH 安全议题都处于发展的初始阶段，M3 指导原则更加正式的启动工作被拖延是顺理成章的，这使得以前无法解决的安全议题的实施时间问题在地区协调变得更加成熟。例如，在有了支持上市可以接受的遗传毒性研究（ICH S2B）类型的确定之前，关于不同阶段/持续时间的临床试验通常需要什么类型的数据支持，不大可能有明确清晰的指导原则。其他具体的 ICH 安全性主题的例子是对非啮齿类动物毒性试验（S4）、生殖毒性（S3）和致癌性，特别是 S1A（药物性致癌试验的要求）的持续时间上的指导。

ICH 指导委员会开展关于非临床安全研究实施时间的监管指导工作的目的很明显是创建国际性的协调，即来自欧盟、日本和美国监管部门的建议/要求的协调。然而，启动这项工作前，许多实施时间的观点缺乏明确的地区定位，迫使地区监管机构和地区工业团体就这些观点制定新的定位。这意味着讨论和谈判是在一个基本上平等的竞争环境中进行的，促成了一场公开和建设性的对话。很多人可能不知道，三个地区监管机构在 1997 年通过 M3 指导原则，从形式上看，欧盟是处于弱势地位的。此时，欧洲没有临床试验法规（欧盟临床试验指导直到 2004 年 5 月才生效），因此，即使 CPMP 已经通过了指令，但是这个指导原则对于欧盟成员国不具有约束力。然而，由于缺乏关于支持临床试验的非临床安全性测试的范围以及欧盟成员国临床试验应用的不同监管审查的指导，因此，ICH M3 指导原则的制定可能特别重要。欧盟在内部催生了必要的协调，为即将出台的欧盟临床试验指导提供了重要的基础。

欧盟、日本和美国的制药公司是 M3 指导原则的热切支持者。由于很大一部分公司正在国际市场上工作，所以他们热衷于在这一重要课题上获得协调统一，特别是支持一国或跨国临床试验对非临床安全研究的监管要求不一致，使临床开发减缓，从而引发额外的成本增加。如前所述，来自三个地区的 EWG 的监管参与者也渴望努力实现协调一致的指导原则，部分是由于意识到缺乏明确的地区性指导原则使药物开发者非常不满意，以及药物实施时间上没有达成某种协调，使得协调非临床安全测试技术标准（其他 ICH 主题）方面所取得的成就没有得到充分的肯定。

14.2　M3 指导的总体内容

ICH 指导委员会曾于 1994 年批准了一项建议，即应开始指导解决与临床试验有关的安全研究的实施时间，指定的专家工作组迅速达成了一致，指导原则应注重以下毒性测试的原则以支持临床开发：

- 安全药理学研究（对重要器官系统的影响）
- 单次和重复用药毒性研究
- 遗传毒性和致癌性研究
- 生殖毒性

此外，专家工作组一致同意毒代动力学的原则在指导中的地位需要突出，因为这一原则越来越被普遍认为是非临床安全评价的基础。没有任何争议的其他安全范围包括局部耐受性数据和支持儿童人群中临床试验的数据。

14.3　安全药理学研究

有趣的是，在 1991 年布鲁塞尔向 ICH 1 参与者提交的时间问题的初步审查中，安全药理学没有被列入需要从时间角度来解决的问题中。然而，评估对心血管、中枢神经和呼吸系统等重要功能的影响的要求没有太多的争议，很快就被 EWG 纳入指导范围。"对生命功能的影响评估"这一措辞是通过仔细选择的，意味着此类信息可结合单次给药或更可能的重复给药毒性研究一起获得。在指导原则中也提到了这一点。

1998 年的 ICH M3 指导原则（ICH M3 1997）没有提及是否应该根据 GLP 原则进行非临床安全性研究。由于这覆盖了所有毒性研究的要求，许多 EWG 成员（尤其是来自 FDA 和美国药厂的成员）认为这不需要被涵盖在文件中。然而，由于当时并没有关于安全药理学的具体指导原则评估对重要器官系统影响的研究，至少在某些地区，可以不在符合 GLP 的条件下进行。在欧洲，已经有 CPMP 指导原则阐明了关于 GLP 和安全测试的 91/507/EEC 指导，它指出"旨在测试不良反应潜力的药效学研究"必须符合 GLP（CPMP III 3824 92 Rev）。因此，即使如上所述，在欧盟内部关于临床试验应用和进行的立法并没有统一，但安全药理学数据在提交市场许可申请时，预期研究是要求 GLP 规范的。应该指出的是，2001 年 ICH S7A 指导原则（ICH S7A 2000）阐述了安全药理学测试的具体内容，其中提出了安全性药理学数据的 GLP 问题。令人鼓舞的是，本指导原则在遵守 GLP 原则方面作出了一些灵活调整。

14.4　单次和重复给药毒性研究

单次给药毒性研究的实施时间显然是没有争议的，因为在逻辑上这些数据在人类首次给药前应该已经获得。在开始与 M3 开展工作时，对于需要支持人体临床试验的单次给药研究的数量和类型，已经实现了国际协调（Ohno 1991）。尽管一些 M3 EWG 的成员可能认为特定的急性毒性研究对于人类风险的评估价值有限，但是这些议题已经作为 ICH 进程的主要成就刚刚完成协调和推动，已经不可能重启这一问题。因此非常令人满意的是，2009年修订的 M3 文件［ICH M3（R2）2009］放弃了符合 GLP 的单次给药研究两种给药途径的具体要求，而是建议急性或单次给药的毒性信息可以来自于剂量发现研究，以支持重复给药研究的剂量设定。

在整个 ICH 过程中最难协调的领域之一，是用于支持临床试验不同阶段和持续时间的重复给药毒性数据。1995 年第三届国际横滨协调会议报道，在 M3 指导原则下刚开始开展工作，这个困难已经开始显露（Hayashi 1995；Sjöberg 1995）。在以下几个方面无法达成共识：

（a）啮齿动物毒性研究的持续时间，以支持长达 14 天的单次给药和重复给药试验（日本要求 4 周啮齿类动物研究，而欧盟和美国接受 2 周啮齿类动物研究）。

（b）啮齿类动物和非啮齿类动物研究的持续时间以支持Ⅲ临床期试验（欧盟比日本和美国要求更长时间的研究）。

（c）支持 6 个月以上的临床试验所需要的非啮齿类动物研究的持续时间（美国需要12 个月持续时间的研究，而欧盟的研究期限为 6 个月）。

这些地区差异本质上是基于临床试验测试的安全方法，即任何一个地区都没有提供具体数据来支持其特定的主张。日本认为，需要 4 周的啮齿类动物的毒性研究，以评估药物干扰男性生育能力问题的潜在可能，即使是最短的人体临床试验也需要这样的评价。另一方面，欧盟监管机构认为，对于确认性临床试验，即Ⅲ期试验，需要更多可靠的毒性数据（更长期研究）来建立真正的毒性特征，并评估患者的安全性与同类的患者人群和患者数量的探索性试验相比的差异。最后，美国 FDA 提出，以他们的经验，特别是与欧盟提倡的 6 个月相比，非啮齿动物 9 或 12 个月暴露持续时间的毒性数据具有额外的价值。由于EWG 对非啮齿类动物重复给药试验的最长期限未能达成共识，因此建立了一个特殊的EWG，并于 1997 年，即在 M3 技术指导原则定稿之前，创建了 ICH S4 主题。基于对包括6～12 个月暴露的非啮齿动物重复给药毒性研究的有限的数据的评估，S4 EWG 也无法就重复给药研究的最大持续时间达成共识（ICH S4 1998）。尽管 ICH 指导委员会不满意EWG 无法协调重复给药毒性研究的时间和周期，但 EWG 成员，特别是监管方面的成员对这种无力的关注较少。他们的意见被纳入了指导意见，并且认为这些差异并没有掩盖在协调实施时间问题方面的总体成就。

14.5　遗传毒性和致癌性研究

与遗传毒性 EWG 合作，M3 EWG 迅速达成共识，即Ⅰ期临床试验应该得到所谓的ICH 的标准核心体外研究的充分支持，同时Ⅱ期临床试验应该得到完整的 ICH 的体内和体外研究的支持（Mayahara 1995）。事后看来，人们可能质疑Ⅰ期的数据要求与Ⅱ期试验数据要求之间严格分离的这种总体逻辑。在一些Ⅰ期试验中，暴露时间肯定比在Ⅱ期试验中更长，考虑到遗传毒性的倾向可能与暴露持续时间和总剂量密切相关，基于暴露持续时间而不是药物开发阶段的建议是一种更合乎逻辑的方法。应该注意的是，更新的 M3 指导原则 ［ICH M3 （R2）］ 规定，单次给药试验通常由基因突变检测来支持，因此从这个角度看，这种新的指导原则采用了更合乎逻辑的方式要求获取遗传毒性的数据。然而，不考虑暴露持续时间的多次给药 I 期研究似乎仍然受到体外研究的支持，而在进行 II 期试验之前，需要一组完整的体外和体内研究，而仍然不考虑暴露持续时间。

致癌性研究的实施时间问题主要并不由 M3 EWG 处理，因为有关"致癌性研究的要求" （ICH S1A） 的具体指导原则的第 4 阶段的文件已经由 ICH 指导委员会在 1995 年 11 月，即在 M3 指导工作开始后不久制定并通过。关于实施时间问题，S1A 指导总结出"需要进行的致癌性研究，通常需要在申请上市批准之前完成"，除非有特定的关注，否则在进行大规模临床试验前不需要致癌性数据。一个案例是过氧化物酶体增殖物活化受体 （PPAR） 激动剂，监管机构建议致癌性试验在时间超过 6 个月的大规模临床试验/患者治疗之前进行 （CDER 2008；EMEA/341972/2006）。

14.6 生殖毒性

与重复给药毒性试验的实施时间情况相似，在用以支持男性和育龄期女性生殖毒性研究的不同发展阶段的临床试验中，欧盟、日本和美国三方也没有完全达成共识。在以下两个方面无法达成共识：

（a）评估影响男性生育能力潜力的重复给药数据的范围（在日本，认为评估男性生殖系统毒性至少需要 4 周的重复给药毒性研究，但是欧盟和美国认为为期 2 周的毒性研究足以对潜在毒性的全面评估）。

（b）数据类型需要包括育龄期女性在使用高效避孕方法下的短期临床试验（在日本，需要女性生育能力和胎儿胚胎发育评估；在欧盟，需要胚胎发育研究；而在美国，育龄期女性可以被纳入"早期，仔细监测"的临床研究，只要"采取足够的预防措施尽量减少风险"）。

可能很难理解日本原来的立场，需要进行为期 4 周的毒性研究以评估单次给药的药物对男性生育力的潜在影响，但是后来需要考虑在日本 1997 年通过 M3 指导之前，任何包含男性的临床试验都需要男性生育能力的研究的支持。日本也进行了相关实验以表明其新的立场，即 4 周的大鼠毒性研究对于男性生殖器官的潜在影响是敏感的 （Takayama 等，1995）。在日本的另一项合作研究中，获得了啮齿动物的数据支持 2 周的大鼠毒性研究同 4 周研究对确定男性生殖毒性同样充分 （Sakai 等，2000）。M3 指导原则也因此更新，在 MHW ［ICH M3 （R1）］ 中包含了这个新观点，并且已保留在 ICH M3 的最新版本，即 ICH M3 （R2） 中。

在早期的临床试验中，EWG 讨论是相当直接的，包括充分避孕的育龄女性在早期临床研究中的可接受性，欧盟或日本监管机构没有真正尝试说服美国更为严格的立场是正确的。EWG 的欧盟监管机构清楚地对美国的立场表示支持，因为他们的方法看似已被证明可以安全地运行。当这个立场被转交给 CPMP 时，几个主要成员提出了强烈的反对，而欧盟监管机构的态度无法改变。无法协调这一特定问题和非啮齿动物毒性研究的最长期限，欧盟监管机构不切实际的工作几乎足以停止 M3 指导原则。当为达到协调的总体效益而强行执行时，欧盟不情愿地接受了 M3 指导原则的定稿。值得注意的是，日本和欧盟的监管机构已将对此话题的立场转向了美国 FDA 在 1998 年的立场〔ICH M3（R2）〕。

14.7　ICH M3（R2）

2006 年初，ICH 指导委员会同意 ICH M3 的指导原则需要进一步的修订，以试图在药物非临床试验中达到更加协调一致。在修订过程中，讨论的问题得到了大家一致的认可，包括支持不同阶段临床试验的生殖毒理学研究的性质和实施时间，支持进行不同阶段临床试验的重复给药毒性研究的持续时间，非啮齿动物的慢性毒性研究的持续时间，支持首次进入人体的毒性组合研究的要求，并定义了 M3 指导原则在生物技术发展中的作用。

虽然 M3 指导原则主要涉及与临床开发相关的非临床研究的实施时间，但是专家工作组在讨论过程中提出了更多的议题，包括删除将单次给药毒性研究作为首次暴露于人之前的必需要求。除了三个 ICH 地区的监管部门和行业代表外，工作组还包括了欧洲自由贸易协会（EFTA）、加拿大卫生部和有关方面的国际通用药物联盟（IGPA）和生物技术工业组织（BIO）。

关于修订指导原则范围的讨论集中在完成一个文件，以加速进行临床试验，根据 3R（减少/优化/替代）原则减少动物的使用，并减少使用其他药物开发的资源。

关于是否需要单次给药毒理学研究的讨论得到了欧洲制药公司出版物的支持，挑战了药物开发项目中急性毒性研究的监管要求（Robinson 等，2008），以及后续的英国国家中心 2007 年在 3R 上的工作（NC3R）。

人们花费了相当多的时间尝试并协调生殖毒理学研究的性质和实施时间，以支持不同阶段临床试验的进行。来自所有三个 ICH 地区的工业协会提供了大量生殖毒理学研究的数据库和出版物，通过对大鼠进行两周重复给药毒性研究评价男性生殖器官的毒性（Sakai 等，2000），以及通过重复给药和生育力研究评价雌性大鼠的卵巢毒性（Sanbuissho 等，2009）。最终文件几乎实现了完全协调一致，仅存在一些微小的差异。在美国，对胚胎胎儿发育的评价可以推迟到Ⅲ期之前，对育龄女性（WOCBP）在临床试验中采取预防措施以防止怀孕。在欧盟和日本，在临床短期试验中可以包括少量的（约 150 人）育龄女性，但是大量人群暴露之前仍必须完成非临床开发的毒性研究。这代表了欧盟意见的重大转变，因为以前大多数成员国不允许在没有生殖毒理学研究结果的情况下，在育龄女性中进行临床试验。

2009 年 6 月，监管机构签署了 ICH M3（R2）的文件。标题发生了变化，变为《关于药物进行人体临床试验和上市许可的非临床安全研究的指导原则》。2000 版的指导原则只有 6 页文本，而修正版有 27 页。所有的目标都已经实现，另外，新的指导原则还有关于一般毒理研究的高剂量选择的章节，也就是安全范围、代谢物的安全测试、人类首次剂量的评估、探索性临床试验、免疫毒理学、光毒性、非临床滥用的倾向和联合药物非临床试验。这些章节的增加，是因为大家一致同意在这些领域缺乏监管指导。新的指导原则还提及用来支持儿科临床试验的幼年动物毒理学研究。

探索性临床试验的新章节非常有趣。人们认识到，在某些情况下，早期获得人类数据可以提供对人类生理/药理学的更深入的认识，认识候选药物的特征，以及治疗靶点与疾病的相关性。美国 FDA 已经就这一问题发布了指导原则，欧盟的安全工作组也发表了一份概念文件并且起草了他们的指导原则。一经决定，在 ICH M3 中加入这一部分，欧盟就停止了他们独立的工作。虽然 ICH M3 本质上是一个时间要求的文件，也就是说，它建议在临床开发期间何时需要进行研究，但是新章节包括了对研究的类型和设计上的明确的建议。

探索性临床研究在这个指导原则中的目的被认为是临床 I 期的初期产生的预期，涉及有限的人体接触，没有治疗的意图，也没有检查临床耐受性。五种研究中推荐起始剂量和最大剂量的方法也被包括在内。这五种研究类型包括，两种微量给药设计，一个单次给药的设计和两个重复给药设计，一种基于 FDA 指导原则，另一种基于"欧盟的做法"

另一个显著的成就是增加了《一般毒理学研究的高剂量选择》这一新的章节。一般来说，在毒性研究中，潜在的与临床相关的效应，可以使用最大耐受剂量（MTD）来充分表现出来。其他同样可行的限制剂量，包括达到较大暴露倍数或饱和暴露或使用最大给药剂量（MFD）。增加了这一章节，以避免在动物上使用不增加临床安全性预测价值的剂量，而且这个建议与 ICH 生殖和致癌性研究的设计中已经确定的限制剂量和/或暴露一致。

虽然仍处于执行的早期阶段，即使该文件已经公开发表了两次意见，但是由于 ICH M3（R1）指导原则的复杂性，指导原则更广泛的范围和建议的许多改变会出现一些问题，从而可能影响其成功实施。

其中一些疑问和争端被认为超出了指导原则的范围，而另一些问题则在 2011 年和 2012 年发布的问题及解答（Q & A）的文件中给予了解答。在 Q & A 文件所涉及的问题包括剂量限制、探索性临床试验、结果可逆性、代谢物检测、幼年动物毒理学研究、生殖毒理学研究和安全药理学。

14.8 结语

作为关于临床试验的非临床安全研究的实施时间方面的第一个国际指导文件，尽管无法在所有的实施时间问题上达成全面协调，但仍应该被视为监管机构和制药公司的成功。

这对于从 2004 年起不得不遵守欧盟临床试验指令（2001/20／EC）的欧盟成员国来特别有用。M3 指导文件显然是实施本指导原则的重要组成部分。

三个国家与地区对协调支持临床试验的所有非临床安全检测领域是无法做到的，应基于以下事实来判断：预测人类安全方面的非临床安全性测试的确切价值还无法获得，因此，在一个特定的临床试验情况下，确定什么类型的研究对保护患者是必要的，总会有个人/监管机构的判断要素。ICH M3（R2）文件的显著扩大以及随后发布的解释性问答文件都非常有趣，很可能进一步反映了这一观点。

最后应当强调的是，通过鼓励对非临床安全数据的回顾性分析和开展前瞻性研究，ICH 流程整体上为各种标准和重新建议的科学依据做出了重大贡献。其中许多贡献对 M3 文件中提出的建议有直接的影响。如果继续这样努力，M3 文件将保持其作为最重要的非临床监管文件的地位。

参 考 文 献

［1］ 2001/20/EC. Directive 2001/20/EC of the European Parliament and of the Council of 4 April 2001 on the approximation of the laws, regulations and administrative provisions of the Member States relating to the implementation of good clinical practice in the conduct of clinical trials on medicinal products for human use. Official Journal of the European Communities 1. 5. 2001. http：//eur－lex. europa. eu/LexUriServ/LexUriServ. do? uri = OJ：L：2001：121：0034：0044：en：PDF

［2］ CDER（2008）Guidance for industry. Diabetes Mellitus：developing drugs and therapeutic biologics for treatment and prevention. Center for Drug Evaluation and Research，Feb 2008. http：//www. fda. gov/downloads/Drugs/GuidanceComplianceRegulatoryInformation/Guidances/UCM071624. pdf? utm _ campaign = Google2&utm _ source = fdaSearch&utm _ medium = website&utm _ term = PPARguidance2008&utm_ content = 2

［3］ CPMP III/3824/92 Rev. 1. Committee for Proprietary Medicinal Products. Applicability of good laboratory practice. Commission of the European Communities

［4］ EMEA/341972/2006. CHMP SWP reflection paper on PPAR′s（Peroxisome Proliferator Activated Receptors），Sept 2006. http：//www. ema. europa. eu/docs/en _ GB/document _ library/Scientific _ guideline/2009/11/WC500015479. pdf

［5］ Hayashi（1995）Duration of repeated dose studies to support first entry into humans. In：D′Arcyand Harron（eds）Proceedings of the third international conference on harmonization，Yokohama，pp 342 －343

［6］ ICH M3（1997）Nonclinical safety testing for the conduct of human for pharmaceuticals. ICH，July 1997. http：//ocw. jhsph. edu/courses/drugdevelopment/PDFs/FDA_ Guidance_ on_ NonCLinical_ Safety_ Studeis. pdf

［7］ ICH M3（R2）（2009）Guidance on nonclinical safety studies for the conduct of human clinical trials of and marketing authorization for pharmaceuticals. 11 June 2009. http：//www. ich. org/fileadmin/Public_ Web_ Site/ICH_ Products/Guidelines/Multidisciplinary/M3_ R2/Step4/M3_ R2_ _ Guideline. pdf

[8] ICH S4 (1998) Duration of chronic toxicity testing in animals (rodents and non – rodents) . 2 Sept 1998. http：//www. ich. org/fileadmin/Public_ Web_ Site/ICH_ Products/Guidelines/Safety/S4/Step4/S4 _ Guideline. pdf

[9] ICH S7A (2000) Safety pharmacology studies for human pharmaceuticals. 8 Nov 2000. http：// www. ich. org/fileadmin/Public _ Web _ Site/ICH _ Products/Guidelines/Safety/S7A/Step4/S7A _ Guideline. pdf

[10] Mayahara (1995) Progress of the ICH guideline. In：D'Arcy and Harron (eds) Proceedings of the third international conference on harmonization, Yokohama, pp 339 – 342

[11] National Centre for the Replacement, Refinement and Reduction of Animals in Research (2007) Challenging requirements for acute toxicity studies：Workshop report

[12] Ohno (1991) Toxicity testing：regulatory perspectives. In：D'Arcy and Harron (eds) Proceedings of the first international conference on harmonization, Brussels, pp 186 – 188

[13] Robinson S, Delongeas JL, Donald E, Dreher D, Festag M, Kervyn S, Lampo A, Nahas K, Nogues V, Ockert D, Quinn K, Old S, Pickersgill N, Somers K, Stark C, Stei P, Waterson L, Chapman K (2008) A European pharmaceutical company initiative challenging the regulatory requirement for acute toxicity studies in pharmaceutical drug development. Regul Toxicol Pharmacol 50：345 – 352

[14] Sakai et al (2000) Collaborative work to evaluate toxicity in male reproductive organs by repeated dose studies in rats – overview of the studies. J Toxicol Sci 25：1 – 21

[15] Sanbuissho A, Yoshida M, Hisada S, Sagami F, Kudo S, Kumazawa T, Ube M, Komatsu S, Ohno Y (2009) Collaborative work on evaluation of ovarian toxicity by repeated – dose and fertility studies in female rats. J Toxicol Sci 34：SP1 – SP22

[16] Scales (1992) Timing of toxicity studies vs conduct of clinical trials – existing requirements. In：D'Arcy and Harron (eds) Proceedings of the first international conference on harmonization, Brussels, pp 322 – 329

[17] Sjöberg (1995) Data to support the extension of clinical trials. In：D'Arcy and Harron (eds) Proceedings of the third international conference on harmonization, Yokohama, pp 343 – 345

[18] Takayama et al (1995) A collaborative study in Japan on optimal treatment period and parameters for detection of male fertility disorders induced by drugs in rats. J Am Coll Toxicol 14：266 – 292